中草药
鉴别与应用

辛丽静/主编

U0306025

中医古籍出版社
Publishing House of Ancient Chinese Medical Books

图书在版编目（CIP）数据

中草药鉴别与应用 / 辛丽静主编. -- 北京：中医古籍出版社, 2021.10

ISBN 978-7-5152-2247-9

Ⅰ.①中… Ⅱ.①辛… Ⅲ.①中药鉴定学 Ⅳ.①R282.5

中国版本图书馆CIP数据核字(2021)第136720号

中草药鉴别与应用

主编　辛丽静

策划编辑	姚强
责任编辑	张凤霞
封面设计	李荣
出版发行	中医古籍出版社
社　　址	北京东直门内南小街 16 号（100700）
电　　话	010-64089446（总编室）010-64002949（发行部）
网　　址	www.zhongyiguji.com.cn
印　　刷	天津海德伟业印务有限公司
开　　本	640mm×910mm　1/16
印　　张	16
字　　数	340 千字
版　　次	2021 年 10 月第 1 版　2021 年 10 月第 1 次印刷
书　　号	ISBN 978-7-5152-2247-9
定　　价	69.00 元

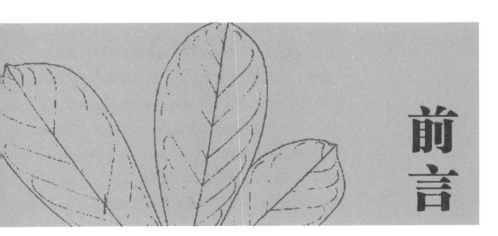

前言

在 普通百姓的眼里，中医是一门深奥的学问，从生活中如何能学中医？

中医理论都不是凭空产生的，是古人在长期与疾病做斗争的过程中，不断积累临床医疗经验所总结出的医学理论，是祖国传承千年的瑰宝。中医原本就从生活中来，因此，完全可以从生活中学中医。

生活中，谁都有头痛脑热的时候，虽然说有病看医生总比自己乱吃药要好，西医所用的各种止咳化痰、消炎镇痛、退热药大多能药到病除，但难免也带来过度医疗、药物依赖等问题。事实上，一些疾病的根源并不是身体机能直接出问题，而是自身调养不足。中医注重整体，并非"头痛医头，脚痛医脚"，不仅治病，还可以调养人的元气，增强免疫力。此外，一些中医的急救措施在危急时刻还能救人性命。所以说，平时学点中医，不仅在生病的时候能用，还可以起到良好的保健作用，远离疾病的干扰。

学一点中医，懂一些中药药理和基本常识并不难。本书将生活中常见的 100 余种中药药材按照各自不同的功效分为补虚药、解表药、清热药、温里药、理气药、祛风湿药、芳香化湿药、利水渗湿药、化痰止咳平喘药、安神药、平肝息风药、活血祛瘀药、止血药等13类常用药，用通俗易懂的语言深入浅出地介绍了每味中药的性味归经、功效主治、用法用量、疗疾验方、保健药膳、现代研究、选购要点、贮藏方法等，还介绍了中药的产地、文献记载等。其中"疗疾验方"均是从诸多中医典籍及中医验方中优选而出，不仅科学实用，且疗效显著，以供读者对症选用。

本书理论和实践相结合，图文并茂，深入浅出地讲解了中药知识和运用，每个读者都可以一看就懂，一学就会。深奥中医简单学，学以致用，从生活细节开始，治病防病，延年益寿。

最后提醒大家，因为中药有寒热温凉之偏性，适应人类不同的体质状态，在使用中药治病养生的时候，最好在咨询医生、了解自己的体质后使用，遇到急病大病，一定要及时就医。

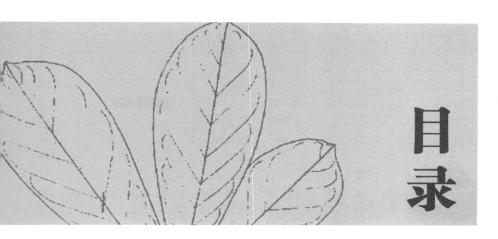

目录

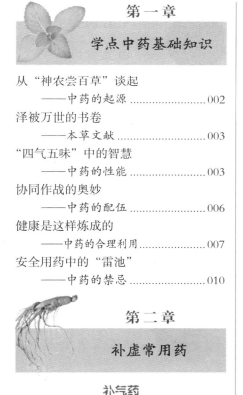

第三章

清热常用药

第四章

温里常用药

第五章

理气常用药

第六章

祛风湿常用药

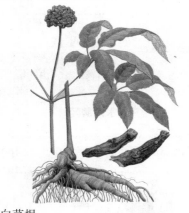
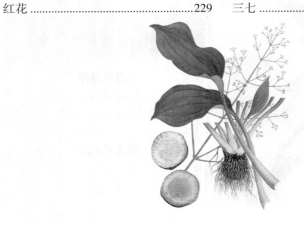

第 一 章

学点中药

基础知识

在殷商青铜器上的钟鼎文中，已经出现了"药"字，说明至迟到商朝，中国人已经有了"药"的概念。《周礼》称西周的医师"聚毒药以共医事"，并以"五味、五谷、五药养其病"，可谓日后药物分类及五味理论的先声。这些药学知识，为本草专著的产生，奠定了基础。

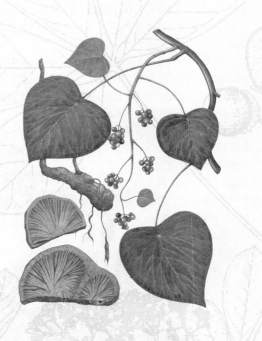

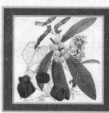

从"神农尝百草"谈起

——中药的起源

追溯中药的发展史，不得不提到一个远古的神话——神农尝百草。

那是一个"茹毛饮血"的时代，传说中的神农炎帝居于姜水（今陕西岐山一带），牛首人身。他见大家靠食兽肉、饮生水难以长久维持，便到处寻找可以果腹的植物。古籍记载，神农在找谷种的过程中，"尝百草之滋味……一日而遇七十毒"。他的精神感动了上天，得到神灵的帮助，天降种子，供他种植。神农还制造耕具，教给人们按时令下种。神农不断中毒、解毒，从而发现了草木的药性。据说，他还用红褐色的鞭子鞭打百草，尽知其平毒寒温之性，让人们认识了植物药。后更有传说云神农中毒多次，幸亏事先备好茶来解毒，最后他尝到断肠草，刚一咽下肠子便寸寸断了，来不及喝茶解救而死。这一传说更突出了神农发现药物的艰险。

史学考证表明，猿人和早期的人类最早用以充饥的食物是植物，当然也最早发现了植物药，渔猎生产使人类逐渐了解到动物药的医疗作用。原始社会后期，采矿和冶炼的兴起，又相继发现了矿物药。后来，我们的祖先还将有毒植物用于狩猎，并从野果与谷物的自然发酵现象中，懂得了酿酒。酒具有祛寒邪，通血脉，行药势，消毒和助溶等多方面的医疗作用，故古人将其誉为"百药之长"，这些都对日后的医药发展产生了深远影响。

早期的药物知识，经历了漫长的由零星分散而逐渐集中和系统积累的过程。进入奴隶社会后，随着文字的出现和使用，药物知识也由口耳相传到书面记载，其传播速度得以大大加快。在殷商青铜器上的钟鼎文中，已经出现了"药"字，说明至迟到商朝，中国人已经有了"药"的概念。《周礼》称西周的医师"聚毒药以共医事"，并以"五味、五谷、五药养其病"，可谓日后药物分类及五味理论的先声。这些药学知识，为本草专著的产生，奠定了基础。

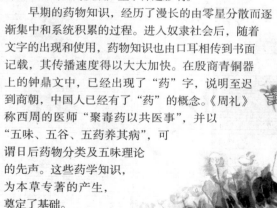

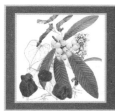

泽被万世的书卷
——本草文献

中药以植物性药材居多，应用亦最为普遍，故中药亦称"本草"。有关中药的专著，亦多以"本草"为名。我们的祖先经过长期的探索与总结，在战国时期陆续有《药录》《药论》《本草》等药学专著问世。到了汉代，经过众多佚名医家的整理与总结，诞生了伟大的药学典籍——《神农本草经》。此后，历朝都出现了一些本草著作。在中医药历史上，影响较大的有《神农本草经》《名医别录》《新修本草》《证类本草》《本草纲目》等。

神农本草经

简称《本经》，被认为是现存最早的中药经典著作，共4卷，托名为"神农"所作，约成书于秦汉时期，原书早佚。其文字则经辗转引录，保存于《证类本草》等书中。书中收载药物365种，分为上、中、下三品。其中上品、中品各120种，下品125种。在药物理论方面，书中提出了药物君臣佐使的配伍原则，七情宜忌、四气五味等药物学理论。并介绍了药物的别名、性味、生长环境和主治功效、药物的加工和剂型，以及按照病因、病位的辨证用药要求等。此外，书中还夹杂一些道家养生的记述，如"轻身延年""不老神仙"等。

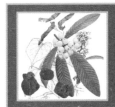

"四气五味"中的智慧
——中药的性能

中药的性能是指药物的性味和功能，也就是中药的药性，包括药物的四气五味、归经、升降浮沉、毒性等方面，它是我国劳动人民在长期与疾病做斗争的实践中总结出来的宝贵经验。

四气

又称四性，指药物的寒、热、温、凉四种药性。另有一类药物，药性为平，是指既不偏于寒凉，也不偏于温热。但是，绝对的"平"并不存在，故仍归于四气范围内。四性是根据药物作用于机体所产生的反应得出的，与病症的寒热性质相对。以阴阳来分，寒凉属阴，温热属阳。一般而言，能够减轻或消除热证的药物多属寒凉性质。寒、凉其性相同、程度不等。凉者甚之为寒，寒者渐之为凉。同理，能够减轻或治疗寒证的药物多属温热性质，温者渐之，热者甚之。

寒性的药物大多具有清热泻火、解毒、凉血、养阴等作用，而凉性的药物以疏散表邪、平肝、凉肝、安神为主；温热的药物大多具有温里散寒、补火助阳、温经通络、回阳救逆、补气、行气活血、祛风解表、化湿、开窍等作用。

在《素问》"寒者热之，热者寒之"和《神农本草经》"疗寒以热药，疗热以寒药"的理论指导下，一般情况为阳热证用寒凉药、阴寒证用温热药。在临证时首先要根据寒热的程度选择不同药性的药物；若寒热错杂，则当寒热并用；若真寒假热或真热假寒，仍依据"寒者热之，热者寒之"用药，必要时加药性相反的药物反佐或兼以治标。

五味

是指药物的酸、苦、辛、甘、咸五种不同的味道。五味是由味觉器官直接辨别出来的，或是在医疗实践中，认识到药物的味和药理作用有近乎规律性的联系，从而加以分析归纳，上升为理论而得出的。因此，五味不仅表明药物的实际味道，而且从另一角度来表明药物的性能。五味的具体作用如下：

辛： 能散、能行，具有发散、行气、活血、开窍、温化等作用。一般治疗表证的药物（例如麻黄、薄荷等）和行气活血的药物（例如红花、木香等）都有辛味。一些芳香药有时也标上"辛"，即具辛香之气，其除有能散、能行的特点之外，还有芳香辟秽、化浊开窍等作用。

甘： 能补、能缓、能和，有补虚、缓急止痛、缓和药性或调和药味等作用。所以，补虚药（包括补气、补阳、补血、补阴、健脾、生津、润燥等）及具有缓急止痛，缓和毒烈药性，并可调和药味的甘草、蜂蜜等药（实际上这些药物都是补虚之药）都标以甘味。此外，对于消食和中的麦芽、山楂等药，以及缓和肝风内动而筋脉挛急的息风止痉药，如天麻、钩藤、蝉蜕等，也常标以甘味。

酸（涩）： 能收、能涩，具有收敛、固涩的作用。酸涩虽不同味，但收敛固涩功效相同。收敛是指在固护正气时防止津、精、气、血、二便外泄过度，能治疗正气不固、滑脱不禁等多种病症，如酸味的五味子、乌梅等有敛肺止咳、涩肠止泻的作用。固涩与收敛相似，如涩味的龙骨、赤石脂具有涩精、涩肠、止带的作用。酸味另有生津、酸甘化阴的作用，用于治疗阴虚津亏病证。

苦： 能泄、能燥。泄指下行的趋势，有通泄、清泄、降泄的不同：通泄大肠，能治疗热结便秘，如大黄泻下攻积；清泄火热，能治疗火热炽盛，如栀子清泄三焦；降泄肺气，能治疗咳喘，如杏仁止咳平喘。燥指燥湿，能治疗湿证，有苦温燥寒湿、苦寒燥湿热两种，苦而性温的药物如苍术、厚朴治寒湿证；苦而性寒的药物如黄芩、黄连治湿热证。《内经》另有"苦能坚"的提法，苦能坚阴，当以"泻火存阴"之理解释，苦味坚阴实则与其清泄作用直接相关。

咸： 能下、能软，有泻下通便、软坚散结的作用，多用于瘰疬、瘿瘤、痰核、癥瘕等病症。例如昆布、海藻消散瘰疬，芒硝泻下通便，鳖甲软坚消癥等。

另外，还有"淡"。淡能渗、能利，有渗湿利水的作用。多用治水肿、小便不利等症，例如茯苓、猪苓、通草、薏苡仁等。一般淡附于甘，故仍称五味。

中药的气味，是从两个不同的侧面来说明药物性能的。气和味的组合不同，药物的作用就有区别。如厚朴苦温燥湿，乌梅酸温收敛，大枣甘温补脾，这是气同而味不同；又如杏仁苦温降气，黄连苦寒泻火，这是味同而气不同。若一气而兼数味的，其作用更为广泛，如防风辛甘微温，作用为祛风解表、胜湿解痉等。正是由于药物气和味的复杂性，才反映出药物的各种不同功效。因此，掌握好药物四气五味的理论，才能更好地应用药物，提高疗效。

归经

是指某种药物对某些脏腑经络的病变能起主要治疗作用。如麻黄发汗平喘，能治咳嗽气喘的肺经病，故归入肺经；芒硝泻下软坚，能治燥结便秘的大肠经病，故归入大肠经；天麻祛风止痉，可治手足抽搐的肝经病，故归入肝经。

由于多数的药物具有多种功效，能治疗几个脏腑经络的病变，因此一种药物可以归数经，说明其治疗范围较大。如杏仁既能止咳平喘，治疗肺经咳嗽气喘；又能润肠通便，治疗大肠便秘，这样杏仁就归肺与大肠两经。由此可见，归经是药物的作用与脏腑经络结合起来的一种用药规律。

归经显示了药物的选择性。某些药物的气味虽然相同，其治疗作用也可有其重点。如同为苦寒的龙胆草、黄芩、黄连，泻肝火取龙胆草，泻肺火取黄芩，泻心火取黄连，这都是药物归经不同所决定的。

依据脏腑经络学说，一般把药物分别归入肝、胆、心、小肠、脾、胃、肺、大肠、肾、膀胱、三焦、心包十二经。

升降浮沉

是指药物在体内发生作用的趋向，基本可概括为"升浮"和"沉降"两个方面。一般的规律是，升浮药的作用趋向为向上、向外，具发表、散寒、升阳、催吐等功效，能治疗病位在表（如外感发热）、在上（如呕吐），病势下陷（如脱肛、内脏下垂）的病症；沉降药的作用趋向为向下、向里，具有潜阳、平逆、收敛、渗利、泻下等功效。能治疗病位在里（如热结便秘）、病势上逆（如肝阳上亢的眩晕）的病症。

有少数药物的作用趋向表现为"双向性"，即既能升浮，又可沉降，如麻黄既能发汗解表，亦可平喘利尿。

升降浮沉与药物的四气五味有密切关系。大凡气温热、味辛甘的药物，大多能升浮，如桂枝、紫苏、黄芪之类；气寒凉、味苦酸咸的药物，大多能沉降，如芒硝、大黄、黄柏等。

此外，升降浮沉与药物的质地轻重以及炮制、配伍亦有密切关系。凡花叶及质轻的药物大多能升浮，如辛夷花、桑叶、菊花、升麻等；种子、果实、矿物、介壳等质重的药物大多能沉降，如苏子、枳实、磁石、鳖甲等。亦有少数例外，如"诸花皆升，旋覆独降""诸子皆降，蔓荆独升"等。

炮制和配伍也是影响药物升降浮沉的主要因素。炮制时液体辅料的添加可以影响到药物原有的升降浮沉性质，如酒炒（炙）则升、姜汁炒则散、醋炒则收敛、盐水炒则下行。在配伍用药时，配伍药物的升降浮沉性质，遵循少数服从多数的原则，性属升浮的药物与较多主沉降的药物相配伍时，以用量大、药味多的药性为主，少数药物的升浮之性可以受到一定的制约；反之，性属沉降的药物与较多主升浮的药物相配伍时，其沉降之性也可能被抑制。"升降在物，亦在人也"，掌握有关影响因素可以更好地了解药物的作用，为临床选药、炮制和配伍用药提供依据。

毒性

古代常将"毒药"作为一切药物的总称，而把药物的毒性看作是药物的偏性。中药的毒性值得注意，虽然中药大都直接来源于大自然，但切不可错误地认为其毒性小，安全系数大。"凡药三分毒"，对于中药，这也不例外。文献中认为大毒、剧毒的固然有中毒致死者；而认为小毒、微毒甚至无毒的药物，同样也有中毒病例发生，例如人参、艾叶、知母等皆有产生中毒反应的报道，这与剂量过大或服用时间过长等有密切关系。

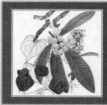

协同作战的奥妙
——中药的配伍

中药的相互作用是通过药物配伍实现的。中药的配伍，就是有选择地将两种或两种以上的药物配合应用。药物的配伍应用是中医用药的主要形式，方剂则是药物配伍应用的较高形式。中药配伍有"相宜""禁忌"的不同。除了单行（指单用1味药，亦即1种药独自发挥治疗作用，例如独参汤只用人参1味）之外，中药的相互作用包括相须、相使、相畏、相杀、相恶、相反6种情况。

相须： 即性能功效相类似的药物配合使用，互相协同，能明显提高原有疗效。如人参配黄芪，增加补气作用；麻黄配桂枝，增加发汗解表功效；金银花配连翘，明显增强清热解毒的治疗效果等。

相使： 即在性能功效方面有某种共性的药物配合应用，而以一味药为主，另一味药为辅，辅药能提高主药的疗效。如清热燥湿药黄芩与攻下药大黄，都能清热泻火止血，二药配合治疗肺热衄血时，以黄芩为主，大黄能提高黄芩清肺止血的治疗效应；补气药黄芪与利水渗湿药茯苓，都能益气健脾利水，二药配合治疗气虚水肿时，以黄芪为主，茯苓能提高黄芪补气利水的治疗效应。

相畏： 即一种药物的毒性反应或副作用，能被另一种药物减轻或消除。例如，生姜能减轻或消除生半夏、生天南星的毒性或副作用，所以说生半夏、生天南星"畏"生姜。

相杀：即两药合用，一种药物能减轻或消除另一种药物的毒性或副作用。如生姜与生半夏或与生南星合用时，能使生半夏、生南星的毒性、副作用减轻或消除。所以说生姜杀生半夏、生南星毒。由此可知，相畏、相杀实际上是一种配伍关系的两个方面。

相恶：即一味药的某种或某几种治疗效应会被另一味药削弱或消除。如生姜能温肺、温胃，黄芩能清肺、清胃，二药合用于肺寒证或胃寒证，则生姜的温肺或温胃的治疗效应会被黄芩削弱，即生姜恶黄芩；如二药合用于肺热证或胃热证，则黄芩的清肺或清胃的治疗效应会被生姜削弱，即黄芩恶生姜。

相反：即 2 种药物合用，能产生或增强毒副作用，属配伍禁忌，例如传统认为的"十八反""十九畏"中的若干药物。

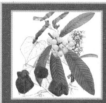

健康是这样炼成的
——中药的合理利用

炮制 泛指药物的各种加工处理。中药材大多为生药，其中不少药材必须经过特定的炮制处理，才能使之既充分发挥疗效又能避免或减轻不良反应，在最大限度上满足临床用药的需要。中药炮制的目的是降低或消除药材的毒副作用，保证用药安全；使药材纯净，保证药品品质和用量准确以及矫臭、矫味，以便服用；改变药物的性能或功效，增强药物的作用，提高临床疗效，使之更能适应病情的需要。中药炮制的方法很多，常用的有以下几种：

洗：用水洗去原药上的沙土、杂质，以达到清洁药物的目的。

泡：将药物用清水或沸水浸泡，使药物柔软，便于切制或减低毒性，如乌药、附子等。

炒：将药物放入铁锅内炒黄、炒焦、炒炭。其中不加辅料的，称清炒，如炒麦芽、焦山楂、小蓟炭；加入辅料的，称拌炒，如土炒白术、麸炒枳壳、蛤粉炒阿胶等。

炮：将药物用急火爆炒，使其焦黄爆裂，如炮姜、炮山甲等。

炙：将药物和酒、蜜、醋、姜汁、盐水等液体辅料同炒，使辅料渗入药内，其作用随辅料不同而异。如蜜炙滋润补益，酒炙升散活血，醋炙收敛、入肝止痛，盐炙入肾，姜炙和胃降逆止呕等。

煅： 将药物用火直接煅烧，使药物质地松脆，易于粉碎，常用于磁石等矿物类及贝壳类药物。

淬： 将矿物类药物置火上煅红后，迅即投入水或醋中，反复数次，使之酥松，便于制剂和发挥药效，如代赭石、自然铜等。

用量

中药的用药量称为"剂量"，一般是指每一味药的成人1日内的用量。剂量是否适当，是能否确保用药安全、有效的重要因素之一。

一、中药计量单位

古代曾采用重量（铢、两、钱、斤等）、长度（寸、尺等）及容量（合、升、斗等）等多种方法，量取不同的药物。随着历史的发展，长度在中药剂量的表示中渐趋消失。容量除计量液体药物较准确外，用以量取固体药物也欠准确。因此，后世主要以法定衡制作为药物的计量标准，以重量单位作为药物计量的主要单位。

现在我国对中药生药、药材及饮片等，采用公制计量单位，常用的计量单位有千克（kg）、克（g），换算关系为1千克（kg）=1000克（g）。为了古方配用需要进行换算时的方便，按规定以如下近似值进行换算：

1两（16进位制）=30克　1钱=3克　1分=0.3克　1厘=0.03克

按上述近似值计量，累计16两只有480克，比市制1斤（500克）少20克。由于中药处方中，单味药的用量多用钱或两表示，很少用斤表示，所以影响不大。

二、中药的剂量

临床上一般主要依据所用中药性能、用药方法、用药目的以及患者的具体情况来确定中药的具体用量。

中药性能： 无毒药安全性较高，其用量变化幅度可稍大，有毒药的用量应严格控制在安全范围内。对于无毒药，还应考虑其药材质量、质地和性味。质优者，药力充足，用量不必过大；质次者，药力不足，用量宜稍大以保证疗效。一般来说，花叶类质轻的药，用量宜轻（一般为3～10克）；金石贝壳类质重的药物用量宜重（一般为10～30克）；鲜品一般用量也较大（30～60克）。药性较强和药味较浓的药，其用量可稍小；药性缓和及药味较淡的药，其用量可稍大。

用药方法： 一般药物单味应用时，用量可较大；入复方应用时，用量可略小。同一药在复方中作为主药时，一般较之作为辅药时为重。多数药物作为汤剂时，因其有效成分多不能完全溶解，故用量一般较之作为丸、散剂时为重。

用药目的： 临床用药时，由于用药目的不同，同一药物的用量可有区别。例如槟榔，用以消积、行气、利水，常用剂量为6～15克；而用以杀姜片虫、绦虫时，则须用至60～120克。即便是利用药物的同一功效，亦可因为用药目的不同而使用不同的剂量。例如泻下药牵牛子，同是用以泻下，通便导滞用量宜轻，峻下逐水则用量宜重。

患者情况： 从年龄来看，青壮年由于对药物的耐受性较强，用量相对较老人、小儿大；小儿5岁以下可用成人量的1/4，6岁以上可用成人量的1/2。性别不同，一般药物的区别不大，但是，妇女在经期、妊娠期活血通经药用量不宜过大。体质弱者较体质强者用量宜小。病程长者常常服药时间也长，故每次用药量较病程短者小；病势轻者、缓者用量宜小；病势急者、重者用量当大。如果病重药轻，则杯水车薪，药不制病；而病轻药重，则诛伐太过，容易损伤正气。

用法

中药用法，有内服和外用之分。剂型除传统的汤、丸、散、膏、酒等外，目前还有片剂、冲剂、注射剂和气雾剂等，以适应临床的不同需要，而最常用的则是汤剂。

一、煎药方法

煎药的器皿宜用砂锅，忌用铁器。煎药前先用冷水将药浸泡 20 ~ 30 分钟，水量以淹没药物为度，然后煎煮。煎药应注意火候，质轻、气味芳香的药，宜武火急煎；质重或滋腻补益药，宜文火久煎。同时要注意某些药物煎煮的不同要求，如石膏、鳖甲、附子宜先煎；薄荷、砂仁、钩藤宜后下；滑石、车前子当包煎；人参、羚羊角宜另炖或另煎；动物性胶质药如阿胶等，可用药液或水烊化（另蒸）后，和入药液中服，不可与其他饮片同煎。每剂药一般煎 2 次，滋补药可煎 3 次，每次煎成药汁 250 ~ 300 毫升，早晚分服，亦可将各次药汁合并和匀，分次服用。

二、服药时间

应根据药性和病情而定。一般补益药多在饭前服，健胃药可在饭后服，安神催眠药最好在睡前服，驱虫药和泻下药宜在晨起或睡前空腹服，妇科调经药可在经期前数日服，急性病可不拘时间，慢性病或服用丸、散等成药要有定时。无论饭前或饭后服用，都以间隔 1 小时左右为宜。

三、服药剂量

服药的多少常常依病情或体质而定。一般疾病，多采用 1 日 1 剂，每剂分 2 服或 3 服。病情急重而体不虚者，可以每 4 小时服药 1 次，昼夜不停；病缓而体弱者可每日 1 服或 2 服；若使用发汗、泻下等祛邪力强的药物，一般以得汗、得下为度，不必尽剂，以免伤正。

顿服：一次性给予较大药量的服药法。取其药量大、药力猛，适用于危、重病症。

分服：将 1 日的药物总量分为几次的服药法。以每日 3 服最为普遍，适用于一般病症。

频服：指多次少量给予药物的服药法。每次服药的药量小、药力缓，适用于咽喉疾病、某些消化道疾病（如呕吐等）、小儿不耐药味或虽为重病却不能用药过猛者。

四、服药温度

一般汤药多宜温服。例如，治寒证用热药，宜于热服。特别是辛温发汗解表药用于外感风寒表证，不仅药宜热服，服药之后还需温覆取汗。至于治热病所用寒药，若热在胃肠，患者欲冷饮者可凉服；若热在其他脏腑，患者不欲冷饮者，寒药仍以温服为宜。另外，用从治法时，也有热药凉服，或凉药热服者。对于丸、散等固体药剂，除了特别规定之外，一般都宜用温开水或蜂蜜水调服，或装入胶囊吞服。

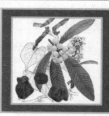

安全用药中的"雷池"
——中药的禁忌

配伍禁忌

公认的中药配伍禁忌是"十八反"和"十九畏"。

十八反歌：本草明言十八反，半楼贝蔹及攻乌，藻戟遂芫俱战草，诸参辛芍叛藜芦。

意思是：半夏、栝楼、贝母、白蔹、白及反乌头；海藻、大戟、甘遂、芫花反甘草；人参、沙参、丹参、玄参、细辛、芍药反藜芦。

十九畏歌：硫黄原是火中精，朴硝一见便相争。水银莫与砒霜见，狼毒最怕密陀僧。巴豆性烈最为上，偏与牵牛不顺情。丁香莫与郁金见，牙硝难合京三棱。川乌草乌不顺犀，人参最怕五灵脂。官桂善能调冷气，若逢石脂便相欺。大凡修合看顺逆，炮爁炙煿莫相依。

意思是：硫黄畏朴硝，水银畏砒霜，狼毒畏密陀僧，巴豆畏牵牛，丁香畏郁金，牙硝畏三棱，川乌、草乌畏犀角，人参畏五灵脂，官桂畏赤石脂。

以上内容，古今有不同看法，其中有些问题有待深入研究，但目前临床用药仍遵循以上原则。

妊娠服药禁忌

凡能损害胎元，造成胎动不安，甚至流产的药物，均属妊娠用药禁忌。临床常分禁用和慎用两类。禁用的，大多是毒性较强或药性猛烈的药物，如巴豆、牵牛子、大戟、芫花、甘遂、三棱、莪术、穿山甲、水蛭、虻虫等；慎用的，包括活血、通经、祛瘀、通利、重镇及辛热类药物，如桃仁、红花、牛膝、王不留行、薏苡仁、冬葵子、代赭石、磁石、附子、肉桂等。禁用药物妊娠期间绝对不能使用；慎用药物可根据孕妇具体情况慎重选用，能避免的尽量不用，非用不可的亦要避免长期使用，以防发生事故。

妊娠服药禁忌歌：蚖斑水蛭与虻虫，乌头附子配天雄。野葛水银并巴豆，牛膝薏苡与蜈蚣。三棱芫花代赭麝，大戟蝉蜕黄雌雄。牙硝芒硝牡丹桂，槐花牵牛皂角同。半夏南星与通草，瞿麦干姜桃仁通。硇砂干漆蟹爪甲，地胆茅根都失中。

服药期饮食禁忌

服药的同时或治疗期间应停止食用某些食物，俗称"忌口"。大体有以下两种情况：一是在服用某药的同时，要求不能进食某种食物，如同药物禁忌，例如人参忌萝卜、地黄、蜂蜜忌葱，薄荷忌鳖肉，茯苓忌醋。二是在治疗期间要求忌食生冷、油腻、辛辣、不易消化及刺激性食物，以避免对病情产生不利影响。

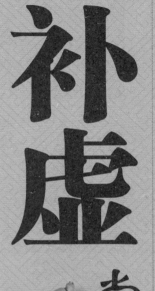

第 二 章

补虚 常用药

含义

凡能补益正气，增强体质，以提高机体抗病能力，消除虚证为主的药物，称为「补虚药」，亦称「补益药」。

分类

补气药：具有补气功效，以治疗气虚证为主的药物。

补血药：能滋生血液，补肝、养心或益脾，以治疗血虚证为主的药物。

补阳药：能温补人体阳气，以治疗阳虚证，尤其是肾阳虚衰为主的药物。

补阴药：能滋养阴液、生津润燥，以治疗阴虚证为主的药物。

功效

中医论点：补虚药既适用于人体气、血、阴、阳诸不足的虚弱证候，也可用于病邪未尽而正气已衰的病证。对于单纯虚证的治疗，通常称为"补可扶弱"；而对于邪实正虚者，称为"扶正祛邪"。

现代药理：补虚药扶正固本的药理作用，主要通过提高机体免疫能力，以增强机体的抵抗力和祛除病邪的能力，并能调节与促进核酸、糖、蛋白质、脂质代谢和能量代谢，对内分泌系统的影响及改善机体对内外环境的适应能力，增强机体解毒功能和改善造血系统功能。

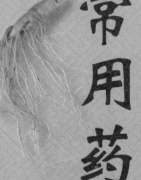

应用

1.虚弱证一般病程较长，补虚药宜作蜜丸、煎膏、片剂、口服液、颗粒剂或酒剂等，以便保存和服用；如用汤剂，应适当久煎，使药味尽出；个别挽救虚脱的补虚药，则宜制成注射剂，以备急用。

2.人体气血阴阳之间有着相互依存的关系，如气虚者常易导致阳虚，阳虚者每多兼有气虚；血虚者可导致阴虚，阴虚者每兼血虚。因此，补气药和补阳药，补血药和补阴药，往往相须为用。

3.由于阳虚易生内寒，寒盛亦易伤阳，因此，补阳药尤常与温里药同用；阴虚易生内热，热盛亦易伤阴，故补阴药尤常与清热药同用。

禁忌

补虚药原为"虚证"而设，无虚弱表现者，不宜滥用。

补气药

补气药，性味多甘温或甘平，偏于补益脏腑之气。脾气虚证，证见食欲不振，大便溏泄，脘腹虚胀，神疲乏力，甚或浮肿，身体羸瘦，脱肛，子宫脱垂等，或血失所生而见血虚证，或血失统摄而见出血证。肺气虚证，证见少气懒言，动则气喘，语声低微，易出虚汗。凡此类证候，均为补气药的适用范围。

部分补气药味甘壅中，为碍气助湿之品，湿盛中满者应慎用，必要时应辅以理气除湿之药。

人参

人参为五加科多年生宿根草本植物人参的干燥根。俗称棒槌，又名野山参、土精、神草、黄参、血参、地精、金井玉阑等。野生的称野山参，人工栽培的称园参。

园参一般于栽培6～7年后，以秋季茎叶将枯时采挖的根入药，切片或粉碎用。

【产地溯源】

野山参主产于吉林省长白山等地；园参主产于吉林、辽宁、黑龙江三省。

【性味归经】

味甘、微苦，性微温。归脾、肺经。

【本草语录】

治男妇一切虚汗，发热自汗，眩晕头痛，反胃吐食，滑泻久痢，小便频数，淋沥，劳倦内伤，中风，中暑，痿痹，吐血，嗽血，下血，血淋，血崩，胎前产后诸病。——《本草纲目》

主补五脏，安精神，止惊悸，除邪气，明目，开心益智。——《神农本草经》

治脾胃阳气不足及肺气促，短气，少气，补中缓中，泻肺脾胃中火邪。——《医学启源》

定喘嗽，通畅血脉，泻阴火，滋补元阳。——《本草蒙筌》

功效主治

本品大补元气，补脾益肺，宁神益智，生津止渴。主要适用于如下病证：

气虚欲脱

证见因大失血、大吐泻或久病、大病引起脉微、气喘等，单用山参或红参，大量浓煎频服，即能补气固脱；若为汗出亡阳，四肢厥冷，脉微欲绝，配附子同煎；或用参附注射液静滴，以回阳固脱。

脾气虚、脾胃两虚

证见倦怠乏力，或食少、吐泻、脘痞，配白术、茯苓、炙甘草等，以健脾益气；若脾胃气虚，中气下陷，出现脱肛或脏腑下垂，可配黄芪、柴胡、升麻等，以益气升阳。

肺气虚、肺肾两虚

证见咳喘气促、面白乏力，脉虚自汗等，配胡桃仁或黄芪，以共补肺气；若治肺肾气虚、腰痛、喘促日久，则可配胡桃仁、蛤蚧等。

热病伤津耗气

证见身热汗多，口渴，脉虚等，配石膏、知母；若治气阴两虚，汗多口渴，脉微，配麦冬、五味子，以益气敛阴；治疗内热消渴，配生地、玄参、天花粉等，益气以生津。

气血亏虚

证见失眠多梦，惊悸健忘等，可单用或配当归、龙眼肉、酸枣仁等，以养血安神。

现代研究

人参的主要有效成分为人参皂甙、挥发油、多糖等，具有以下方面的生理作用：

❶ 强心，抗心肌缺血，对缺氧、缺糖心肌有良好的供能、保护作用，常用于心脏病引起的休克和垂危病人的抢救以及高血压、心肌营养不良、心绞痛等症。

❷ 促进造血系统功能，对红细胞、血红蛋白有升高作用，减轻辐射对造血系统的损害。

❸ 兴奋中枢神经系统，增强条件反射，提高分析能力，防治神经衰弱。

❹ 抗休克、抗疲劳，增加机体免疫功能。

❺ 降血糖、尿糖，调节胆固醇代谢，降血脂，防治高血压、血脂异常、糖尿病等。

❻ 促进男女性腺功能，治疗阳痿早泄等。

选购要点

以野生的"野山参"质量最好，价格也最贵，以枝大、条粗、质硬、完整无损、纹细、芦长、碗（芦上的碗状茎痕）密、须根上珍珠点较多者为佳。选购时应注意与商陆根、野豇豆根、华山参等相区分，这些虽外形近似人参，但一般无人参特有的盘节状芦头，也无人参特有的香气。

贮藏方法

置通风阴凉干燥处，防潮、防霉、防虫蛀、防返糖。不宜与冰片、樟脑、阿魏等带有挥发性及臭味的药物混放。

用法用量

入汤剂，5～10克，宜文火另煎，将参汁兑入其他药汤内饮服。用于急重证时，剂量可酌增为15～30克，煎汁分数次灌服。若研末吞服，每次1.5～2克。

注意事项

1. 加工切片时不宜水浸。
2. 反藜芦，畏五灵脂，恶皂荚。
3. 阴虚阳亢及实邪热盛者忌用。
4. 服用人参时，不可同时服食萝卜、茶叶，以免降低药效。
5. 在炎热的夏季应避免服用。

疗疾验方

治疗脾胃气虚，不思饮食

四君子汤：人参5克、白术10克、茯苓5克、炙甘草2.5克、姜3片、枣1枚。上药加水2杯，煎取1杯，饭前温服。（《本草纲目》）

治疗心力衰竭、心源性休克

参附汤：人参 15 克，制附子 12 克，上药用水煎服。(《妇人大全良方》)

治疗心腹病（胸中痞坚，肋下逆气抢心）

治中汤：人参、白术、干姜、甘草各 15 克。上药加水 800 毫升，煎取 300 毫升。每次服 100 毫升，日服 3 次。(《本草纲目》)

治疗终日昏闷，不省人事

独参汤：人参 30 克。加水 1000 毫升，煎至 700 毫升，去除参滓，待温冷后分多次服用。参滓可再次煎服。(《千金翼方》)

治疗神经衰弱

白人参 50 克（切碎），60 度白酒 500 毫升。白人参入白酒中密封浸 15 日以上，每日振摇 1 次。随饮随添加白酒适量，每日晚餐饮用 10 ~ 30 毫升。(中医验方)

治疗便秘

黑芝麻 25 克，人参 5 ~ 10 克，白糖适量。黑芝麻捣烂备用。水煎人参，去渣留汁。加入黑芝麻及白糖，煮沸后食用。(《中国食疗学》)

保健药膳

人参枸杞粥

配方：人参 15 克，枸杞子 20 克，大米 150 克。

制作：❶ 将人参润透，切片；枸杞子去果柄、杂质；大米淘洗干净，去泥沙。

❷ 将大米、枸杞子、人参同放锅内，加入清水 800 毫升，置武火烧沸，再用文火煮 35 分钟即成。

功效：补肝肾，明眼目。适用于肝肾虚损，真阳衰弱，中气不足，四肢欠温，自汗暴脱，阳痿遗精，血脂异常等症。

人参蒸甲鱼

配方：人参 10 克，红枣 10 枚，麦冬 9 克，丹参 10 克，甲鱼 1 只（500 克），葱 10 克，料酒、酱油各 10 克，盐 3 克，姜 5 克，鸡汤 300 毫升。

制作：❶ 把人参润透切片，红枣去核，麦冬去心，丹参润透切片，姜切片，葱切段。

❷ 甲鱼洗净，斩去头、爪，除去内脏，把人参、麦冬、红枣、丹参放在甲鱼身上，抹上料酒、酱油、盐，盖上甲鱼甲，加入鸡汤。

❸ 把甲鱼放入蒸笼内，用武火蒸 35 分钟即成。

功效：滋阴补肾，补气补血，适用于心律失常属肾阴虚的患者食用。

人参炒猪腰

配方：人参 10 克，猪腰 1 对，料酒 10 克，盐 3 克，味精 2 克，胡椒粉 2 克，姜 4 克，葱 8 克，淀粉 20 克，植物油 35 克。

制作：❶ 将人参润透，去芦头，切片；猪腰洗净，一切两半，去白色臊腺，切成腰花；姜切片，葱切段；腰花用淀粉、料酒抓匀。

❷ 将炒锅置武火上烧热，加入植物油，烧至六成热时，下入姜、葱爆香，随即下入腰花，加入盐、味精、胡椒粉，炒熟即成。

功效：补肾阴，益气血。

清蒸人参鸡

配方：人参 15 克，母鸡 1 只，火腿 10 克，水发玉兰片 10 克，水发香菇 15 克，精盐、料酒、味精、葱、生姜、鸡汤各适量。

制作：❶ 母鸡宰杀后除去毛和内脏，放入开水锅里烫一下，用凉水洗净；将火腿、玉兰片、香菇、葱、生姜均切成片。

❷ 人参用开水润透，上笼蒸30分钟，取出。

❸ 母鸡放在盆内，加人参、火腿、玉兰片、香菇及调味料，添入鸡汤（淹没过鸡），上笼在武火上蒸至烂熟。

❹ 将蒸好的鸡放在大碗内，将人参（切碎）、火腿、玉兰片、香菇摆在鸡肉上（除去葱、生姜不用），将蒸鸡的汤倒在勺里，置武火烧开，撇去浮沫，调好口味，浇在鸡肉上即成。

功效： 大补元气，固脱生津，安神。

人参菠菜饺

配方： 人参5克，猪肉500克，菠菜750克，面粉3000克，生姜末、葱、胡椒粉、酱油、香油、食盐各适量。

制作：❶ 菠菜清洗干净后去茎留叶，在木瓢内搓成菜泥，加入适量清水搅匀，用纱布包好挤出绿色菜汁；人参研成细末，过100目筛。

❷ 将猪肉用清水洗净剁蓉，加食盐、酱油、胡椒粉、生姜末拌匀，加适量的水搅拌成糊状，再放入葱花、人参粉、香油，拌匀成馅。

❸ 面粉用菠菜汁和揉均匀，如菠菜汁不够用，可加点清水揉匀，使表面光滑为止，然后按常法做成饺子。

❹ 待锅内水烧开后，将饺子下锅煮熟即成。

功效： 补气养神。适用于气虚神衰，四肢无力，心悸，怔忡等症。

附　红参、人参叶

红参

为人参的栽培品种经蒸制后得到的干燥根。性味甘、微苦，温。归脾、肺、心经。功效为大补元气，复脉固脱，益气摄血。适用于体虚欲脱，肢冷脉微；气脱亡阳，汗出肢冷，气促脉微；脾虚食少，倦怠乏力；气虚不摄所致崩漏下血；肺气虚咳喘、气促、汗出以及心力衰竭、心源性休克等，用法用量及使用注意同人参。

人参叶

为人参干燥带茎的叶。性味苦、甘、寒。归肺、胃经。功效为祛暑，生津。适用于暑热烦躁，四肢倦怠，伤津口渴；胃阴不足，热盛消渴，或气阴两伤，口渴多饮；肺燥干咳，痰黏不易咯出，咽干；胃阴不足，虚火牙痛；肺气虚咳嗽等。用量3～9克，鲜品加倍。使用注意与人参同。

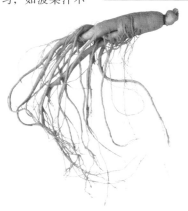

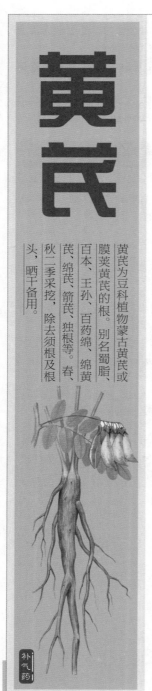

黄芪

黄芪为豆科植物蒙古黄芪或膜荚黄芪的根。别名蜀脂、百本、王孙、百药绵、绵黄芪、绵芪、箭芪、独根等。春、秋二季采挖，除去须根及根头，晒干备用。

补气药

【产地溯源】

主产于山西、黑龙江和内蒙古，吉林、甘肃、河北、陕西、辽宁等地亦有分布。

【性味归经】

味甘，性微温。归脾、肺经。

【本草语录】

黄芪，入肺补气，入表实卫，为补气诸药之最，是以有芪之称。——《本草求真》

（黄芪）主治痈疽，久败疮，排脓止痛。——《神农本草经》

黄芪，补益中土，温养脾胃，凡中气不足，脾土虚弱，清气下陷者最宜。——《本草正义》

补肺健脾，实卫敛汗，驱风运毒之药也。——《本草汇言》

功效主治

本品补气升阳，益卫固表，托毒生肌，利水消肿。主要适用于如下病证：

脾肺气虚，中气下陷

证见体倦乏力，食少便溏，气短多汗等，可与人参、白术等配伍；用于久泻脱肛，内脏下垂，可与升麻、柴胡等配伍。

虚汗证

表虚自汗，可与牡蛎、麻黄根等合用；阴虚盗汗，可与当归、黄柏等配伍；体虚外感，汗出恶风，可与防风、白术等合用。

气血不足，疮疡不溃；疮疡久溃不敛

治前者，可与白芷、穿山甲等合用；治后者，可与当归、人参等合用。

水肿

用于脾虚不运，水湿停聚的浮肿，小便不利，可与防己、白术等合用。

现代研究

黄芪内含糖类、多种氨基酸、蛋白质、胆碱、甜菜碱、叶酸、维生素P、淀粉酶等，具有以下方面的生理作用：

❶ 调节血糖，对胃溃疡有一定的防治作用。

❷ 降血压，减少血栓形成，降低血小板黏附率，抗心律失常。

❸增强细胞生理代谢，抗衰老，增强记忆力。

❹减少尿蛋白，利尿保肾。

❺提高人体应激能力，具有抗疲劳、抗缺氧、抗辐射作用。

❻抗炎抑菌，抗病毒，增强人体免疫力。

选购要点
以条粗长、皱纹少、断面色黄白、粉性足、味甜者为佳。选购时应注意与白香草木樨、紫花苜蓿、刺果甘草等相区分。这些虽形似黄芪，但白香草木樨折断面呈刺状，紫花苜蓿和刺果甘草味微苦，均与黄芪有异。

贮藏方法
生品贮于干燥通风处，炮制品贮于有盖干燥的密闭容器内，均需防潮、防霉、防蛀。

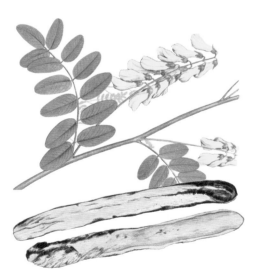

用法用量
益气补中宜炙用，其他方面多生用。内服：煎汤，10～30克（大剂量120克）；也可入丸、散、膏。另外，蜜炙可增强其补益作用。

注意事项
本品补气升阳，易于助火，又能止汗，故凡表实邪盛、气滞湿阻、食积内停、阴虚阳亢、痈疽初起或溃后热毒尚盛等证，均不宜用。

 ## 疗疾验方

治疗斑秃
黄芪、党参各30克，茯苓、白术各15克，甘草6克，陈皮9克。偏阴虚，加旱莲草30克；偏血虚，加鸡血藤15克；夹痰湿加藿香9克。水煎服，每次20毫升，每日2次，连服15～60日。（中医验方）

治疗老人便秘
绵黄芪（产于山西介休绵山的优质黄芪）、陈皮各15克，研细。另用麻仁100克，捣烂，加水揉出浆汁，煎至略稠，调入白蜜一匙，再煎沸，把黄芪、陈皮末加入调匀空腹服下。两服可通便。（《本草纲目》）

治疗肺痈
黄芪60克研细，每取6克煎汤服。一天可服3～4次。（《本草纲目》）

治疗疝气
黄芪、小红枣各100克。黄芪捶烂，拆成一丝丝，再加入小红枣，置于瓷罐中，放上一锅水，用文火煨2～3小时，不可间断，待枣子裂开时，熄火，吃枣，黄芪弃之。（《本草纲目》）

治疗胎动不安（腹痛，小便如米汁）
黄芪、川芎各30克，糯米100克，用水1升，煎至半升。分次服下。（《本草纲目》）

保健药膳

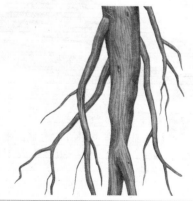

黄芪蒸肥肠

配方： 黄芪20克，猪肥肠300克，料酒10克，盐5克，味精3克，白糖10克，酱油10克，姜5克，葱10克，胡椒粉3克。

制作： ❶ 将黄芪洗净，润透，斜切成薄片；猪肥肠用水反复冲洗干净，切成2厘米长的段；姜切片，葱切段。

❷ 将猪肥肠放入碗内，加入料酒、盐、味精、酱油、姜、葱、白糖、胡椒粉，抓匀，腌渍1小时。

❸ 将猪肥肠放入碗内，加入黄芪，入蒸笼内，武火蒸50分钟即成。

功效： 益卫固表，利水消肿。适用于自汗、盗汗、浮肿、脱肛、更年期综合征等。

黄芪粥

配方： 生黄芪30克，红枣6枚，大米100克。

制作： ❶ 将生黄芪切薄片；红枣洗净去核；大米淘洗干净。

❷ 将大米、黄芪、红枣同放入铝锅内，加水适量，置武火上烧沸，再用文火煮40分钟即成。

功效： 补气升阳，益气护胃，对胃下垂患者尤佳。

黄芪蒸乌鸡

配方： 黄芪10克，乌鸡1只，大枣7枚，莲子10克，料酒10克，葱10克，姜5克，盐5克，上汤500毫升。

制作： ❶ 黄芪润透切片；乌鸡宰杀后去毛、内脏和爪；姜拍松，葱切段；大枣去核，莲子去心。

❷ 把乌鸡放在蒸盆内，身上抹上盐，把莲子、黄芪、大枣、姜、葱放入鸡腹内，在鸡身外面抹上料酒，加入上汤500毫升。

❸ 把乌鸡上蒸笼武火蒸1小时即成。

功效： 升提中气，生津止渴，适用于上下消型糖尿病患者。

黄芪炖猪肚

配方： 生黄芪20克，猪肚500克，料酒15克，姜10克，葱10克，盐3克。

制作： ❶ 将猪肚洗净，切成4厘米见方的块；黄芪切成薄片；姜切片，葱切花。

❷ 将猪肚、黄芪、料酒、姜、葱放入炖锅内，加水适量，置武火上烧沸，再用文火炖煮50分钟，加盐拌匀即成。

功效： 补气升阳，益气护胃。

黄芪桂心炖田螺

配方： 黄芪30克，桂心9克，田螺300克，料酒10克，盐4克，味精3克，胡椒粉3克，姜4克，葱8克，上汤800毫升。

制作： ❶ 黄芪、桂心洗净，放入纱布袋内，扎紧口；田螺洗净，去肠杂，取肉，切成薄片；姜切片，葱切段。

❷ 将田螺肉片、药包、姜、葱、料酒、上汤同放炖锅内，置武火上烧沸，再用文火煮25分钟，加入盐、味精即成。

功效： 补中益气，止血。

党参

党参为桔梗科多年生草本植物党参、素花党参、川党参及其同属多种植物的干燥根。又名黄参、潞党、西党、东党、条党、白党、中灵草、紫园参、狮头参、狮子头、上党人参。秋季采挖3年生以上者，洗净，晒干。切厚片，生用。

党参、人参古时不分，凡古今成方之用人参者，每以党参代之。但党参不如人参之能大补元气，且药力亦较人参为弱，所以轻证和慢性疾病，可以党参代人参用。若为急重证，则仍用人参为宜。

【产地溯源】

主产于山西、陕西、甘肃、四川等地，以山西上党产者品质最优，故名"党参"。另外，野生于山西五台山之党参称"台党"，主产于山西的栽培品称"潞党"，主产于陕西、甘肃者为"西党"，其"狮子盘头"多者为"狮头参"。

【性味归经】

味甘，性平。归脾、肺经。

【本草语录】

补中益气，和脾胃，除烦渴。中气微虚，用以调补，甚为平安。——《本草从新》

治肺虚能益肺气。——《本草纲目拾遗》

党参力能补脾养胃，润肺生津，健运中气，本与人参不甚相远。——《本草正义》

功效主治

本品补中益气，健脾益肺，主要适用于如下病证：

中气不足

证见体倦乏力，不欲饮食，大便溏泻等，可与白术、茯苓等合用。

肺气虚弱

证见咳喘气短，声低息微等，可与黄芪、五味子等合用。

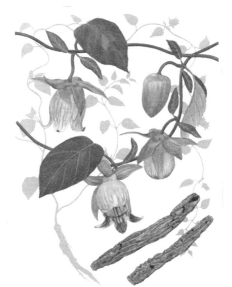

补气药

气阴两伤

证见口渴气短，四肢无力等，可与麦冬、五味子等合用。

气血两虚

证见心悸眩晕，面色萎黄，倦怠无力等，可与熟地、茯苓等合用。

现代研究

党参含多种糖类、苷类成分，以及胆碱、烟酸、赖氨酸、多种维生素等，具有以下方面的生理作用：

❶ 对神经系统有兴奋作用，能增进和改善记忆力。

❷ 抑菌、抗炎，增强抵抗力。

❸ 扩血管，降压，抗心肌缺血，改善微循环，增强造血功能。

❹ 调节胃肠运动，抗溃疡。

❺ 抗癌，对化疗、放疗引起的白细胞下降有提升作用。

❻ 提高机体适应性，耐高温、耐缺氧。

选购要点

以条粗壮、质柔润、外皮细、断面黄白色、味甜、嚼之无渣者为佳，习惯认为山西上党产者品质最优。

贮藏方法

贮于有盖容器中，置于通风干燥处。

用法用量

煎服，9～30克；熬膏；或入丸、散，补脾益肺宜蜜炙用。

注意事项

1. 气滞、肝火盛者禁用。
2. 邪盛而正不虚者不宜用。

疗疾验方

治疗脾肺气虚，周身倦怠

党参膏：党参500克（切片），沙参250克（切片），桂圆肉120克，水煎浓汁收膏，每用1小酒杯，以沸水冲服，也可冲入煎剂里。（《得配本草》）

治疗贫血性、感染性等各型低血压病

党参、黄精各30克，炙甘草10克。每日1剂，水煎服，每日2次。（中医验方）

治疗功能性子宫出血

单味党参30克，水煎服，每日1剂，分早、晚各1次服，月经期连服5日。（中医验方）

治疗肾炎

猪肾1个，党参、黄芪、芡实各20克。将猪肾剖开去其筋膜，洗净，与其余药共煮，至猪肾熟。酌情加少许酱油，吃肉饮汤。（中医验方）

治疗月经不调

锦鸡儿根15克，党参15克，水煎服。（中医验方）

保健药膳

党参石斑鱼煲

配方：党参30克，石斑鱼1尾（500克），料酒10克，姜5克，葱10克，盐5克，味精3克，胡椒粉3克，鸡精3克，棒子骨汤3000毫升。

制作： ❶ 党参洗净，切成4厘米长的段；石斑鱼宰杀后，去鳞、鳃及肠杂，洗净，剁成6厘米长、3厘米宽的块；姜拍松，葱切段。

❷ 将党参、石斑鱼、姜、葱、盐、味精、料酒、胡椒粉、鸡精、棒子骨汤同放煲内，盖上盖。

❸ 将煲置炉上，用武火烧沸，煮熟即成。

功效： 补中，益气，生津，适用于脾胃虚弱，气血亏损，体倦乏力，食少，口渴，更年期综合征等。

党参黑米粥

配方：党参30克，黑米150克，白糖20克。

制作：❶ 将党参洗净，切成 3 厘米长的段；黑米淘洗干净。

❷ 将黑米、党参放入锅内，加水适量，用武火烧沸，再用文火煮 40 分钟，加入白糖搅匀即成。

功效：补脾胃，益气血，对脾胃虚寒患者尤佳。

党参西芹炒鲜贝

配方：党参20克，鲜贝100克，西芹100克，料酒15克，姜5克，葱10克，盐5克，味精3克，植物油50克。

制作：❶ 把党参洗净，切 2 厘米长的段；西芹去叶，切 1 厘米长的段；姜切片，葱切花。

❷ 把炒锅置武火上烧热，加入植物油烧至六成热时，下入姜、葱爆香，随即加入鲜贝、西芹、料酒、党参、盐、味精，炒熟即成。

功效：补气血，降血压，适用于高血压、气虚、贫血等症。

党参蒸猪肚

配方：党参20克，猪肚300克，料酒10克，酱油10克，姜5克，葱10克，盐4克，味精3克，白糖10克。

制作：❶ 将党参洗净，润透，切 3 厘米长的段；猪肚洗净，切 4 厘米长的条；姜切片，葱切段。

❷ 将猪肚放入碗内，加入盐、味精、酱油、料酒、白糖、姜、葱，抓匀，腌渍 1 小时。

❸ 将猪肚捞起，放入蒸碗内，加入党参，抓匀，上武火大气蒸笼内，蒸 50 分钟即成。

功效：补中益气，生津补胃。

党参苡仁鸭

配方：党参30克，苡仁30克，鸭1只，料酒15克，盐6克，生姜6克。

制作：❶ 将鸭宰杀后，去毛桩、内脏及爪；党参洗净，切 3 厘米的段；苡仁洗净去杂质；姜拍破。

❷ 将党参、苡仁放入鸭腹内，将鸭放入炖锅中，加水适量，放入料酒、生姜。

❸ 将炖锅置武火上烧沸，再用文火炖煮 50 分钟，加入盐即成。

功效：清热、祛湿、补虚。肠伤寒患者康复期食用尤佳。

附 明党参

明党参

系伞形科多年生草本植物明党参的干燥根，味甘、微苦，性微寒，归肺、脾经。能润肺化痰，养阴和胃。以治疗肺热咳嗽，食少口干为主。明党参与党参并非一物，效用亦有差别。

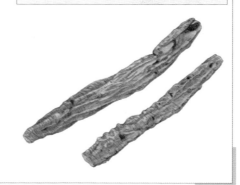

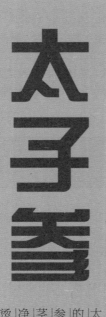

太子参

太子参为石竹科植物孩儿参的干燥块根。又名孩儿参、童参。现多为人工栽培。夏季茎叶大部分枯萎时采挖，洗净，除去须根，置沸水中略烫后晒干或直接晒干。生用。

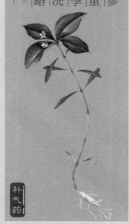

【产地溯源】

主产于安徽、江苏、山东等地。

【性味归经】

味甘、微苦，性平。归脾、肺经。

【本草语录】

治小儿出虚汗为佳。——《中国药用植物志》
补肺阴、健脾胃、治肺虚。——《江苏药材志》

功效主治

本品补气健脾，养胃阴，益气生津止渴。主要适用于如下病证：

脾气虚弱，胃阴不足
证见食少倦怠，多与山药、石斛等同用。

肺气阴两虚
证见燥咳，多与北沙参、麦冬等同用。

心气阴两虚
证见心悸不眠，多汗，多与酸枣仁、五味子等同用。

保健药膳

太子参海蜇汤

配方：太子参15克，海蜇50克，菜胆100克，蒜10克，姜5克，葱10克，盐5克，鸡汤800毫升，植物油30克。

制作： ❶ 把太子参洗净，去杂质；海蜇洗净，切成细丝；菜胆洗净，切5厘米长的段；姜切丝，葱切段。

❷ 把锅置武火上烧热，加入植物油，六成热时，加入姜、葱爆香，下入太子参、盐、鸡汤，煮25分钟后，下入海蜇和菜胆，煮熟即成。

功效： 补气血，降血压。适用于高血压属气虚湿阻者。

太子山楂粥

配方：太子参10克，山楂10克，大米100克。

制作： ❶ 太子参洗净，去杂质；山楂洗净，去核，切片；大米淘洗干净。

❷ 把大米放在电饭煲内，加入山楂片、太子参，加水800毫升，按常规煲粥，粥熟即成。

功效： 健脾化湿，降压，适用于高血压属气虚湿阻者。

【产地溯源】

分布于浙江、江西、湖南、广西、福建、广东等地。

【性味归经】

味甘、性平。归心、肝、肺、肾经。

【本草语录】

赤芝主胸中结，益心气，补中，增智慧不忘。久食轻身不老延年……紫芝主耳聋，利关节，保神，益精气，坚筋骨，好颜色。久服轻身不老延年。——《神农本草经》

恶恒山。畏扁青，茵陈蒿。——《本草经集注》

功效主治

本品滋补强壮，扶正固本，减肥安神，主要适用于如下病证：

气血虚弱

治疗形体虚弱，气血不足，单味煎服，或配人参、黄芪、当归、熟地等同用。

脾虚

证见食欲不振、体倦等，配白术、茯苓同用。

肺虚

证见久咳虚喘、倦怠乏力、短气等，配人参、五味子等同用。

血不养心

证见心悸、眩晕、不眠。灵芝健脾胃，使气血充则心神安，常配酸枣仁、柏子仁等同用。

现代研究

灵芝的化学成分包括麦角甾醇、真菌溶菌酶、酸性蛋白酶及灵芝多糖等，还含有多种无机元素及维生素，具有以下方面的生理作用：

❶ 增强人体的免疫功能，其含有的灵芝多糖可加速核酸和蛋白质的代谢，促进造血，增强体质。

❷ 可增加冠状动脉流量，加强心肌收缩力，降低血清胆固醇，能防止动脉粥样硬化的形成，并对血压有双向调节作用。可治疗冠心病、心悸、头晕、失眠、血脂异常等。

❸ 降低转氨酶，对肝脏具有保护作用，治疗慢性肝炎等。

❹ 能止咳、祛痰、平喘，治疗慢性支气管炎、支气管哮

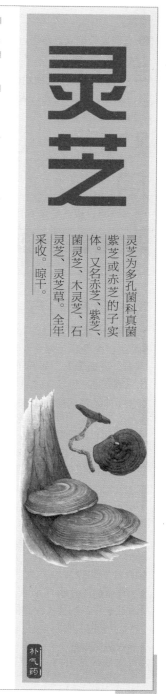

灵芝

灵芝为多孔菌科真菌紫芝或赤芝的子实体。又名赤芝、紫芝、菌灵芝、木灵芝、石灵芝、灵芝草。全年采收。晾干。

补气药

喘等。

❺ 有明显的抗衰老作用。

选购要点

以子实体个大而均匀，体重，色棕褐，完整，油润光亮，表面有漆样光泽，无虫蛀者为佳。

贮藏方法

置于通风干燥处，防潮，防蛀。

用法用量

煎服，5～15克；研末冲服，每次1.5～3克；或适量浸酒服。

注意事项

灵芝恶常山、茵陈、扁青等，忌同用。

🫖 疗疾验方

|治疗气血不荣，乌发

灵芝、黑桑椹（曝干）各500克，研细为末，炼蜜为丸，如弹子大，每次1丸，用温酒吞下，每日2次。（中医验方）

|治疗神经衰弱所致之失眠、健忘

灵芝30克，白酒500毫升，浸泡密封半月，每日搅动数次。每次服用10毫升，每日1～2次。肝功能差者每次服5毫升以下，急性肝炎禁用。（中医验方）

|治疗冠心病

灵芝30克，丹参5克，田七5克，白酒500毫升。灵芝、丹参、田七洗净，同入坛加白酒，盖上盖。每天搅拌1次，再盖好盖。泡15天即成。每服适量。（《中国食疗学》）

|治疗鼻衄、吐血

灵芝9克，鸭蛋1个。同煮，喝汤吃蛋及药。（《本草纲目》）

|治疗肠风痔瘘

每次取灵芝18～30克，瘦猪肉90克，

加盐少许，隔水蒸熟。上午蒸1次，喝汤；下午蒸1次，全吃尽。（《本草纲目》）

|治疗肠炎、痢疾

灵芝焙燥研末，每服1.5克，米粥汤调服。（《本草纲目》）

|治疗荨麻疹、斑毒、蜂虫咬伤

灵芝18克，糯米90克，冰糖适量。将灵芝洗净切碎，与糯米共煮，将熟时加入冰糖溶开，喝粥。（《本草纲目》）

|治疗泻血脱肛

灵芝150克（炒）、白枯矾30克、密陀僧15克。共研为末，加蒸饼做成丸，如梧桐子大。每次服20丸，米汤送下。（《本草纲目》）

保健药膳

灵芝丁香鸭

配方：灵芝10克，丁香5克，鸭1只（1000克），草豆蔻5克，肉桂5克，姜10克，葱20克，盐6克，卤汁3800毫升，鸡精3克，香油35克。

制作：❶ 将灵芝、丁香、草豆蔻、肉桂洗净；姜拍松，葱切段；鸭宰杀后，去毛、内脏及爪，洗净。

❷ 将卤汁、灵芝、丁香、草豆蔻、肉桂、姜、葱同入卤锅内，烧沸，加入鸭，用文火卤45分钟即成。

❸ 鸭捞出，沥干卤汁，用香油涂抹在鸭身上，然后剁成3厘米宽4厘米长的块，上桌供食。

功效：温中和胃，暖肾助阳，调节血糖。适用于糖尿病属肾阳虚者。

灵芝粥

配方：灵芝20克，大米150克。

制作：❶ 将灵芝碾成细粉；大米淘洗干净。

❷ 将大米、灵芝粉同放锅内，加清水800

毫升，置武火上烧沸，再用文火煮35分钟即成。

功效： 补虚安神，适用于心神不安、血脂异常。

灵芝蒸乌鸡

配方： 灵芝20克，乌鸡1只，料酒10克，姜5克，葱10克，盐3克，鸡精3克，鸡油30克。

制作： ❶ 将灵芝打成细粉；鸡宰杀后去毛桩、内脏及爪；姜切片，葱切段。

❷ 将鸡放在蒸盘内，加入盐、鸡精、姜、葱、灵芝，武火蒸45分钟即成。

功效： 安神补虚强心，适用于心神不安、血脂异常等症。

灵芝里脊

配方： 灵芝20克，猪里脊肉200克，冬笋15克，水烫油菜15克，熟胡萝卜15克，猪油70克，精盐2.5克，味精1.5克，鸡蛋清1个，淀粉25克，料酒10克，花椒油1.5克，葱2.5克，姜2.5克，蒜2.5克，鸡汤100毫升。

制作： ❶ 将猪里脊肉切成薄片，灵芝切薄片，冬笋、油菜、胡萝卜切成小薄片。

❷ 锅内放开水，将里脊片下锅余八成熟，用漏勺捞出控净水。

❸ 锅内放油烧热，把葱、姜、蒜、灵芝片和冬笋、油菜、胡萝卜放入锅内煸炒后，加里脊片、味精、精盐、料酒，翻炒几下，淋明油出锅，装盘即成。

功效： 补肺益肾，健脾安神，适用于神经衰弱、失眠、食欲不振、更年期综合征等。

山楂灵芝鹿肉汤

配方： 山楂20克，灵芝20克，鹿肉250克，料酒10克，姜5克，葱10克，盐2克，味精2克，胡椒粉2克。

制作： ❶ 将灵芝、山楂洗净，润透，切薄片；鹿肉洗净，切2厘米宽4厘米长的块；姜切片，葱切段。

❷ 将灵芝、山楂、鹿肉、料酒、姜、葱同放炖锅内，加水1000毫升，置武火上烧沸，再用文火炖煮35分钟，加入盐、味精、胡椒粉，搅匀即成。

功效： 补五脏，润肌肤，安心神，降血压。适用于高血压等症。

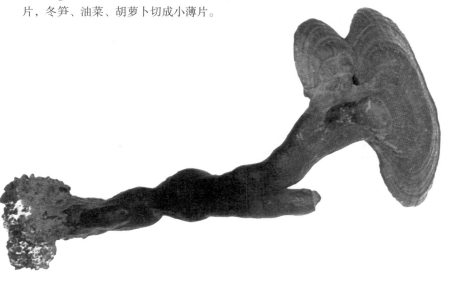

甘草

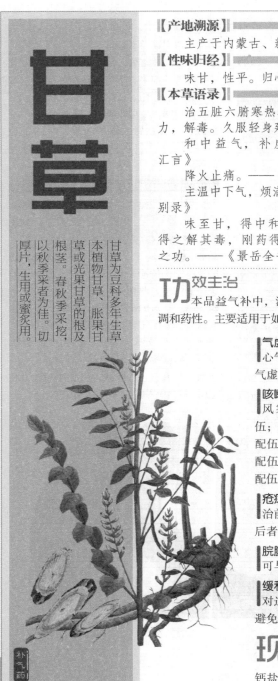

甘草为豆科多年生草本植物甘草、胀果甘草或光果甘草的根及根茎。春秋季采挖，以秋季采者为佳。切厚片，生用或蜜炙用。

补气药

【产地溯源】

主产于内蒙古、新疆、甘肃等地。

【性味归经】

味甘，性平。归心、肺、脾、胃经。

【本草语录】

治五脏六腑寒热邪气，坚筋骨，长肌肉，倍气力，解毒。久服轻身延年。——《神农本草经》

和中益气，补虚解毒之药也。——《本草汇言》

降火止痛。——《本草纲目》

主温中下气，烦满短气，伤脏咳嗽。——《名医别录》

味至甘，得中和之性，有调补之功，故毒药得之解其毒，刚药得之和其性……助参芪成气虚之功。——《景岳全书》

功效主治

本品益气补中，清热解毒，祛痰止咳，缓急止痛，调和药性。主要适用于如下病证：

气虚证

心气虚，可与人参、桂枝等合用；脾气虚，可与人参、茯苓等合用。

咳嗽气喘

风寒咳嗽，可与麻黄、杏仁相配伍；风热咳嗽，可与桔梗、牛蒡子等配伍；寒痰咳嗽，可与干姜、细辛等配伍；热痰咳嗽，可与麻黄、石膏等配伍。

疮疡肿毒，食物中毒

治前者，可加金银花、蒲公英等；治后者，可单用或绿豆等合用。

脘腹、四肢挛急作痛

可与芍药同用。

缓和药性

对过热、过寒、峻下的药物，能起到避免过于刺激的作用。

现代研究

甘草含甘草酸，系甘草酸的钾、钙盐；另含甘草甙和天门冬酰胺、甘露醇等，具有以下方面的生理作用：

❶ 有解毒作用，对细菌毒素（白喉毒素、破伤风毒素）、药物（硝酸马钱子碱、水合氯醛）、蛇毒、河豚毒以及食物、体内代谢产物的中毒等均有一定效果。

❷ 能抑制组织胺所引起的胃酸分泌，有保护胃黏膜的作用。

❸ 有抗炎、抗变态反应作用，可用于各种皮肤炎症、皮肤过敏性疾患等，甘草的提取物可以使用于膏、霜、奶、蜜等类型的化妆品中。

❹ 有解痉、镇咳祛痰作用。

选购要点

以外皮细紧、有皱沟、红棕色、质坚实、粉性足、断面黄白色者为佳，习惯上以内蒙古产者品质最优。

贮藏方法

置于通风干燥处，防潮，防蛀。

用法用量

煎服 1.5 ～ 9 克，做主药时可适当加大用量。用于解毒，可用至 30 ～ 60 克。清热解毒宜生用，补中缓急宜炙用。

注意事项

1.反海藻、大戟、芫花、甘遂。

2.本品有助湿壅气之弊，湿盛胀满、水肿者不宜用。

3.大剂量久服有致高血压、水肿等副作用。

 疗疾验方

治疗肺痈

甘草、桔梗各 9 克，水煎服，每日 2 次。（中医验方）

治疗皮疹

生甘草、白蒺藜各 100 克，浸泡于 75% 乙醇 300 毫升内 7 日，过滤，搽洗患处，每日 2 ～ 3 次。（中医验方）

治疗口臭

甘草、细辛各 60 克，研细，每次 3 克，每晚睡前用料酒送服。（中医验方）

治疗急、慢性胃肠炎、消化不良

炙甘草 9 克，干姜 6 克，附子 4 克。水煎，每日 1 剂，分 2 次温服。（中医验方）

治疗喉痛

甘草 10 克，用蜂蜜水炙，水煎服，每日 2 次。（中医验方）

 保健药膳

甘草藕汁饮

配方：甘草6克，藕500克。

制作：❶ 把藕洗净，切成细丝，用纱布绞取汁液；甘草洗净。

❷ 把甘草放入锅内，加水 200 毫升，煎煮 25 分钟，滤去甘草，留药液。

❸ 把藕汁与甘草液混合均匀即成。

功效：清肺润燥，生津凉血。适用于上中消型糖尿病患者。

附子甘草饮

配方：炙附子10克，干姜5克，炙甘草5克，白糖20克。

制作：❶ 将以上药物放入炖杯内，加水适量，煎煮 25 分钟，去渣，留汁液。

❷ 在汁液内加入白糖搅匀即成。

功效：强心温阳，消炎祛寒，适用于急性吐泻、体内水分大量损失、手脚冰冷的患者食用。

胖大海甘草茶

配方：胖大海3枚，甘草3克。

制作：❶ 把胖大海、甘草放入锅内，加水 100 毫升。

❷ 把锅置中火上煮 10 分钟即成。

功效：清热，润肺，解毒，适用于上下消型糖尿病患者。

白术

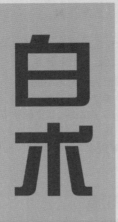

白术为菊科多年生草本植物白术的根茎。又名天蓟、山蓟、山精、山姜、山芥、山连、冬术、烘术、冬白术、乞力伽等。冬季下部叶枯黄、上部叶变脆时采收，烘干或晒干，再除去须根（烘干者为「烘术」；晒干者为「生晒术」亦称「冬术」）。切厚片。去茎叶和泥沙，

生用或土炒、麸炒用；炒至黑褐色，称「焦白术」。

补气药

【产地溯源】

主产于浙江、安徽、江西、湖北、湖南等地。产于浙江于潜地区者称为"于术"，燥性较弱而补益脾气作用较强，品质较好。

【性味归经】

味苦、甘，性温。归脾、胃经。

【本草语录】

止汗。——《神农本草经》

和中益气……去脾胃中湿……安胎。——《医学启源》

作煎饵，久服轻身延年不饥。——《新修本草》

补脾胃之药，更无出其右者。土旺则能健运，故不能食者，食停滞者，有痞积者，皆用之也。土旺则能胜湿，故患痰饮者，肿满者，湿痹者，皆赖之也。土旺则清气善升，而精微上奉，浊气善降，而糟粕下输，故吐泻者，不可阙也。——《本草通玄》

功效主治

本品补气健脾，燥湿利水，止汗，安胎，主要适用于如下病证：

脾胃虚弱

证见倦怠少气、食少腹胀、大便溏泄等，常与党参、茯苓、木香等同用。

脾虚湿盛

证见痰饮、水肿等，常与桂枝、茯苓等同用。

表虚自汗

治疗表虚自汗，常与防风、黄芪等同用。

现代研究

白术含挥发油，主要为苍术醇和苍术酮，另含维生素 A 类物质，具有以下方面的生理作用：

❶ 有明显而持久的利尿作用。

❷ 保肝，防止肝糖减少；扩张血管，对心脏呈抑制作用。

❸ 对消化系统应激性溃疡有抑制作用。

❹ 增强免疫力和耐力，强壮身体；对子宫平滑肌兴奋性收缩有明显抑

制作用。

❺ 降血糖，并且有轻度的降压作用。

选购要点

以个大、质坚实、断面色黄白、香气浓者为佳。

贮藏方法

置于通风干燥处，防潮，防蛀。

用法用量

生用则燥湿和中作用较强；炒用则性较缓，补益脾胃的作用较强；用土炒则以补益脾胃为主；焦白术止泻作用较好。入煎剂用 6 ~ 12 克，大剂量可用至 60 ~ 90 克。

注意事项

阴虚烦渴、气滞胀闷者不宜用。

疗疾验方

治疗自汗不止
用白术末，每次服 1 茶匙，酒送下。（《本草纲目》）

治疗脾虚泄泻
白术丸：白术 30 克，芍药 30 克（冬月不用芍药，用肉豆蔻，如有便泄者，炒用），共研为末，以粥为丸。（《丹溪心法》）

治疗便秘
生白术 60 克，生地黄 30 克，升麻 3 克。水浸 1 小时后煎 2 次，每日 1 剂，早、晚各服 1 次。（中医验方）

治疗气虚体弱，不思饮食
术附汤：白术 60 克，附子一枚半（炮，去皮），炙甘草 30 克，共研细，每用 9 克，加姜 5 片、枣 1 枚，水煎服。（《近效方》）

治疗妇女带下病
束带汤：白术 30 克，鸡冠花 30 克（鲜者 90 克）。水煎服。（《辨证录》）

保健药膳

白术饼

配方： 白术6克，干姜6克，鸡内金15克，植物油50克，盐6克，面粉250克，葱10克。

制作： ❶ 将白术、干姜、鸡内金分别打成细粉。

❷ 将白术、鸡内金、盐、葱花、干姜、面粉放入盆内，用清水和面，搓成条，分成剂子，用擀面杖擀成薄饼。

❸ 将植物油放入炒锅内烧至六成热，放入薄饼烙黄，再翻面也烙黄，熟透即成。

功效： 暖胃止痛，消食化滞。对食欲不振、食后胃痛者尤佳。

白术鲫鱼粥

配方： 白术10克，鲫鱼60克，粳米30克，盐或糖适量。

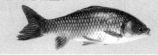

制作： ❶ 白术洗净，先煎取汁 100 毫升。

❷ 将鱼与粳米煮粥，粥煮好后放入药汁和匀，再根据个人口味加盐或糖调味食用。每日 1 剂，连服 3 ~ 5 日为 1 疗程。

功效： 本方具有补养肝肾、安胎保胎的作用。

防风白术酒

配方： 防风、肉桂、麻黄各12克，白术、山萸肉、制附子、细辛（炒）、独活、秦艽、茵芋、山药、杏仁（炒）各9克，磁石50克，紫巴戟（去心）12克，炮姜30克，薏苡仁18克，生地黄15克，白酒1000毫升。

制作： ❶ 将前 17 味捣为粗末，入布袋，置容器中，加入白酒，密封。

❷ 浸泡 7 天后，过滤去渣即成。

功效： 调和气血，温经通络，适用于关节疼痛、肌肉麻木等症。

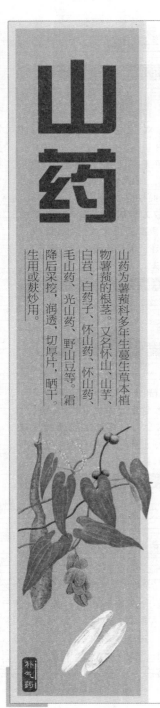

山

药

山药为薯蓣科多年生蔓生草本植物薯蓣的根茎。又名怀山、山芋、白苕、白药子、怀山药、怀山药、毛山药、光山药、野山豆等。霜降后采挖，润透，切厚片，晒干。生用或麸炒用。

补气药

【产地溯源】

主产于河南、山西、河北、江苏、广西、湖南等地。习惯认为，河南旧怀庆府所属地区所产山药品质最佳，故有"怀山药"之称。

【性味归经】

味甘，性平。归脾、肺、肾经。

【本草语录】

补中，益气力，长肌肉。——《神农本草经》

益气力，长肌肉，强阳，久服耳目聪明，轻身不饥，延年。——《本草纲目》

补虚劳羸瘦，充五脏……强阴。——《名医别录》

补肺，润皮毛，久服益颜色，长肌肉。——《医学入门》

功效主治

本品益气养阴，补脾肺肾，固精止带，主要适用于如下病证：

脾胃虚弱

证见食少，体倦便溏，妇女带下，儿童消化不良之泄泻等，多与人参（或党参）、白术、茯苓等同用。

肺气虚、肺肾两虚

证见咳嗽或久咳久喘，多与人参、五味子、麦冬等同用。

治疗肾虚不固

治肾虚男子之遗精、尿频，多与熟地黄、山茱萸、菟丝子、金樱子等同用；治肾虚妇女之带下清稀，绵绵不止，多与熟地黄、山茱萸、五味子等同用。

阴虚内热消渴

证见口渴多饮，小便频数，多与黄芪、生地黄、天花粉等同用。

现代研究

山药含薯蓣皂苷元、黏液质、胆碱、淀粉、糖蛋白、游离氨基酸、止权素、维生素 C、淀粉酶等成分，具有以下方面的生理作用：

❶ 降血糖，促进细胞免疫和体液免疫功能。

❷ 有极显著的常压耐缺氧作用。

❸ 延缓衰老、降血脂、镇痛、促进上皮细胞生长。

❹ 所含淀粉酶刺激胃肠运动，有促进消化的作用。

❺ 山药煎剂有调节肠管节律恢复正常的作用。

❻ 局部的抗菌、抗炎等作用。

选购要点

以条干均匀、质坚实、粉性足、色洁白者为佳。

贮藏方法

贮于有盖容器内，防潮，防蛀。

用法用量

煎服，15～30克，大剂量可达60克；或入丸、散；熬粥；研末吞服，外用适量。

注意事项

湿盛中满或有积滞者不宜单用。

疗疾验方

治疗冻疮，无名肿毒

山药100克，捣烂外敷患处，每日3次。（中医验方）

治疗脾胃虚弱，不思饮食

山芋丸：山药、白术各30克，人参0.9克，研为细末，白面为丸，如小豆大，每服30丸，空腹食前温米汤送下。（《圣济总录》）

治疗风眩头痛

用鲜山药适量，磨如稀糊，和白面做薄粥，于豉汁中煮，入五味调和食之。（《太平圣惠方》）

治疗脾胃、肝肾不足之眩晕

山药酒：山药、山茱萸、五味子、人参各适量，浸酒煮服。（《本草纲目》）

治疗小儿疳积

山药30克，鸡内金12克。上药炒黄研粉，每用2～6克，入面粉、红糖、芝麻适量，水调和烙饼1块，1次服，每日2～3次。或以药末作散剂，直接服，剂

量同上。（中医验方）

保健药膳

山药蒸排骨

配方： 山药20克，排骨500克，料酒15克，盐5克，姜5克，葱15克，味精3克，酱油15克，白糖10克。

制作： ❶ 将山药放入温水中浸泡一夜，捞起，切成3厘米长2厘米宽的薄片；姜切片，葱切段。

❷ 排骨洗干净，剁成3厘米长的段，放入盆内，加入姜、葱、盐、味精、酱油，抓匀，腌渍1小时。

❸ 将山药放在蒸碗底部，然后将排骨放入碗中，除去葱、姜不用。

❹ 将蒸笼用武火烧上大气，将蒸碗放入笼中，盖上盖，蒸50分钟，停火；用盘子扣住蒸碗，翻转过来即成。

功效： 健脾补肺，固肾益精。适用于脾虚泄泻，久痢，虚劳咳嗽，消渴，遗精，带下，小便频数，更年期综合征等症。

山药羊肉萝卜汤

配方： 山药50克，草果5克，羊肉500克，豌豆100克，萝卜300克，生姜10克，香菜10克，胡椒2克，味精3克，食盐3克，醋10克。

制作： ❶ 将羊肉洗净，切成2厘米见方的小块，豌豆择洗干净，萝卜切3厘米见方的小块，山药泡软切片，香菜洗净切段。

❷ 将草果、山药、羊肉、豌豆、生姜放入锅内，加水适量，置武火上烧开，即移至文火上煎熬1小时，再放入萝卜块煮熟。

❸ 放入香菜、少许醋、胡椒、食盐、味精，装碗即成。

功效： 温胃消食，降低血糖。适用于各型

糖尿病患者食用。

山药炒羊肚

配方： 山药30克，羊肚250克，黑木耳20克，玉兰片30克，料酒10克，酱油10克，盐5克，味精3克，姜5克，葱10克，植物油50克。

制作： ❶ 将山药用温水浸泡一夜，切成3厘米长的薄片；玉兰片洗净，切成薄片；黑木耳泡发后，去蒂及杂质，撕成片；姜切片，葱切段。

❷ 羊肚洗净，切成4厘米长3厘米宽的块。

❸ 将炒锅置武火上烧热，加入植物油烧至六成热时，下入羊肚块，爆变色，下入姜、葱、料酒、黑木耳、山药片、盐、味精，炒熟即成。

功效： 健脾胃，固肾精，适用于脾虚泄泻、久痢、遗精、带下、更年期综合征、小便频数等症。

番茄山药粥

配方： 番茄100克，山药20克，山楂10克，大米100克。

制作： ❶ 把山药润透，洗净，切片；番茄洗净，切牙状；山楂洗净，去核，切片；大米淘洗干净。

❷ 把大米、山药、山楂同放锅内，加水800毫升。

❸ 把锅置武火上烧沸，再用文火煮30分钟，加入番茄，再煮10分钟即成。

功效： 补脾胃，益气血，降血压。高血压患者宜常服，夏季食用更佳。

香酥山药

配方： 怀山药500克，白糖125克，淀粉100克，菜油750克（实耗150克），醋30克，味精3克。

制作： ❶ 将新鲜的怀山药洗净，上笼蒸至熟烂后取出，去皮，切成4厘米长的段，再一一剖两片，用刀拍扁。淀粉用水和匀，将拍扁的山药放入和匀的淀粉中抓匀。

❷ 将锅烧热，倒入菜油，待油烧至七成热时，投入山药，见山药炸至发黄时捞出待用。

❸ 锅内留少量底油，加入白糖、醋，中火熬至起大泡，倒入炸好的山药，颠拌均匀，出锅即可。

功效： 健脾胃，补肺肾。适用于脾虚泄泻，虚劳咳嗽，遗精，小便频数，骨质疏松等症。

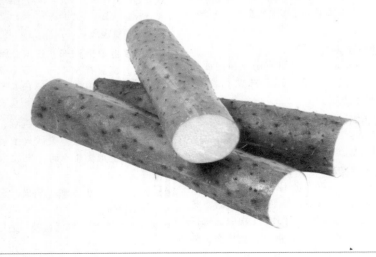

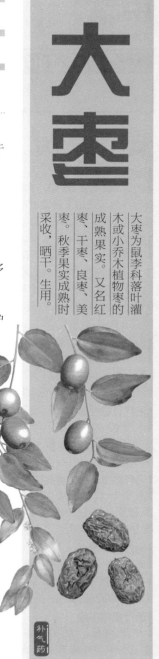

大枣

大枣为鼠李科落叶灌木或小乔木植物枣的成熟果实。又名红枣、干枣、良枣、美枣。秋季果实成熟时采收，晒干。生用。

【产地溯源】

主产于河北、山东、河南、陕西等地。

【性味归经】

味甘，性温。归脾、胃经。

【本草语录】

安中养脾。——《神农本草经》

补中益气，强力，除烦闷。——《名医别录》

功效主治

本品补气健脾，养血安神，缓和药性。主要适用于如下病证：

脾气虚

证见食少便溏，倦怠无力等，多与党参、白术等同用。

血虚萎黄

多与熟地黄、阿胶等同用。

妇女血虚脏躁

证见神志不安，心悸失眠，形瘦舌淡，食欲不振等，多与甘草、小麦同用。

峻烈药伤及脾胃

大枣可缓解甘遂、大戟、芫花等峻烈药物之毒性，保护脾胃。

现代研究

本品含有机酸、三萜苷类、生物碱类、黄酮类、糖类、维生素类、氨基酸、挥发油、微量元素等成分，具有以下方面的生理作用：

❶ 保护肝脏，增强肌力，增加体重。

❷ 提高吞噬细胞的吞噬功能。

❸ 镇静催眠，降血压。

❹ 抗过敏，抗癌，抗突变。

❺ 现代临床用于治疗过敏性紫癜，急、慢性肝炎，慢性萎缩性胃炎，溃疡病，小儿哮喘等。

选购要点

以肉厚皮薄、味甜者为佳。

贮藏方法

贮于有盖容器内，置于通风干燥处，防蛀。

补气药

法用量

掰破煎服，10～30克，亦可去皮核捣烂为丸服。

注意事项

湿盛脘腹胀满、食积、虫积、龋齿作痛以及痰热咳嗽均忌服。

疗疾验方

治疗慢性腹泻

红枣、红糖各50克，水煎服，喝汤食枣，每日1剂，适用于脾胃虚寒之腹泻。（中医验方）

治疗血虚、面色萎黄

归脾汤：大枣20克，茯神、黄芪、酸枣仁、龙眼肉各12克，白术、人参、当归各9克，木香、炙甘草各6克，远志3克，生姜3片。水煎服，每次20毫升，每日2次。（《济生方》）

治疗肺痈吐血、咯血

二灰散：红枣（连核烧存性）、百药煎（煅）各等分，研细末，每服6克，米汤调下。（《三因极一病证方论》）

治疗过敏性紫癜

大枣60克，入水中浸泡后文火炖，制成大枣汤，一次性服用，每日3次。（中医验方）

治疗感冒、消化道疾病

大枣10枚，生姜5片。水煎服，适用于恶寒，恶心，食欲不振等症。（中医验方）

治疗各种虚证

枣参丸：大枣10枚（蒸软去核），人参3克。放饭锅内蒸烂，捣匀为丸，如弹子大。（《醒园录》）

治疗烦闷不眠

大枣14枚，葱白7根，加水600毫升，煮取200毫升，一次服下。（《本草纲目》）

伤寒病后调养（口干咽痛、喜睡）

大枣20枚，乌梅10枚，捣烂，炼蜜为丸，口含咽汁，甚效。（《本草纲目》）

治疗反胃吐食

大枣1枚去核，加斑蝥1个（去头翅），一起煨熟，去斑蝥，空腹以开水送下。（《本草纲目》）

治疗妇女脏躁

大枣汤：取大枣10枚、小麦200克、甘草60克，合并后每次取30克，水煎服。（《本草纲目》）

 保健药膳

大枣山药粥

配方：大枣10枚，山药10克，粳米100克，冰糖少许。

制作：① 将粳米、山药、大枣洗净，山药切片。

② 粳米、山药、大枣放入锅内，用武火烧沸后，转用文火炖至米烂成粥。

③ 将适量冰糖放入锅内，然后加入少许水，熬成冰糖汁，再倒入粥锅内，搅拌均匀即成。

功效：补气血，健脾胃，适用于老年人脾胃虚弱，血小板减少，贫血，营养不良，骨质疏松等症。

大枣桂芪粥

配方：大枣10枚，桂枝10克，桂圆肉10克，黄芪10克，粳米100克。

制作：① 把大枣去核，洗净；桂圆肉、桂枝洗净；黄芪洗净，切片；粳米淘洗干净。

② 把大枣、桂枝、黄芪放入炖锅内，加清水100毫升，用中火烧沸，文火煮25分钟，冷却，滤去药渣，留汁待用。

③ 把药汁、桂圆肉同粳米一起放入电饭

煲内，然后加入适量清水，如常规煲粥一样即可。

功效：滋补心气，宁心安神。

大枣川明参鱿鱼煲

配方：大枣8枚，川明参30克，水发鱿鱼500克，料酒10克，盐5克，味精3克，鸡精3克，姜5克，葱10克，胡椒粉3克，棒子骨汤3000毫升。

制作： ❶ 将大枣洗净，去核；川明参浸泡24小时，去粗皮，切成5厘米长的节；鱿鱼洗净，切成5厘米长3厘米宽的块；姜拍松，葱切段。

❷ 将大枣、川明参、鱿鱼、料酒、盐、味精、鸡精、姜、葱、胡椒粉同放煲内，加入棒子骨汤，盖上盖。

❸ 将煲置炉上，武火煮熟即成。

功效：养五脏，补元气。

桑椹大枣饮

配方：桑椹15克，大枣4枚。

制作： ❶ 把桑椹洗净去杂质，大枣去核洗净。

❷ 把桑椹、大枣放入炖杯内，加入清水200毫升，用武火烧沸，文火煮25分钟即成。

功效：补肝肾，降血压，适用于高血压属肝肾阴虚者。

扁豆大枣包

配方：白扁豆150克，大枣20枚，面粉500克，白糖30克。

制作： ❶ 把白扁豆淘洗干净；大枣洗净去皮、核；把白扁豆和大枣放入锅内，加水200毫升，煮烂，沥干水分，搅成泥，加入白糖，制成馅。

❷ 面粉用水揉成面团，加入发酵粉发酵。发好后，制成面皮，将白扁豆、枣泥一个一个地包成包子。

❸ 把包子放入笼屉，用武火蒸15分钟，即成。

功效：健脾和中，消暑化湿。

大枣归圆猪皮汤

配方：大枣15枚，猪皮500克，当归20克，桂圆肉30克，盐少许。

制作： ❶ 大枣去核，洗净，当归、桂圆肉洗净。

❷ 尽量剔除黏附在猪皮上的脂肪，切块，洗净，飞水。

❸ 瓦煲内注入清水2000毫升，煮沸后加入以上用料，煲滚后改用文火煲3小时，加盐调味即可。

功效：补血、明目、润燥，防治贫血。

注意：血脂异常、高血压、冠心病患者不宜多用。

大枣桃仁粥

配方：大枣10枚，桃仁6克，粳米100克，白糖适量。

制作： ❶ 桃仁洗净，去皮、尖；大枣洗净，去核。

❷ 粳米淘洗干净，用冷水浸泡半小时，捞出，沥干水分。

❸ 粳米、桃仁同放锅内，加入约1000毫升冷水，置旺火上烧沸，加入大枣，改用小火煮45分钟，调入白糖拌匀即成。

功效：补血补钙，安神益智，提高记忆力。

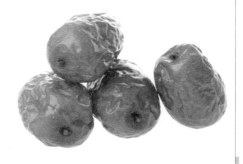

补血药

补血药，多数为温或微温之性，亦有少数为平或微寒，适用于心肝血虚的面色萎黄，唇甲苍白，眩晕耳鸣，心悸怔忡，失眠健忘，神疲乏力，或女子月经不调，量少色淡，甚至经闭，脉象细弱等，以及因血虚失养而致的肢体麻木，关节屈伸不利，或肠燥便秘等。

部分补血药有一定滋腻性，可能妨碍脾胃运化，湿滞脾胃、脘腹胀满、食少便溏者应慎用。必要时，可配伍健脾消食药，以助运化。

当归

当归为伞形科多年生草本植物当归的根。秋末或立冬前后采挖，除去须根和泥沙，待水分稍蒸发后捆成小把，上棚，用烟火慢慢熏干。切薄片，或身、尾分别切片。生用或酒炒用。

【产地溯源】

主产于甘肃、陕西、四川、云南、湖北等地。习惯认为，产于甘肃者质量最好。

【性味归经】

味甘、辛，性温。归肝、心、脾经。

【本草语录】

主咳逆上气。——《神农本草经》

治头痛、心腹诸痛，润肠胃筋骨皮肤，治痈疽，排脓止痛，和血补血。——《本草纲目》

破恶血，养新血，及主症癖。——《日华子本草》

润燥滑肠。——《本草备要》

功效主治

本品补血调经，活血散寒，消肿止痛生肌，润肠通

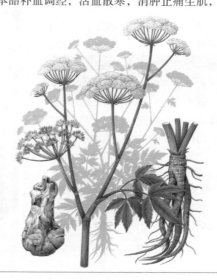

便。为补血要药、妇科要药，亦为外科常用药。主要适用于如下病证：

血虚证
证见头晕，目眩，心悸，乏力等，可与熟地、白芍等配伍。

血虚腹痛
可与白芍、甘草等合用。

跌打损伤，风湿痹痛，疮疡肿痛
可与川芎、红花等合用。

月经病
如月经不调、痛经、经闭等，可与川芎、熟地黄等合用。

血虚肠燥便秘
可与肉苁蓉、火麻仁等合用。

以油润、外皮棕黄或黄褐色、断面色黄白、主根粗壮、质坚实、香味浓郁者为佳。

贮藏方法
贮于有盖容器内，置于阴凉干燥处，防潮，防蛀。

用法用量
煎服，5 ~ 15 克。一般生用，酒炒可增强其活血之力。

注意事项
1. 湿盛中满，大便泄泻者忌服。
2. 通常补血用当归身，活血用当归尾，补血活血用全当归。

疗疾验方

治疗失血过多
当归 60 克、川芎 30 克，每用 15 克，加水七分、酒三分，煎取七成趁热服下，日服 2 次。（《本草纲目》）

治疗带状疱疹
当归（研末）0.5 ~ 1 克，4 ~ 6 小时服 1 次；或当归浸膏片（0.5 克／片）2 ~ 4 片，口服，4 小时 1 次。（中医验方）

保健药膳

当归核桃羊肉羹

配方：核桃仁30克，当归25克，黄芪25克，党参25克，羊肉500克，葱10克，生姜5克，料酒10克，味精1克。

制作：❶ 将羊肉洗净，放入锅内，当归、核桃仁、黄芪、党参装入纱布袋内，扎好口，放入锅内；同时加入葱、生姜、食盐、料酒及水适量。

❷ 将锅置武火上烧沸，再用文火炖至羊肉熟烂后加入味精，搅匀即成。

功效：补气血，益智慧，润肠通便。适用于血虚及病后气血不足和各种贫血、便秘、智力低下等症。

党参当归煲虾球

配方：党参10克，当归9克，虾仁200克，粉丝50克，菜胆200克，淀粉30克，酱油10克，花椒3克，胡椒3克，盐3克，鸡蛋1个，鸡汤500毫升。

制作：❶ 把党参、当归烘干，打成细粉；虾仁洗净，剁碎成泥；花椒、胡椒打成细粉，筛去壳；菜胆洗净，切成4厘米长的段。

❷ 把虾仁泥、党参粉、当归粉、盐、酱油、淀粉放入盆内，打入鸡蛋，拌成稠糊，制成丸子。

❸ 把锅置炉上，加入鸡汤，放入粉丝，烧沸，加入虾球、菜胆、胡椒粉，煮熟即成。

功效：祛寒补气，温肾壮阳，适用于血虚寒闭型冠心病患者。

何首乌

何首乌为蓼科多年生草本植物何首乌的块根。又名首乌、地精、赤敛、小独根、陈知白、红内消、马肝石、黄花乌根。

据古代传说，服用本品后能使白发转黑，『首乌』之名由此而来。秋、冬季茎叶枯萎时采挖，削去两端，洗净，切厚片，干燥，称『生首乌』；再以黑豆汁拌匀，蒸至内外均呈棕褐色，晒干，称『制首乌』。

补血药

【产地溯源】

河南、湖北、广西、广东、贵州、四川、江苏等地均产。以广东德庆县产者品质最优，称"德庆首乌"。

【性味归经】

味苦、甘、涩，性温；归肝、心、肾经。

【本草语录】

久服延年耐寒。入肾为君，涩精，坚肾气，止赤白，便浊，缩小便；入血分，消痰毒。治赤白癜风，疮疥顽癣，皮肤瘙痒。——《滇南本草》

养血益肝，固精益肾，健筋骨，乌髭发，为滋补良药。不寒不燥，功在地黄、天门冬诸药之上。——《本草纲目》

功效主治

制首乌补益精血，固肾乌须；生首乌截疟解毒，润肠通便，主要适用于如下病证：

肝肾不足，精血亏虚

证见头晕目眩，心悸失眠，腰酸耳鸣，须发早白等，可与菟丝子、杜仲等合用。

疮疡肿毒

常与苦参、连翘等合用。

精血不足，肠燥便秘

可单用煎服，或与火麻仁、肉苁蓉等合用。

选购要点

以个大身长、圆块状、质坚实而重、粉性足、外皮红褐色、断而无裂隙、断面红棕色、苦味浓、有梅花状纹理者为佳。

贮藏方法

贮于有盖容器内，置于阴凉干燥处，防潮，防蛀。

用法用量

煎服，每次 10～30 克，补肝肾宜用制首乌，解毒通便宜用生首乌。

注意事项

1. 生品通便润肠，大便溏泄者不宜用。
2. 制首乌补力强而收涩，痰湿重者不宜用。
3. 何首乌忌铁，不宜用铁锅煎制。

疗疾验方

治疗全身疮肿痒痛

何首乌散：何首乌、防风、苦参、薄荷各等份，共研为粗末。每用 15 克，加水、酒各半，煎沸后外洗。(《外科精要》)

治疗腰膝酸痛、全身瘙痒

何首乌、牛膝各 500 克，以酒浸 7 日，取出曝干捣为末，与枣肉和丸，如梧桐子大。每服 3 ~ 5 丸，每日 2 次，空腹温酒送下。(中医验方)

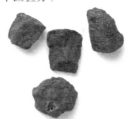

治疗肺结核

何首乌 15 克，茯苓 9 克，五味子 2 克。共研末，炒焦。每日 2 次，每次 4 克，开水送服。此方也可水煎，每日 1 剂，分 2 次服。(中医验方)

治疗痈疽疮毒

何首乌不限量，在文火上熬煎，加酒等量，再煎沸几次后存酒，随时饮用；将药渣焙干，研为末，以酒调成丸，如梧桐子大。每次服 30 丸，空腹以温酒送下。病愈后仍可常服此药。(《本草纲目》)

 保健药膳

何首乌煮鸡蛋

配方：何首乌 20 克，鸡蛋 2 个，红糖 15 克。

制作：❶ 将何首乌洗净；鸡蛋用水煮熟，剥去皮。

❷ 将何首乌、鸡蛋同放锅内，加水 500 毫升，置武火上烧沸，用文火煮 25 分钟，加入红糖即成。

功效：补肝肾，乌须发。

何首乌粥

配方：何首乌 30 克，粳米 100 克，大枣 3 枚，冰糖少许。

制作：❶ 将何首乌放入砂锅内，加水煎取浓汁，去渣留汁；粳米淘洗后，放入砂锅内；大枣、冰糖也放入砂锅内。

❷ 将砂锅置武火上烧沸，用文火煮熟即成。

功效：益肾抗老，养肝补血，补肾美容。

制首乌炒鸡肝

配方：制首乌 20 克，鸡肝 200 克，黑木耳 20 克，莴笋 50 克，淀粉 30 克，鸡蛋清 1 个，盐 5 克，味精 3 克，料酒 15 克，姜 5 克，葱 10 克，植物油 50 克。

制作：❶ 将制首乌同黑豆一起煮软，制首乌切薄片；鸡肝洗净，切成薄片，加淀粉、酱油、鸡蛋清、盐、味精，抓匀；莴笋洗净，切成薄片；姜切片，葱切段。

❷ 将炒锅置武火上烧热，加入植物油烧至六成热时，下入姜、葱爆香，放入首乌片、鸡肝片、黑木耳、莴笋片、料酒、盐、味精，炒熟即成。

功效：补肝肾，疗疳积，益气血。

首乌干贝三鲜羹

配方：何首乌 10 克，干贝 50 克，鲜墨鱼 50 克，鲜鱿鱼 50 克，大蒜 20 克，盐 5 克，植物油 50 克，鸡汤 300 毫升。

制作：❶ 把何首乌烘干，打成细粉；干贝洗净，切成小颗粒；墨鱼、鱿鱼洗净，也剁成小颗粒。

❷ 把炒锅置武火上烧热，加入植物油，至六成热时，下入大蒜爆香，加入鸡汤 300 毫升，烧沸，下入干贝、墨鱼、鱿鱼、何首乌粉，用文火煮 35 分钟即成。

❸ 食时加入胡椒粉 3 克。

功效：滋阴补肺，益气补血。

阿胶

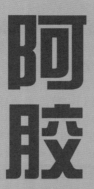

阿胶为马科动物驴的皮经漂泡去毛后煎煮、浓缩熬制而成的固体胶块。又名驴皮胶、傅致胶、盆覆胶、阿胶珠。捣成碎块或以蛤粉烫炒成珠用。

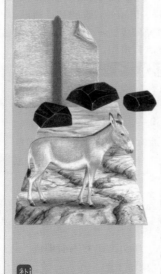

补血药

【产地溯源】

主产于山东、河北、河南、浙江、江苏等地。以山东东阿的产品最为著名，故名"阿胶"。

【性味归经】

味甘，性平。归肺、肝、肾经。

【本草语录】

主心腹内痛……女子下血，安胎。——《神农本草经》

疗吐血衄血，血淋尿血，肠风下痢。女人血痛血枯，经水不调，无子，崩中带下，胎前产后诸疾……虚劳咳嗽喘急，肺痿唾脓血……和血滋阴，除风润燥，化痰清肺，利小便，调大肠。——《本草纲目》

功效主治

本品补血，止血，滋阴润燥。主要适用于如下病症：

血虚证

常与当归、熟地、白芍等同用。

虚劳出血

针对虚劳引起的咯血、吐血、便血、尿血、崩漏等证候，可以本品配伍止血药应用。

心肾阴虚

证见失眠心烦等，常与黄连、生地、白芍等同用。

阴虚肺燥

证见干咳无痰或痰中带血，常与沙参、麦冬、枇杷叶等同用。

热病伤阴，筋失滋养

证见肢挛抽搐等，常与牡蛎、钩藤等同用。

现代研究

阿胶主要含有胶原及部分水解产生的赖氨酸、精氨酸、组氨酸等多种氨基酸，并含钙、硫等，具有以下方面的生理作用：

❶ 促进凝血，有止血作用。

❷ 促进体内红细胞和血红蛋白的生成，生血作用优于铁剂。

❸ 对抗病理性血管通透性增加，维持有效循环血量。

❹ 预防和治疗进行性肌营养障碍。

❺ 抗氧化，抗疲劳，耐寒冷，抗辐射损伤。

❻增强机体免疫功能，可使肿瘤生长减慢，症状改善，延长寿命。

❼升压，抗休克。

❽改善体内钙的平衡，促进钙的吸收和钙在体内的存留。

选购要点

以色乌黑、光亮透明、轻拍则断裂、无腥臭气味者为佳。

阿胶在市场上售价不低，因而假货比较多。从以下五个方面可识别阿胶的真假：①色泽：真品色黑如漆，略透光如琥珀，假品色泽灰暗，呈油墨黑；②断面：真品断面光滑、半透明、有光泽，假品不易折断，即使折断，断面也暗淡无光；③硬度：真品胶块硬度适中，在常温条件下不发软，假品掷地有声，用掌下压容易变形；④渣质：真品经烊化后，一般没渣，假品则不易烊化，且多渣；⑤气味：真品微有腥味，敲碎后有胶香味，假品则有一股难闻的臭味。

贮藏方法

置于阴凉干燥处，密闭保存。

用法用量

烊化兑服，3 ～ 9 克。用开水或料酒化服，入汤剂应烊化冲服。止血常用阿胶珠（本品与蒲黄或蛤粉炒制而成）。

注意事项

1. 阿胶性黏腻，有碍消化，胃弱、消化不良、痰湿呕吐、泄泻者忌服。
2. 黄明胶为牛皮熬制而成，功似阿胶，但偏于止血。

疗疾验方

治疗肺风喘促
将阿胶切小，炒过，加紫苏、乌梅肉（焙、研）各等分，水煎服。（《本草纲目》）

治疗咳嗽日久不愈
阿胶饮：阿胶（炙）30 克，人参 60 克，共研末，每用 8 克，用豉汤加葱白同煎，在咳嗽发作时温服。（《圣济总录》）

治疗老人体虚便秘
胶蜜汤：阿胶（炒）6 克，连根葱白 3 片，蜜 2 匙。先煎葱白，去葱白，加阿胶、蜜，食前服。（《仁斋直指方》）

保健药膳

阿胶羊腰粥

配方：阿胶10克，羊腰1具，大米100克，料酒6克，白糖15克。

制作：❶将阿胶上笼蒸化；羊腰洗净，切成腰花；大米淘洗干净。

❷将大米、阿胶、羊腰花、料酒同放炖锅内，加水 1200 毫升，置武火上烧沸，再用文火炖煮 35 分钟，加入白糖即成。

功效：滋肾，补血。适用于类脂质肾炎患者食用。

阿胶补血膏

配方：阿胶（捣碎）250克，黑芝麻（炒、研粉）、胡桃肉（炒、研末）、冰糖各50克，料酒500毫升。

制作：阿胶放入料酒中，浸24小时后放入瓷锅内，入黑芝麻粉、胡桃肉末、冰糖并加水 100 毫升，隔水炖 2 小时，边炖边搅拌。

功效：治疗血虚、面色萎黄，也用于日常养颜美容。

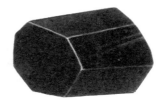

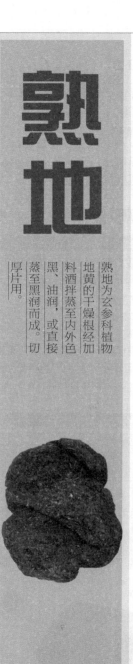

熟地

熟地为玄参科植物地黄的干燥根经加料酒拌蒸至内外色黑、油润，或直接蒸至黑润而成。切厚片用。

【产地溯源】

主产于河南、河北、内蒙古及东北等地，全国多数地区均有栽培。

【性味归经】

味甘，性微温。归肝、肾经。

【本草语录】

补血气，滋肾水，益真阴。——《珍珠囊》

功效主治

本品补血滋阴，益精填髓，主要适用于如下病证：

血虚证

证见眩晕，心悸，失眠，月经不调等，可与当归、川芎等合用。

肝肾阴虚证

证见潮热，盗汗，耳鸣，遗精等，可与山茱萸、山药等合用。

肾精亏虚证

治小儿发育迟缓，可与鹿茸等品同用；用于成人早衰诸证，可与何首乌、肉苁蓉、补骨脂等品同用。

现代研究

本品含梓醇、地黄素、甘露醇、维生素 A 类物质、糖类及氨基酸等成分。具有以下方面的生理作用：

❶ 强心，利尿，降血糖。

❷ 缩短凝血时间，止血。

❸ 增强免疫功能。

❹ 熟地及其制剂现代还用于治疗高血压、脊髓炎、老年便秘、阳痿、斑秃等症。

选购要点

以质柔软、内外皆呈漆黑色、断面滋润、黏性大、有甜味者为佳。

贮藏方法

置通风干燥处，防潮，防蛀。

用法用量

煎服，9 ~ 15 克，大剂量可至 30 克；亦入丸、散；或浸酒。

注意事项

本品性质滋腻，有碍运化，凡湿滞脾胃，脘腹胀满，食少便溏者慎用。

疗疾验方

治疗潮热盗汗

熟地 12 克，龟板 12 克，知母 9 克，黄刺皮 4.5 克。水煎服。（中医验方）

治疗血虚血滞诸证

四物汤：熟地、当归、川芎、白芍各等份，研为粗末，每用 9 克，水煎服。适应证：月经不调，脐腹作痛，崩漏，头昏心悸等。（《太平惠民和剂局方》）

治疗气血虚弱型痛经

生姜 150 克，熟地 240 克。将上药焙干，共研为细末，每次 6 克，乌梅汤送下，每日 2 次，连服 3 ~ 5 日。（中医验方）

治疗夜盲症

羊肝 500 克，熟地 60 克，枸杞子 30 克。上 3 物共捣烂为丸。每日 3 次，每次 9 ~ 15 克，空腹时温开水送下。（中医验方）

治疗病后虚汗（口干心躁）

熟地 150 克，加水 3 碗，煎取一碗半，分 3 次服，1 日服完。（《本草纲目》）

 保健药膳

茯苓熟地炖乌鸡

配方：茯苓 20 克，熟地 20 克，山药 20 克，山茱萸 15 克，牡丹皮 9 克，泽泻 15 克，知母（盐水炒）15 克，黄柏（盐水炒）15 克，乌鸡 1 只（750 克），料酒 10 克，盐 5 克，味精 3 克，胡椒粉 3 克，姜 5 克，葱 10 克，上汤 2800 毫升。

制作：❶ 将以上药物洗净，装入纱布袋内，扎紧口。

❷ 将乌鸡宰杀后，去毛桩、内脏及爪；姜拍松，葱切段。

❸ 将药袋、乌鸡、姜、葱、料酒放入炖锅内，加入上汤，置武火上烧沸，再用文火炖煮 35 分钟，加入盐、味精、胡椒粉即成。

功效：滋肾阴，泻相火，适用于不射精症。

熟地党参炖鲍鱼

配方：熟地 10 克，党参 12 克，鲍鱼 50 克，菜胆 100 克，鸡汤 100 毫升，盐 5 克，味精 3 克。

制作：❶ 熟地洗净切薄片；党参切段；鲍鱼切薄片；菜胆洗净，切 5 厘米长的节。

❷ 把熟地、党参、鲍鱼、菜胆、盐、味精放入炖锅内，加入鸡汤，用武火烧沸，文火炖煮 25 分钟即成。

功效：滋阴补血。

附子熟地狗肉汤

配方：附片 10 克，熟地 30 克，山药 30 克，山茱萸 30 克，泽泻 20 克，茯苓 20 克，牡丹皮 20 克，桂枝 10 克，狗肉 500 克，料酒 10 克，姜 5 克，葱 10 克，芫荽末 15 克，盐 5 克，味精 3 克，胡椒粉 3 克，上汤 2800 毫升。

制作：❶ 狗肉用水反复冲洗干净，附片用水煮 1 小时，姜拍松，葱切段。

❷ 将狗肉放入炖锅内，再将中药用纱布袋装好，扎紧口，也放入锅内，加入上汤、姜、葱、料酒，置武火上烧沸，再用文火炖煮 50 分钟，去掉药包，加入盐、味精、芫荽、胡椒粉即成。

功效：温补肾阳。

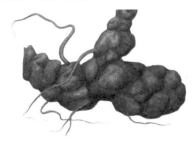

白芍

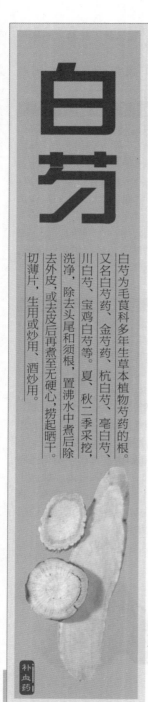

白芍为毛茛科多年生草本植物芍药的根。

又名白芍药、金芍药、杭白芍、川白芍、宝鸡白芍、亳白芍等。夏、秋二季采挖，洗净，除去头尾和须根，置沸水中煮后除去外皮，或去皮后再煮至无硬心，捞起晒干。切薄片，生用或炒用、酒炒用。

补血药

【产地溯源】

主产于浙江、四川、安徽等地。

【性味归经】

味苦、酸，性微寒。归肝、脾经。

【本草语录】

主邪气腹痛，除血痹……止痛。——《神农本草经》

治风补劳，主女人一切病，并产前后诸疾，益气，治天行热疾，妇人血运，痔瘘，发背，疥疮，目赤胬肉。白者治血。——《日华子本草》

益女子血。——《新修本草》

补血，泻肝，敛阴。——《本草备要》

赤芍与白芍主治略同。但白则有敛阴益营之力，赤则只有散邪行血之意；白则能于土中泻木，赤则能于血中活滞。——《本草求真》

功效主治

本品养血调经，平肝止痛，敛阴止汗，主要适用于如下病证：

阴血不足
证见眩晕、耳鸣及妇女月经不调、崩漏等症，常与当归、熟地、川芎等同用。

外感风寒、营卫不和
证见表虚汗出而恶风，常与桂枝同用。

肝气不和
证见胸胁、脘腹疼痛以及四肢拘挛疼痛等，胸胁痛配伍柴胡、香附、川芎等，脘腹痛及四肢拘挛疼痛配伍甘草。

自汗、盗汗
治疗自汗、盗汗，常与龙骨、牡蛎等同用。

现代研究

白芍的化学成分有芍药苷、氧化芍药苷、苯甲酰芍药苷、左旋儿茶精及挥发油等，具有以下方面的生理作用：

❶ 对胃肠道平滑肌和子宫平滑肌有抑制作用，缓解痉挛。

❷ 对中枢神经系统有抑制作用，能镇静、镇痛、抗炎。

❸ 抑制胃液分泌，治疗胃肠痉挛疼痛。

❹ 对某些细菌和致病真菌有抑制作用。

❺ 保肝，对急性肝损伤有预防或逆转作用。

⑥ 与甘草合用，对治疗腓肠肌痉挛、三叉神经痛、习惯性便秘等症有良效。

选购要点

以质坚实、条粗长、均直、粉性足、皮色整洁、无白心、无裂隙者为佳。

贮藏方法

贮于有盖容器内，置于阴凉干燥处，防霉，防蛀。

用法用量

煎服，6～15克；大剂量15～30克。用作养血、调经时，多炒用或酒炒用；用作平肝、敛阴时，多生用。

注意事项

1. 白芍反藜芦。
2. 阳衰虚寒之证不宜单独应用，痰湿内盛者也不宜用，以防恋邪助湿。
3. 本品与赤芍一补一泻、一收一散，在功效和主治病症等方面都有不同，应注意区别运用。

疗疾验方

治疗妇女妊娠腹痛

当归芍药散：当归90克，白芍500克，茯苓120克，泽泻250克，川芎90克。共为散，每用2克，用酒和服，可用于因血虚、瘀血引起的各种腹痛。(《金匮要略》)

治疗腹内积聚，大小便不通

神明度命丸：大黄、白芍各60克。研末，炼蜜为丸，如梧桐子大。每服4丸，每日3次。(《备急千金要方》)。

治疗牙痛、头痛、痉挛性腹痛

白芍、甘草各15克，蒲公英30克，细辛3克。每日1剂，水煎服。(中医验方)

治疗习惯性便秘

生白芍24～40克，生甘草10～15克。

水煎服，每日1剂。(中医验方)

保健药膳

人参白芍麦冬饮

配方： 人参10克，白芍9克，麦冬9克，白糖10克。

制作： **❶** 人参、白芍润透切片，麦冬去心。

❷ 把人参、麦冬、白芍放入炖杯内，加清水300毫升。

❸ 把炖杯置武火上烧沸，再用文火煮25分钟，加入白糖搅匀即成。

功效： 益肾阴，补气血，适用于心律不齐属肾阴虚者饮用。

白芍饮

配方： 白芍15克，茯苓20克，白术15克，生姜10克，附片15克，红糖20克。

制作： **❶** 将附片炙好，先煮30分钟去水；白芍、茯苓、白术、生姜洗净，切片。

❷ 将以上药物放入炖锅内，加水适量，置武火上烧沸，再用文火煎煮30分钟，去渣，加入红糖搅匀即成。

功效： 消炎止泻。对慢性肠炎患者尤佳。

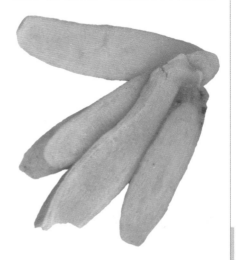

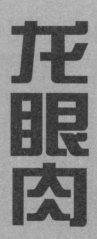

龙眼肉

龙眼肉为无患子科常绿乔木植物龙眼的假种皮。又名龙目、圆眼、益智、元肉、蜜脾、亚荔枝、桂圆肉。夏、秋二季采收成熟果实，干燥，除去壳、核，晒至干爽不黏。生用。

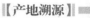

【产地溯源】

主产于广东、广西、福建、台湾等地。习惯认为福建产者品质最优。

【性味归经】

味甘，性温。归心、脾经。

【本草语录】

安志厌食，久服强魂魄，聪明。——《神农本草经》

养血安神，长智敛汗，开胃益脾。——《滇南本草》

功效主治

本品补益心脾，养血安神，主要适用于如下病证：

心血虚证

证见心悸怔忡、心烦、失眠、健忘等。可以单用龙眼肉30～60克浓煎服，或与人参、当归、酸枣仁等补血益气、养心安神之品配伍。

气血不足证

常见于年老体弱以及产后、病后者，可用本品加白糖蒸，开水冲服，以补益气血。

月经不调，痛经、崩漏等

常配红糖炖服，或配黄芪、当归、白术等同用。

现代研究

本品含葡萄糖、蔗糖、酒石酸、腺嘌呤、胆碱、蛋白质、脂肪及多种维生素，具有以下方面的生理作用：

❶ 因含丰富的维生素及微量元素，有补血及镇静作用。

❷ 降血脂，增加冠状动脉血流量。

❸ 促进生长发育，抗应激，抗衰老。

❹ 非特异性免疫增强作用。

❺ 对癌细胞有一定的抑制作用。

❻ 现代用于治疗神经衰弱、心律失常、再生障碍性贫血和血小板减少性紫癜等。

选购要点

以片大、肉厚、色棕黄、半透明、质润、甜味浓郁者为佳。

贮藏方法

贮于有盖容器中，置于通风干燥处，防

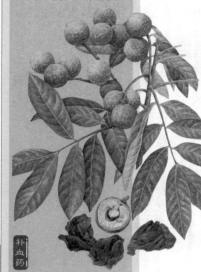

补血药

潮，防蛀。

法用量

煎服，9～15克，最大量30～60克；亦可熬膏、浸酒；或入丸剂。

注意事项

湿阻中满或有停饮、痰、火者忌服。

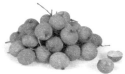 疗疾验方

治疗小儿脾虚泄泻
龙眼15颗，生姜3片。上药水煎，服龙眼喝汤。（中医验方）

治疗气血不足诸证
龙眼肉30克，加白糖3克。隔水炖服。适应证：倦怠乏力，少气自汗，面色淡白或萎黄，或年老体弱，久病体虚等。（中医验方）

治疗斑秃
龙眼肉400克，放入锅内干蒸30分钟取出，置阳光下晒2小时，第二天按上法再蒸再晒，如此重复5次，然后加适量水和蜂蜜，用文火炖熟后适量服用。（中医验方）

治疗寒性腹痛
带壳龙眼、米酒适量。焙干研末，每次服10克，米酒送下。（中医验方）

 保健药膳

龙眼煲黑鱼
配方：龙眼肉6克，大枣6枚，黑鱼1尾（500克），猪瘦肉120克，姜10克，葱15克，盐少许，料酒20克。

制作：❶ 将黑鱼去鳞及内脏，洗净，沥干水分，用少许植物油煎变色；瘦猪肉洗净，切成薄片；红枣洗净，去核。

❷ 将红枣和瘦猪肉放入煲中，再将黑鱼及龙眼肉也同放入煲中，加料酒、水适量，用武火烧沸，再用文火炖至汤浓即可。

功效：益智安神，利水消肿。

龙眼核桃乌鸡煲
配方：龙眼肉20克，核桃仁15克，乌鸡1只，料酒10克，盐5克，味精3克，姜5克，葱10克，胡椒粉3克，鸡油30克，棒子骨汤3000毫升。

制作：❶ 龙眼肉去杂质；核桃去壳，留仁；乌鸡宰杀后，去毛桩、内脏及爪，剁成5厘米见方的块；姜拍松，葱切段。

❷ 将龙眼肉、核桃仁、乌鸡、料酒、盐、味精、姜、葱、胡椒粉、鸡油、棒子骨汤同放高压锅内，用武火烧沸，盖上压阀，10分钟后停火，凉凉，倒入煲内。

❸ 将煲上桌，置炉上烧沸即成。

功效：补气血，益心脾，养血安神。

龙眼核桃炒牛肝
配方：龙眼肉25克，核桃仁25克，牛肝250克，枸杞子25克，黑木耳30克，芹菜100克，料酒10克，盐3克，鸡精2克，水淀粉25克，姜5克，葱10克，植物油35克。

制作：❶ 龙眼肉洗净；枸杞去果柄、杂质、洗净；核桃仁用植物油炸香；黑木耳用温水发透，撕成瓣状；芹菜去叶留梗，洗净，切3厘米长的段；牛肝洗净，切3厘米见方的薄片；姜切片，葱切段。

❷ 将炒锅置武火上烧热，加入植物油，烧至六成热时，下姜、葱爆香，随即下入牛肝，炒变色，加入料酒、龙眼肉、核桃仁、枸杞、黑木耳、鸡精、盐、芹菜，炒熟即成。

功效：补肾，益肝，明目，强智力，润肠通便。适用于肝肾亏虚、便秘、视物不清、智力低下、健忘等症。

补阳药

补阳药，多数为温性，少数为热、微温或平性。药味以甘为主。除仙茅有小毒外，补阳药皆是无毒之品。适用于肾阳虚的怯寒肢冷，腰膝酸软，性欲淡漠，阳痿早泄，宫冷不孕，尿频遗尿；肾阳虚而精髓不足的眩晕耳鸣，须发早白，筋骨痿软，小儿发育不良，囟门不合，齿迟行迟；肾阳虚而气化不行的水肿；肾阳虚纳气无力的呼多吸少，咳嗽喘促；肾阳虚，脾失温运的腹部冷痛，黎明泄泻；肾阳虚，冲任失固的崩漏不止，带下清稀以及心肾阳虚的心悸、脉微等。

鹿茸

鹿茸是脊椎动物鹿科梅花鹿或马鹿等雄鹿头上尚无骨化而带茸毛的幼角，前者习称「花鹿茸」，后者习称「马鹿茸」。夏、秋二季锯取鹿茸，经加工后，阴干或烘干。使用时，燎去毛，刮净，横切薄片，或劈成碎块，研细粉用。

补阳药

【产地溯源】

花鹿茸主产于吉林、辽宁、黑龙江、内蒙古等地；马鹿茸主产于新疆、内蒙古及青海等地。

【性味归经】

味甘、咸，性温。归肝、肾经。

【本草语录】

生精补髓，养血益阳，强筋健骨，治一切虚损。——《本草纲目》

疗虚劳……羸瘦，四肢酸疼，腰脊痛，小便利。——《名医别录》

鹿茸补精填髓之功效虽甚伟大，然服食不善，往往发生吐血、衄血、尿血、目赤头晕、中风昏厥等症。——《鹿茸通考》

功效主治

本品壮肾阳，益精血，强筋骨，调冲任，主要适用于如下病证：

肾阳不足，精血亏虚
证见阳痿早泄、宫冷不孕、遗尿等，常与山茱萸、巴戟天、补骨脂等同用。

冲任虚寒，带脉不固
证见妇女崩漏、带下等，常与当归、熟地、阿胶、乌贼骨等同用。

小儿先天不足，精血亏虚
证见发育不良、骨软行迟、齿迟、颅囟过期不合等，常与山茱萸、菟丝子、肉苁蓉、巴戟天等同用。

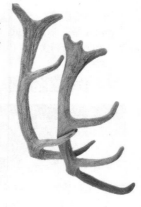

现代研究

本品含激素、极少量的女性卵泡激素、胶质、蛋白质以及钙、磷、镁等矿物质，具有以下方面的生理作用：

❶ 含鹿茸精，系雄性激素及少量女性卵泡激素，促进发育，促进性功能。

❷ 有强壮作用，能改善能量代谢，提高机体工作能力，减轻疲劳。

❸ 改善睡眠和食欲，增强胃肠的蠕动和分泌功能。

❹ 增加肾脏利尿机能。

❺ 对长期不易愈合和一时新生不良的溃疡和疮口，能增强再生能力，促进骨折的愈合。

❻ 提高子宫张力，增强其节律性收缩。

❼ 增强造血功能，抗衰老。

选购要点

以粗壮、主枝圆、顶端丰满、质嫩、毛细、皮色红棕（花鹿茸）或灰褐（马鹿茸）、油润光泽、下部无棱线者为佳。

贮藏方法

置通风干燥处，防潮，防霉，防蛀。

用法用量

研细末，每日 3 次分服，1 ~ 2 克。如入丸、散剂，随方配制。

注意事项

1. 本品性温助阳，阴虚阳亢及有热者忌用。

2. 不宜一次大量使用或连续大量使用，否则易引发鼻出血、头昏等不良反应。

疗疾验方

治疗精血耗竭

黑丸：鹿茸（酒浸）、当归（酒浸）各等分，研为细末，煮乌梅膏子为丸，如梧桐子大。每用 50 丸，以米汤送下。（《济生方》）

治疗尿血

鹿茸散：鹿茸（炙）、当归、干地黄各60 克，冬葵子 50 克，蒲黄 50 克，共研为细末。每次用酒送服 2 克，每日 3 次。（《古今录验方》）

保健药膳

鹿茸扒猴头蘑

配方：鹿茸粉6克，水发猴头蘑250克，植物油75克，盐2克，料酒10克，花椒水10克，鸡汤300毫升，味精3克，葱10克，湿淀粉5克。

制作：❶ 将水发猴头蘑用水洗净，切成厚长片，正面向下，码在盘内；火腿、冬笋切成小片；葱切段，姜切块。

❷ 炒锅内放植物油，烧热后，用姜、葱炝锅，加鸡汤、精盐、味精、冬笋、火腿片；再把猴头蘑、鹿茸粉放入锅内，用盖盖严，移在文火上煨 10 分钟，再用中火，加葱、姜，用湿淀粉勾芡，淋上明油，翻匀即成。

功效：壮元阳，补血气，益精髓，强筋骨。适用于肾阳虚之阳痿、滑精、腰膝酸冷、虚寒带下、耳鸣、眩晕等症。

鹿茸炖黄雄鸡

配方：鹿茸10克，黄雄鸡1只（1500克），料酒10克，姜5克，葱10克，盐5克，味精3克，胡椒粉3克，上汤3000毫升。

制作：❶ 将鹿茸烘干，研成细粉；黄雄鸡宰杀后，去毛桩、内脏及爪；姜拍松，葱切段。

❷ 将鹿茸粉、鸡、姜、葱、料酒、上汤同放炖锅内，置武火上烧沸，再用文火炖煮 45 分钟，加入盐、味精、胡椒粉即成。

功效：补肾壮阳，填精补髓，适用于肾阳虚导致的精冷、精少、精稀等症。

巴戟天

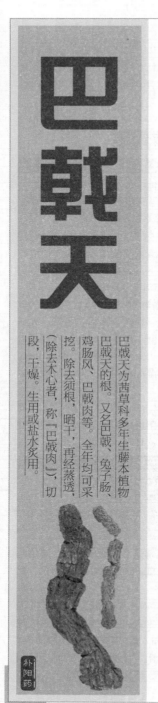

巴戟天为茜草科多年生藤本植物巴戟天的根。又名巴戟、兔子肠、鸡肠风、巴戟肉等。全年均可采挖。除去须根，晒干，再经蒸透（除去木心者，称「巴戟肉」），切段，干燥。生用或盐水炙用。

补阳药

【产地溯源】

主产于广东、广西、福建、江西、四川等地。

【性味归经】

味甘、辛，性微温。归肾、肝经。

【本草语录】

主大风邪气，阳痿不起，强筋骨。——《神农本草经》

补肾……益精，治五劳七伤。辛温散风湿。——《本草备要》

功效主治

本品补肾阳，强筋骨，祛风湿，主要适用于如下病症：

肾阳虚弱

证见男子阳痿、遗精、早泄，女子宫冷不孕、月经不调等。多与熟地、淫羊藿、肉苁蓉、仙茅、枸杞子等同用。

肝肾不足

证见筋骨痿软，腰膝冷痛，或风湿久痹，步履艰难，多与杜仲、萆薢等同用。

现代研究

本品主要含糖类、黄酮、氨基酸、有机酸、强心苷、维生素 C，以及铁、锌、钾、钙等矿物质成分，具有以下方面的生理作用：

❶ 增强体力，促进生长发育。

❷ 具有类皮质激素作用。

❸ 降低血压。

❹ 升高白细胞数。

❺ 其乙醇浸液在试管内有抑制枯草杆菌的作用，乙醇提取物在体内有抑制乙肝病毒等作用。

选购要点

以条大肥壮、呈链球状、肉厚色紫、木质心细者为佳，常见的巴戟天伪品，其肉薄，刮去外表皮后呈棕褐色、黄棕色，木质心细小而坚韧。

贮藏方法

置于通风干燥处，防潮，防蛀。

用法用量

煎服，3～9克；或入丸剂、浸酒。

注意事项

脾虚泄泻、实热便秘者忌用。

疗疾验方

治疗肾虚阳痿

巴戟天、怀牛膝各30克，酒500毫升。浸7天后取饮，每次饮10～20毫升，每日2次。如加入菟丝子25克，效果更佳。（中医验方）

治疗寒冷腹痛、小儿遗尿等

巴戟天15克，鸡肠2～3副。将鸡肠剪开，洗净，与巴戟天一同加清水2碗，煎至1碗。用食盐少许调味。饮汤食鸡肠。（中医验方）

保健药膳

巴戟烧猪蹄筋

配方：巴戟天15克，猪蹄筋（油发）300克，料酒10克，姜5克，葱10克，盐3克，鸡精3克，白糖15克，酱油10克，植物油45克。

制作：❶ 将巴戟天去内梗，切3厘米长的段；油发蹄筋用清水漂干净，切3厘米长的段；姜切片，葱切段。

❷ 将炒锅置武火上烧热，加入植物油，烧六成热时，下入姜、葱、白糖、酱油，炒成酱红色，下入蹄筋、巴戟天、料酒，加水300毫升，烧熟，加入盐、鸡精即成。

功效：补肾阳，强筋骨。适用于腰膝疼痛，全身乏力，四肢麻痹，骨折，骨质疏松等症。

巴戟烧虾

配方：巴戟天10克，鲜茭白250克，虾5克，植物油50克，酱油2克，味精3克，料酒10克，白糖2克，盐1克，葱4克，姜4克，蒜4克，鸡汤150毫升。

制作：❶ 将茭白洗净，切成木梳背块，放入开水里焯一下；虾用温水洗去泥沙，控干水分；葱切马蹄形；姜、蒜切末；巴戟天打成细粉。

❷ 炒锅内放油，烧至六成热时，用葱、姜、蒜炝锅，下入虾、料酒，再放入茭白煸炒，添入酱油、白糖、盐、高汤、巴戟粉，在文火上煨5分钟，熟后放味精即成。

功效：补肾阳，强筋骨，祛风湿，适用于腰膝酸软，关节疼痛，小便失禁，阳痿，遗精，风寒湿痹等症。

巴戟天冬炖瘦肉

配方：巴戟天10克，天冬10克，山楂10克，猪瘦肉200克，姜5克，葱10克，盐5克。

制作：❶ 把巴戟天洗净，切3厘米长的段；天冬洗净，切片；山楂洗净去核切片；瘦肉洗净，切3厘米见方的块；姜切片，葱切段。

❷ 把猪瘦肉、天冬、巴戟天、山楂同放炖锅内，加水1500毫升，放入姜、葱、盐。

❸ 将锅置武火上烧沸，再用文火炖50分钟即成。

功效：滋阴补肾，降低血压，适用于高血压属阴阳两虚者。

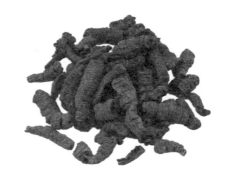

冬虫夏草

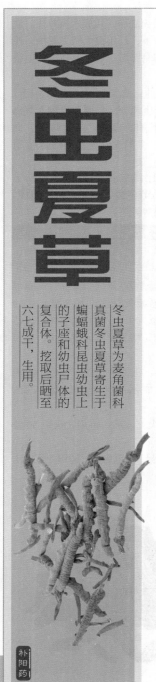

冬虫夏草为麦角菌科真菌冬虫夏草寄生于蝙蝠蛾科昆虫幼虫上的子座和幼虫尸体的复合体。挖取后晒至六七成干，生用。

【产地溯源】

主产于四川、西藏、青海、云南等地。

【性味归经】

味甘，性平。归肺、肾经。

【本草语录】

保肺益肾，止血化痰，已劳嗽。——《本草从新》

秘精益气，专补命门。——《药性考》

功效主治

本品益肾壮阳，补肺平喘，止血化痰，主要适用于如下病证：

肾阳虚

证见腰膝酸痛，阳痿遗精。单用浸酒服，或与淫羊藿、巴戟天、菟丝子等同用。

肺虚或肺肾两虚

证见劳嗽痰血者，多与北沙参、川贝母、阿胶等同用，证见喘咳气短者，多与人参、蛤蚧、胡桃肉等同用。

病后体虚，易感外邪

证见体虚自汗，倦怠乏力等，可用本品同鸭、鸡、猪肉等炖服，或作散剂常服。

现代研究

本品含蛋白质、多种氨基酸、糖类、醇类、核苷类、维生素、有机酸、矿物质以及其他成分，具有以下方面的生理作用：

❶ 扩张支气管，平喘祛痰。

❷ 对性功能紊乱有调节恢复作用。

❸ 改善肾衰患者的肾功能状态，促进肾小管的再生修复；具有一定的免疫抑制作用，可减轻肾移植的排斥反应。

❹ 降血压，降血脂，抑制血栓形成。

❺ 镇静，可拮抗药物引起的中枢兴奋作用。

❻ 减慢心律，降低心肌耗氧量，抗心律失常及抗心肌缺血缺氧。

选购要点

以虫体饱满肥大、完整、坚实、色黄、断面充实、类白色，菌座（子座）短壮，气香浓郁者为佳。市面上常有伪虫草，通常是用淀粉伪造成虫草模样，涂以颜色，但其质硬脆，断面有淀粉质，加碘后变蓝。

补阳药

贮藏方法

密闭封藏，防潮，防蛀。

用法用量

本品一般用于调补，与鸡、鸭、猪肉等炖服效果好，也可配入煎剂内，或研末配合其他煎剂送服，或配于丸散剂内。如用于炖服或入煎剂，用 3～9 克，研末吞服，每次 2～3 克。

注意事项

冬虫夏草为平补之品，对各种虚证需久服才有效果。

 疗疾验方

治疗病后虚损不复

虫草鸭：冬虫夏草 3～5 枚，老雄鸭 1 只，去肚杂，劈开鸭头，把药置于内，用线扎好，加酱油、酒等蒸烂服用。(《本草纲目拾遗》)

治疗肾阳不足，阳痿遗精，腰膝酸痛

单用冬虫夏草适量，浸酒服。（中医验方）

治疗慢性肾功能衰竭

冬虫夏草 5 克，每日煎汤连渣服。（中医验方）

 保健药膳

冬虫夏草蒸鹌鹑

配方：冬虫夏草 10 克，鹌鹑 2 只，料酒 10 克，姜 5 克，葱 10 克，盐 3 克，鸡精 2 克，鸡油 35 克。

制作：❶ 将冬虫夏草用酒浸泡，洗去泥沙；鹌鹑宰杀后去毛桩、内脏及爪；姜切片，葱切段。

❷ 在鹌鹑身上抹上盐、鸡精、姜、葱、料酒，腌渍 30 分钟后，除去姜、葱，把鹌鹑放入蒸盘内，在鹌鹑身上放虫草，置武火上蒸 20 分钟即成。

功效：补虚损，益精气。

虫草全鸭汤

配方：冬虫夏草 20 克，鸭 1 只，姜 10 克，葱 20 克，料酒 20 克。

制作：❶ 将鸭宰杀后去毛、内脏及爪，洗净后在沸水内焯片刻，再捞出用凉水洗净；虫草用白酒洗净泥沙；姜切片，葱切段。

❷ 将鸭头顺颈劈开，把虫草纳入鸭头内，再用棉线扎紧，余下的虫草同姜、葱一同放入鸭腹内，放入蒸盆中，注入清水，加入料酒，用湿绵纸封严口，上笼蒸 1.5 小时即成。

❸ 出笼后，揭去绵纸，除去姜、葱不用，则可食用。

功效：滋补肺肾。

虫草炖雪蛤

配方：冬虫夏草 10 克，雪蛤 20 克，冰糖 20 克。

制作：❶ 将虫草用白酒洗净；雪蛤发透去黑子、筋膜；冰糖打碎。

❷ 将虫草、雪蛤、冰糖同放炖杯内，加水 300 毫升，置武火上烧沸，再用文火炖 30 分钟即成。

功效：滋阴补肺，止咳，对肺虚咳嗽患者尤佳。

山楂虫草鸽肉汤

配方：山楂 15 克，冬虫夏草 10 克，白鸽肉 4 只（200 克），姜 5 克，葱 10 克，蒜 15 克，盐 5 克。

制作：❶ 把山楂洗净，去核，切片；虫草用酒浸泡，洗净；白鸽宰杀后去内脏、毛及爪，用沸水焯去血水，沥干水分，一切两半；姜切片，葱切段，大蒜去皮切片。

❷ 把鸽肉放炖锅内，加入山楂、虫草、姜、葱、盐、大蒜，加清水 1200 毫升。

❸ 把炖锅置武火上烧沸，再用文火炖 50 分钟即成。

功效：补肾阳，降血压。

杜仲

杜仲为杜仲科落叶乔木植物杜仲的树皮。又名玉丝皮、丝连皮、丝棉皮、扯丝皮、丝棘树皮等。

4～6月剥取，刮去粗皮，堆置发汗，直至内皮呈紫褐色，晒干。切块或丝，生用或盐水炙用。

【产地溯源】

主产于四川、贵州、云南、陕西、河南、湖北、江西、甘肃、湖南等地。

【性味归经】

味甘，性温。归肝、肾经。

【本草语录】

（主）腰膝痛，补中益精气，坚筋骨，强志，除阴下痒湿，小便余沥，久服轻身耐老。——《本草纲目》

治脚中酸疼，不欲践地。——《名医别录》

治腰膝酸痛……胎漏、胎坠。——《本草备要》

止小水梦遗，暖子宫，安胎气。——《景岳全书·本草正》

功效主治

本品补肝肾，强筋骨，安胎，主要适用于如下病症：

肝肾不足

证见腰膝酸痛、眩晕、阳痿、遗精、尿频等，常与续断、菟丝子、枸杞子、山茱萸等同用。

肾虚胎元不固

证见妊娠腰酸漏红、胎动不安等，常与续断、桑寄生、菟丝子、阿胶、白术等同用。

现代研究

本品含杜仲胶、树脂、生物碱、有机酸等成分，具有以下方面的生理作用：

❶ 有缓和而持久的降血压作用，但重复给药，易产生耐受性。

❷ 具有性激素和促性激素样作用，促性腺发育。

❸ 抑制胆固醇的吸收。

❹ 强心，增强耐缺氧能力。

❺ 镇静、镇痛。

❻ 增强垂体—肾上腺皮质功能，增强机体免疫力。

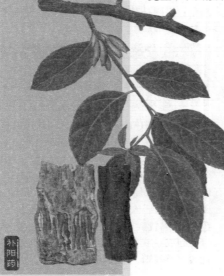

补阳药

选购要点

以皮厚、内表面色暗紫而光滑、折断时白丝多而不易断者为佳。杜仲之伪品丝棉木，其内表面呈黄白色，有细纵纹，断面胶丝少而易断。

贮藏方法

贮于有盖容器内，防潮，防蛀。

用法用量

煎服，6～9克，生用或盐水炒用。盐水炙后，有效成分更易溶出，疗效较生用为佳。

注意事项

杜仲为温补之品，阴虚火旺者不宜用。

 疗疾验方

治疗坐骨神经痛
杜仲30克，猪腰子（猪肾）1对。加水煎沸后再煮半小时，去杜仲，吃猪腰并喝汤。每日1剂，一般连用7～10剂。（中医验方）

治疗牛皮癣
生杜仲、生百部各100克，樟脑粉10克。用60度以上的白酒400毫升密闭浸泡7日，每日摇动1～2次，早晚清水洗患处后涂搽。（中医验方）

治疗肾虚腰痛
杜仲15克，核桃仁12克，补骨脂12克。水煎服。（中医验方）

治疗小儿麻痹后遗症
杜仲45克，猪脚1只，文火熬，每日服2次。（中医验方）

治疗产后诸疾及胎体不安
杜仲去皮，置瓦上用火焙干，捣为末，煮枣肉调末为丸，如弹子大。每次服1丸，糯米汤送下，每日服2次。（《本草纲目》）

 保健药膳

杜仲核桃煲兔肉

配方：杜仲10克，核桃仁30克，兔肉200克，西芹50克，姜5克，葱10克，盐5克，鸡汤400毫升。

制作：① 把杜仲烘干，打成细粉；兔肉洗净，切成3厘米见方的块；西芹切4厘米的段；姜切片，葱切段。

② 把炒锅置武火上烧热，放入植物油，六成热时，下入姜、葱炒香，放入兔肉、核桃仁、杜仲粉、西芹、盐炒匀，加入鸡汤，用武火烧沸，再用文火煲35分钟即成。

功效： 补肝肾，益气血，降血压。

杜仲腰花

配方：杜仲20克，猪腰子250克，料酒10克，姜5克，葱10克，盐5克，味精3克，酱油10克，醋2克，水淀粉20克，大蒜10克，白糖3克，花椒3克，植物油35克。

制作：① 将猪腰子洗净，一剖两半，片去腰臊筋膜，切成腰花；杜仲加清水，熬成浓汁50毫升（也可先将杜仲制成1：1浓度的药液，每次取12毫升，再加清水兑成）；姜、葱洗净泥沙，姜切片，葱切段；白糖、味精、醋、酱油和淀粉兑成滋汁。

② 将锅置武火上烧热，加入植物油，烧至六成热时，放入花椒、姜、葱、腰花、药汁、料酒，迅速翻炒，再放入滋汁，颠锅即成。

功效： 补肝肾，健筋骨，降血压，适用于肾虚腰痛，步履不坚，阳痿，遗精，眩晕，尿频，老年耳聋，高血压等症。

杜仲烧蹄筋

配方：杜仲20克，猪蹄筋（油发）300克，料酒10克，姜5克，葱10克，盐3克，鸡精3克，白糖15克，酱油10克，植物油45克，清汤200毫升。

制作：❶ 将杜仲碾成细粉；猪蹄筋用油发好后，用清水漂洗干净，切3厘米长的段；姜切片，葱切段。

❷ 将炒锅置武火上烧热，加入植物油，烧至六成热时，下入姜、葱爆香，再加入白糖、酱油，炒成枣红色，下入猪蹄筋、杜仲粉、清汤，烧熟，再加入盐、鸡精即成。

功效：补肝肾，强筋骨。

杜仲煮冬瓜

配方：杜仲25克，冬瓜300克，料酒10克，姜5克，葱10克，盐2克，鸡精2克，鸡油25克。

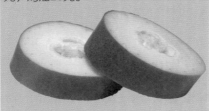

制作：❶ 将杜仲除去粗皮，润透，切丝，用盐水炒焦；冬瓜去皮，洗净，切2厘米宽4厘米长的块；姜拍松，葱切段。

❷ 将杜仲、冬瓜、料酒、姜、葱同放炖锅内，加水1800毫升，置武火上烧沸，再用文火煮35分钟，加入盐、鸡精、鸡油即成。

功效：补肝肾，利尿化痰，降低血压。适用于慢性肾炎，小便不利，高血压等症。

杜仲羊骨粥

配方：羊骨1节，杜仲10克，粳米50克，陈皮6克，草果2枚，姜30克，盐少许。

制作：❶ 羊骨洗净捶破，粳米淘洗干净，杜仲打成粉。

❷ 羊骨、杜仲粉、姜、盐、草果、陈皮放入锅内，加清水适量，用武火烧沸后，转用文火煮至汤浓，捞出羊骨、草果、陈皮，留汤汁（撇去浮油）。

❸ 另起锅，放粳米、羊骨汤（1000毫升），用武火烧沸后，再用文火煮至米烂粥成即可。

功效：健骨强腰。

杜仲丹参酒

配方：杜仲30克，丹参30克，川芎20克，米酒750毫升。

制作：❶ 将前3味一同捣碎，装入纱布袋内，扎紧袋口。

❷ 将布袋放入干净的器皿中，倒入酒浸泡，密封。

❸ 5日后开启，去掉药袋，过滤装瓶，温热随量服用，不限时。

功效：补肝肾，强筋骨，养血活血，祛风通络。主治肝肾虚损，精血不足，腰腿酸痛，络脉痹阻。

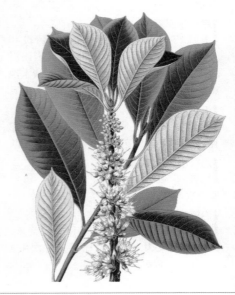

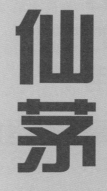

【产地溯源】

主产于四川、云南、贵州，我国南方多数地区亦产。

【性味归经】

味辛，性热；有毒。归肾、肝、脾经。

【本草语录】

补三焦命门之药也，惟阳弱精寒，禀赋素怯者宜之。若体壮相火炽盛者服之，反能动火。——《本草纲目》

主心腹冷气不能食，腰脚风冷挛痹不能行，丈夫虚劳，老人失溺，无子，益阳道。——《开宝本草》

主风，补暖腰脚……强筋骨。——《海药本草》

仙茅为石蒜科植物仙茅的干燥或新鲜根茎。又名独茅、独脚仙茅、蟠龙草、地棕、茅爪子、婆罗门参等。秋、冬二季采挖，除去根头和须根，洗净，晒干。生用。

功效主治

本品补肾阳，强筋骨，祛寒湿，主要适用于如下病症：

肾阳不足，命门火衰

证见阳痿精冷，遗尿，尿频，或老年失溺等，常配淫羊藿、菟丝子等同用。

肝肾亏虚，寒湿久痹

治疗肝肾亏虚，筋骨痿软，步履艰难，配淫羊藿、杜仲、巴戟天等同用；治寒湿痹证，腰膝冷痛，配独活、威灵仙等同用。

脾肾阳虚

证见脘腹冷痛，泄泻等。配补骨脂、白术、肉豆蔻等同用。

现代研究

本品含石蒜碱、丝兰皂苷元、仙茅苷 A 和仙茅苷 B、苔黑酚、葡萄糖苷，以及氮类化合物、甾醇、脂肪类化合物等成分，具有以下方面的生理作用：

❶ 雄性激素样作用。

❷ 增强免疫功能。

❸ 镇静，延长睡眠时间，抗惊厥。

❹ 抗菌、抗炎、抗癌、抗突变等。

❺ 抗高温，耐缺氧。

❻ 仙茅现代还用于治疗妇女更年期综合征、高血压、痈疽肿毒、阳痿、硬皮病等。

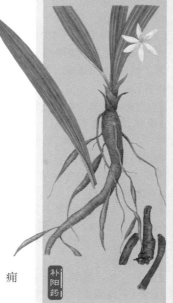

补阳药

选购要点

以身干、粗壮、质硬、色黑者为佳。

贮藏方法

置干燥处，防霉，防蛀。

用法用量

煎服，3～9克；亦可浸酒、入丸、散。外用适量。

注意事项

1. 阴虚火旺者不宜使用。
2. 本品有毒，过量服用可引起全身出冷汗、四肢厥逆、麻木，甚至昏迷等。

疗疾验方

治疗阳痿精寒，腰膝风冷，筋骨痿痹等

仙茅丸：仙茅、苍术各960克，分别放入淘糯米水中浸5天。仙茅取出刮到、阴干；苍术取出刮皮、焙干。将制过的仙茅、苍术各480克，与枸杞子480克，车前360克，白茯苓（去皮）、茴香（炒）、柏子仁（去壳）各240克，生地（焙）、熟地（焙）各120克一起研细，加酒煮糊做成丸，如梧桐子大。每次服50丸，饭前温酒送服，每日2次。（《本草纲目》）

治疗心肾不足，气逆虚喘

神秘散：仙茅15克（米泔水浸3宿，晒干，炒），阿胶30克，园参0.3克，鸡内金1个，共研为末。每用6克，糯米汤调服。（《三因极一病证方论》）

治疗小儿疳积

土党参12克，仙茅2～4克，猪瘦肉60克。上物加水炖，服汤食肉。（中医验方）

治疗阳痿

仙茅、杏叶防风、淫羊藿根各30克，泡500毫升酒中。每次服药酒15克，每

日2次。（中医验方）

保健药膳

仙茅炖童子鸡

配方：仙茅20克，仔公鸡1只（750克），料酒10克，盐5克，味精3克，姜5克，葱10克，胡椒粉3克，上汤2800毫升。

制作：❶ 将仙茅炮制后，放入纱布袋内，扎紧口；鸡宰杀后，去毛桩、内脏及爪；姜拍松，葱切段。

❷ 将药包、鸡、姜、葱、料酒、上汤同放炖锅内，置武火上烧沸，再用文火炖45分钟，加入盐、味精、胡椒粉即成。

功效：益肾，散寒，壮阳，适用于阳痿，腰膝酸软，精冷，精少，精稀等症。

仙茅煮猪腰

配方：仙茅12克，猪腰2个，料酒10克，姜5克，葱10克，盐5克，上汤300毫升。

制作：❶ 把仙茅洗净，装在纱布袋内；猪腰洗净，一切两半，去白色腰腺，切4厘米长的块；姜切片，葱切段。

❷ 上汤放入炖锅内，加入料酒，放入猪腰、姜、葱、盐和仙茅药袋。

❸ 把炖锅置武火上烧沸，再用文火煮35分钟即成。

功效：补气血，益肾阳。适用于高血压、阳痿、腰痛患者。

仙茅蒸羊腰

配方：仙茅20克，羊腰300克，料酒10克，酱油10克，盐5克，味精3克，五香粉5克，白糖10克，姜5克，葱10克，香菜30克。

制作：❶ 将羊腰一切两片，除臊腺洗净，切成腰花；仙茅用水润透，切成薄片，用

100毫升水煎煮25分钟，滤取汁液；姜切片，葱切段；香菜洗净，切成段。

❷ 将羊腰花放入碗内，加入仙茅汁液、姜、葱、盐、味精、酱油、料酒、五香粉，抓匀，腌渍30分钟。

❸ 将羊腰花捞起，放入蒸碗内，置武火上蒸35分钟，停火；取出蒸碗，除去姜、葱，撒上香菜即成。

功效：补肾阳，温脾阳，强筋骨，祛寒湿，适用于阳痿，四肢麻痹，腰膝冷痛，更年期综合征等。

仙茅羊腰汤

配方：仙茅、淫羊藿、枸杞子、薏苡仁、杜仲各20克，羊腰2个，姜、葱各10克，料酒6克，盐、味精、胡椒粉各3克，高汤800毫升。

制作：❶ 将羊腰一切两半，去白色臊腺，洗净，切成3厘米见方的腰花；将前5味中药用清水煎煮成300毫升的汁液；姜拍松，葱切段。

❷ 将羊腰花、药汁、姜、葱、料酒同放炖锅内，加入高汤和水500毫升，置大火上烧沸，再用小火炖30分钟，加入盐、味精、胡椒粉即成。

功效：补肾壮阳。适用于阳痿，早泄，遗精等症。

仙茅助阳酒

配方：仙茅（用黑豆汁浸3日，九蒸九晒）200克，白酒1000毫升。

制作：❶ 将上药切碎，置容器中，加入白酒，密封。

❷ 浸泡7天后，过滤去渣即成。

功效：补肾壮阳，祛风除湿，适用于阳痿、精冷、畏寒、腰膝冷痛、女子宫寒不孕、风湿等症。

仙茅复方酒

配方：仙茅、淫羊藿、五加皮各100克，白酒2000毫升。

制作：将前3味切碎，装入布袋，置容器中，加入白酒，密封，浸泡2周后即可取用。

功效：口服，每次温服10~20毫升，每日早、晚各服1次。本酒温补肝肾、壮阳强身、散寒除痹，主治肾虚健忘、腰膝酸软等症。

莲子仙茅炖乌鸡

配方：仙茅10克，莲子肉50克，乌鸡肉200克，葱花、姜片、盐各少许。

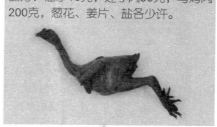

制作：❶ 将莲子肉、仙茅洗净；乌鸡肉洗净切成小块。

❷ 把仙茅、莲子肉、乌鸡肉、姜片一齐放入炖盅内，加开水适量，炖盅加盖，小火隔水炖3小时，用盐调味，撒上葱花即可。

功效：温阳益肾，固精止带，适用于肾阳虚之带下。

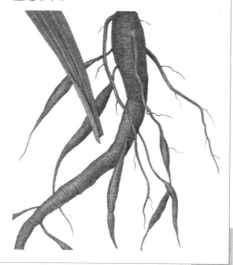

补骨脂

补骨脂为豆科一年生草本植物补骨脂的果实。又名胡韭子、补骨鸱、黑故子、吉固子、破故纸、胡故子等。秋季果实成熟时，随熟随收，割取果穗，打出种子，除净杂质即可。生用或盐水炙用。

补阳药

【产地溯源】

主产于河南、四川、安徽、陕西等地。

【性味归经】

味辛、苦，性温。归肾、脾经。

【本草语录】

治肾泄，通命门，暖丹田。——《本草纲目》

治冷劳，明耳目。——《日华子本草》

治男子腰疼，膝冷囊湿，逐诸冷痹顽，止小便利，腹中冷。——《药性论》

主五劳七伤，风虚冷，骨髓伤败，肾冷精流。——《开宝本草》

功效主治

本品补肾助阳，固精缩尿，暖脾止泻，纳气平喘，主要适用于如下病证：

肾阳不足

证见腰膝冷痛、阳痿、遗精、小便频数、遗尿等，常与菟丝子、淫羊藿等同用。

肾虚气喘

常与胡桃肉等同用。

脾肾阳虚

证见五更泄泻或久泻便溏等，常与肉豆蔻等同用。

现代研究

本品含香豆素类、黄酮类、脂类、豆甾醇、胡萝卜苷、葡萄糖、挥发油、树脂、皂苷、不挥发萜类油、有机酸、糖苷等成分，具有以下方面的生理作用：

❶ 扩张冠状动脉，兴奋心脏。

❷ 增强免疫力，抗衰老。

❸ 收缩子宫，缩短出血时间，并能抗早孕，有雌激素样作用。

❹ 抗肿瘤。

❺ 促进骨髓造血，升高白细胞。

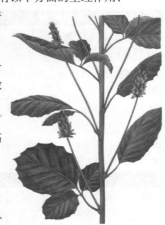

❻ 抑菌、杀虫。

选购要点

以身干、颗粒饱满、

黑褐色、纯净者为佳。

贮**藏方法**

置干燥处密封避光保存，防潮，防蛀。

用**法用量**

煎服，6～9克；外用适量。盐炙补骨脂，可使挥发油含量降低，辛燥之性减弱。

注意事项

阴虚有热、大便燥结者忌用。

疗疾验方

|治疗虚劳（五劳七伤）

补骨脂480克，酒浸1夜后晒干，加黑芝麻150克炒至芝麻炸响，去芝麻，只取补骨脂研为末，以醋煮面糊制成丸，如梧桐子大。每次服20~30丸，空腹以温酒或盐汤送下。（《本草纲目》）

|治疗扁平疣、斑秃、银屑病等

补骨脂300克，粉碎成粗粉，加适量75％乙醇浸渍，配成1000毫升，搅匀，擦洗患处，每日3次。（中医验方）

|治疗脾肾虚泻

二神丸：补骨脂（炒）250克，肉豆蔻（生用）120克，共研为末，加枣肉泥做成丸，如梧桐子大。每次服50～70丸，空腹以米汤送下。（《本草纲目》）

保健药膳

补骨脂蒸猪腰

配方：补骨脂15克，猪腰2个，料酒20克，姜10克，葱10克，盐10克。

制作：❶ 将补骨脂烘干，打成粉末；猪腰洗净，一切两半，除去白色臊腺；姜切片，葱切花。

❷ 将补骨脂放入猪腰内，加入姜、葱、盐、料酒，同放蒸盆内，用武火蒸40分钟即成。

功效：补肾气，壮元阳，止腰痛，适用于性功能减退、阳痿、腰痛、更年期综合征等。

补骨脂炖乌鸡

配方：韭菜子20克，补骨脂15克，乌鸡1只（750克），料酒10克，盐4克，味精3克，胡椒粉3克，姜5克，葱10克，上汤2800毫升。

制作：❶ 将前2味洗净，去泥沙；乌鸡宰杀后，去毛桩、内脏及爪；姜拍松，葱切段。

❷ 将乌鸡、韭菜子、补骨脂、姜、葱、料酒同放炖锅内，加入上汤，置武火上烧沸，再用文火炖45分钟，加入盐、味精、胡椒粉即成。

功效：补肾壮阳，滋阴补血，适用于肾阴阳不足，虚火妄动之强中症。

补骨脂韭菜子粥

配方：补骨脂15克，韭菜子20克，大米150克，白糖25克。

制作：❶ 将前2味洗净，放入瓦锅内，加水400毫升，煎煮25分钟，停火，过滤，留药液。

❷ 大米淘洗干净，放入锅内，加入药液，再加清水300毫升，置武火上烧沸，再用文火煮35分钟，加入白糖即成。

功效：补肾壮阳，引火归元，适用于肾阴阳不足，虚火妄动之强中症。

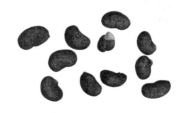

肉苁蓉

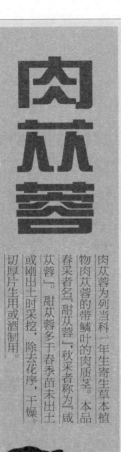

肉苁蓉为列当科一年生寄生草本植物肉苁蓉的带鳞叶的肉质茎。本品春采者名"甜苁蓉"，秋采者称为"咸苁蓉"。甜苁蓉多于春季苗未出土或刚出土时采挖，除去花序，干燥。切厚片生用或酒制用。

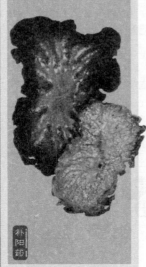

补阳药

【产地溯源】

主产于内蒙古、甘肃、青海、新疆等地。内蒙古产者品质最优。

【性味归经】

味甘、咸，性温。归肾、大肠经。

【本草语录】

主五劳七伤……益精气。——《神农本草经》

养命门，滋肾气，补精血之药也……此乃平补之剂，温而不热，补而不峻，暖而不燥，滑而不泄，故有从容之名。——《本草汇言》

男绝阳不兴，女绝阴不产。润五脏，长肌肉，暖腰膝。——《日华子本草》

功效主治

本品补肾阳，益精血，润肠通便，主要适用于如下病证：

肾阳不足，精血亏虚

证见男子阳痿，遗精，早泄，可与熟地黄、菟丝子、五味子等合用；证见女子宫寒不孕等，多与鹿角胶、当归、紫河车等同用；证见腰膝酸软，筋骨无力，多与巴戟天、萆薢、杜仲等同用。

体虚便秘

年老体弱，血虚津亏引起的肠燥便秘，可与火麻仁、当归等合用。

现代研究

本品含甜菜碱、胡萝卜苷、三十烷醇、咖啡酸糖脂、甘露醇、硬脂酸、紫丁香苷、多种微量元素、微量生物碱等成分，具有以下方面的生理作用：

❶ 调整内分泌，促进代谢，抗衰老及强壮身体，增强免疫力。

❷ 降血压，抗动脉硬化。

❸ 增强肠蠕动，抑制大肠水分吸收，通便。

❹ 促进唾液分泌。

❺ 保肝护肝。

选购要点

甜苁蓉以条大、身肥、鳞细、色灰褐至黑褐、油性大、柔软体质、木质心细、无枯空者为佳；咸苁蓉以色黑、质糯、细鳞粗条、体扁圆形为佳。

贮藏方法

置于通风干燥处，防蛀，防潮。

用法用量

煎服，6～9克；单用大剂量煎服，可用至30克。

注意事项

1. 本品性温助阳，又能滑肠，故阴虚火旺、便溏腹泻者忌服。
2. 肠胃有实热之大便秘结者亦不宜用。

疗疾验方

治疗肾虚白浊

肉苁蓉、鹿茸、山药、白茯苓各等分，研为末，加米糊做成丸，如梧桐子大，每服30丸，枣汤送下。（《本草纲目》）

治疗老年人血枯便秘

单味肉苁蓉30克，水煎服，每日1剂，分2次服。（中医验方）

治疗肾虚便秘

肉苁蓉6克，沉香6克，火麻仁10克。水煎服，每日1剂，分2次服。（中医验方）

治疗破伤风（口噤，身强直）

肉苁蓉切片晒干，放入器皿中点燃以烟熏伤处，效果显著。（《本草纲目》）

保健药膳

苁蓉炒羊肉片

配方：肉苁蓉20克，羊里脊肉250克，玉兰片30克，淀粉30克，料酒10克，鸡蛋清1个，盐5克，酱油10克，味精3克，姜5克，葱10克，植物油50克。

制作： ❶ 将肉苁蓉洗净，烘干，打成细粉；玉兰片洗净，切薄片；姜切片，葱切段；羊肉切成3厘米长的薄片。

❷ 将羊肉片放入碗内，加入淀粉、蛋清、酱油、盐、味精，抓匀。

❸ 将炒锅置武火上烧热，下入植物油烧至六成热时，下入姜、葱爆香，随即下入羊肉片，炒变色，下入肉苁蓉、玉兰片、料酒、酱油、盐、味精，炒熟即成。

功效： 补肾，益精，温胃，适用于男子阳痿，女子宫寒不孕，带下，血崩，腰膝冷痛，血枯，更年期综合征等。

鹿胶苁蓉粥

配方：鹿角胶10克，肉苁蓉15克，枸杞子15克，大米150克，盐少许。

制作： ❶ 将鹿角胶蒸化；肉苁蓉酒浸，去鳞片，洗净泥沙；枸杞子去果柄、杂质，洗净；大米淘洗干净。

❷ 将大米、鹿角胶、肉苁蓉、枸杞子放入锅内，加水800毫升，置武火上烧沸，再用文火煮35分钟即成。食用时，加入少许盐。

功效： 补肾壮阳。

肉苁蓉蛤蜊鱼煲

配方：肉苁蓉6克，石斑鱼500克，蛤蜊肉100克，鸡油50克，味精5克，鸡精5克，棒子骨汤2500毫升，姜5克，葱5克，盐5克。

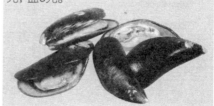

制作： ❶ 将石斑鱼、蛤蜊肉、肉苁蓉洗净切片；姜切片，葱切节。

❷ 将石斑鱼、蛤蜊肉、肉苁蓉、姜、鸡油、葱、调料放入煲内，加入棒子骨汤，置武火上烧沸，再用文火煲30分钟，调味，上桌，既可烫其他菜食用，又可直接佐餐。

功效： 补肾益精，润燥滑肠。

补阴药

补阴药，性味甘寒（或偏凉），质润，偏于补阴，适用于各种阴虚证，最为常见的有肺、胃阴虚及肝、肾阴虚。肺阴虚多见干咳少痰、咯血、口燥咽干；胃阴虚多见舌红少苔、津少口渴，或呕哕嘈杂、大便燥结等；肝阴虚多见眩晕目涩、少寐多梦，或有四肢震颤等；肾阴虚多见腰膝酸软、手足心热、眩晕耳鸣、遗精或潮热盗汗等。临床上肺阴虚与胃阴虚、肝阴虚与肾阴虚往往并见，而补肺阴的药物常能兼滋胃生津，补肾阴者每能补养肝血。

补阴药大多甘寒滋腻，凡脾胃虚弱，痰湿内阻，腹满便溏者不宜用。

枸杞子

枸杞子为茄科植物枸杞的成熟果实。

又名杞子、枸杞果、天精、地仙、血杞子、却老子、明眼草子、枸杞豆。夏、秋二季果实呈红色时采收，热风烘干，除去果梗；或晾至皮皱后，晒干，除去果梗。生用。

【产地溯源】

主要产于宁夏、甘肃、河北等地，产于甘肃、宁夏者最为名贵，其颗粒饱满，质地柔韧，色如玛瑙，名甘枸杞。

【性味归经】

味甘，性平。归肝、肾经。

【本草语录】

枸杞味苦寒，主纳邪气，热中消渴，周痹风湿，久服，坚筋骨，轻身不老，耐寒暑。——《神农本草经》

补益精气，强盛阴道。——《本草经集注》

为肝肾真阴不足，劳乏内热补益之要药……故服食家为益精明目之上品。——《本草经疏》

能补血生营。——《本草汇言》

功效主治

本品补益肝肾，益精明目，主要适用于如下病证：

肝肾阴虚

证见头晕目眩、目干涩、视物模糊等，常与熟地、山茱萸、菊花等同用。

肝肾不足，精血亏虚

证见腰膝酸软、阳痿、遗精等，常与熟地、山茱萸、菟丝子等同用。

消渴

多与生地、麦冬、天花粉等同用。

现代研究

本品含胡萝卜素、胡萝卜苷、硫胺素（维生素 B_1）、

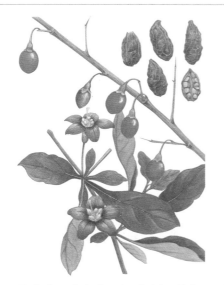

核黄素（维生素 B_2）、烟酸、抗坏血酸（维生素 C）、玉蜀黍黄素、甜菜碱，以及维生素 A 和钙、磷、铁等，具有以下方面的生理作用：

❶ 降血脂，降血压，保肝护肝。

❷ 增强非特异性免疫，抗衰老。

❸ 促进造血功能，降血糖，抗疲劳和降低血压。

❹ 抗突变，抗肿瘤。

❺ 增强胃肠功能。

选购要点

以粒大、色红、肉厚、质柔润、粒少、味甜者为佳。有用同属植物的果实代本品者，称为"土枸杞"，其形略瘦小，无光泽，肉薄，子多，现在已较少用。

贮藏方法

贮于有盖容器中，置于通风干燥处，防潮，防蛀。

用法用量

煎服，5～10克；亦可熬膏、浸酒或入丸、散剂。

注意事项

本品性质平和，但外邪未尽、湿浊较甚、大便溏泄、实热尚盛者不宜用。

疗疾验方

治疗面部黑斑、疱疹

枸杞子、龙眼肉各 100 克，用井水 1000毫升，入砂锅慢慢熬之，渐渐加水煮至枸杞子无味，去渣，再用慢火熬成膏，取出，瓷罐收贮。不拘时频服，每次 5～10 克，用温酒 10～15 毫升送下。（中医验方）

治疗慢性萎缩性胃炎

枸杞子 10 克，空腹嚼服，每日 2 次。（中医验方）

治疗小儿顽固性遗尿（伴口干欲饮，间有鼻衄）

枸杞子 15 克，开水浸泡代茶饮，临睡前把枸杞子服下。（中医验方）

治疗妊娠呕吐

枸杞子、黄芩各 50 克。置带盖瓷缸里，以沸水冲焗，待温时频频饮服，完后再以沸水焗。（中医验方）

治疗烫伤

枸杞子 40 克，烘脆研末。香油 120 克，加热至沸，入枸杞子末，并搅匀，冷却后使用。涂敷患处，每 6 小时换药 1 次。（中医验方）

治疗疖肿

枸杞子 15 克，烘脆研末，加凡士林 50克，制成软膏，涂患处，每日 1 次。（中医验方）

保健药膳

枸杞猪肾粥

配方：枸杞子12克，猪肾1个，大米100克，盐5克。

制作： ❶ 把枸杞子洗净，去杂质；猪肾洗净，一切两半，去臊腺，剁小颗粒；大米淘洗干净。

❷ 把大米、猪腰、枸杞放入锅内，加水800毫升。

❸ 把锅置武火上烧沸，再用文火煮45分钟即成。

功效： 补肾明目。

枸杞栗子鸡煲

配方： 枸杞子20克，栗子150克，鸡1只，料酒10克，盐5克，味精3克，鸡精5克，姜5克，葱10克，胡椒粉3克，棒子骨汤3000毫升。

制作： ❶ 将枸杞子洗净，去果柄、黑子及杂质；栗子去皮，一切两半；鸡宰杀后，去毛桩、内脏及爪，剁成4厘米见方的块；姜拍松，葱切段。

❷ 将鸡块、枸杞子、栗子、料酒、姜、味精、葱、胡椒粉、棒子骨汤同放高压锅内，加入盐，置武火上烧沸，盖上压阀，30分钟后停火，凉凉，倒入煲内，盖上盖。

❸ 将煲上桌，置炉上武火烧沸即成。

功效： 补肾明目，益气养血。

枸杞炒鹌鹑

配方： 鹌鹑2只，枸杞子20克，萝卜200克，姜5克，葱10克，料酒10克，醋10克，盐3克，鸡精3克，植物油35克。

制作： ❶ 鹌鹑宰杀，去毛桩、内脏及爪，洗净血水，切成长4厘米宽2厘米的块；枸杞子洗净，去果柄、杂质；萝卜洗净，切成长4厘米宽2厘米的块；姜切片，葱切段。

❷ 将炒锅置武火上烧热，加入植物油，烧至六成热时，下入姜葱爆香，加入鹌鹑、料酒，炒变色，下入萝卜、枸杞子、盐、鸡精，炒熟即成。

功效： 补肾气，壮腰膝，降血糖。

枸杞蒸羊肉

配方： 枸杞子25克，羊肉500克，料酒10克，酱油10克，盐5克，味精3克，五香粉5克，白糖10克，姜5克，葱10克，香菜30克。

制作： ❶ 将枸杞子洗净，去果柄、黑子和杂质；羊肉洗净，去筋膜，切3厘米长的薄片；香菜洗净，切3厘米长的段；姜切片，葱切段。

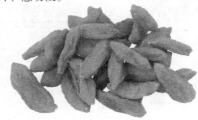

❷ 将羊肉片放入碗内，加入盐、味精、料酒、酱油、白糖、五香粉、姜、葱，抓匀，腌渍1小时。

❸ 将羊肉片捞起，放入蒸碗内，加入枸杞子。置武火大气蒸笼内，蒸45分钟，停火；取出蒸碗，撒上香菜即成。

功效： 滋肾，润肺，补肝。

枸杞鹿鞭汤

配方： 枸杞子25克，鹿鞭50克，鸡肉250克，料酒10克，盐3克，味精3克，胡椒粉3克，姜5克，葱10克，上汤1800毫升。

制作： ❶ 将鹿鞭用温水发透，从尿道破开，去内层筋膜，切3厘米长的段；鸡肉洗净，切3厘米见方的块；姜切片，葱切段；枸杞子洗净，去果柄、杂质。

❷ 将鹿鞭、鸡肉、枸杞子、姜、葱、料酒同放炖锅内，加入清水1800毫升，置武火上烧沸，再用文火炖50分钟，加入盐、味精、胡椒粉即成。

功效： 滋阴，补肾，止遗精，适用于肾虚腰痛，滑精遗精等症。

【产地溯源】

主产于山东、河北、辽宁、江苏等地。

【性味归经】

味甘、微苦，性微寒。归肺、胃经。

【本草语录】

专补肺阴，清肺火，治久咳肺痿。——《本草从新》

治一切阴虚火炎，似虚似实，逆气不降，清气不升，为烦，为渴，为胀，为满，不食。——《本草汇言》

养肺胃阴，治劳咳痰血。——《饮片新参》

功效主治

本品养阴清肺，益胃生津，主要适用于如下病证：

肺阴虚

证见肺热燥咳，干咳少痰，或痨嗽久咳，咽干音哑等，多与麦冬、玉竹、天花粉、川贝母等同用。

胃阴虚或热伤胃阴，津液不足

证见口渴咽干，舌质红绛，胃脘隐痛，干呕等，多与麦冬、石斛等同用。

现代研究

本品主含生物碱、淀粉、多糖、多种香豆素类成分、微量挥发油及佛手柑内酯等成分，具有以下方面的生理作用：

❶ 降低体温，镇痛，祛痰。

❷ 抑制免疫功能。

❸ 强心，升压，加强呼吸等。

❹ 现代用于治疗食管炎、小儿迁延性肺炎、小儿口疮等。

选购要点

以根条细长、圆柱形、均匀、质坚密而脆、断面皮部色淡黄白、有黄色木质心、微有香气、味微甘者为佳。

贮藏方法

贮于有盖容器中，防潮，防蛀，防鼠。

用法用量

煎服，10～15克。

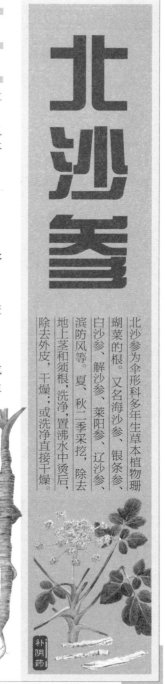

北沙参

北沙参为伞形科多年生草本植物珊瑚菜的根。又名海沙参、银条参、白沙参、解沙参、莱阳参、辽沙参、滨防风等。夏、秋二季采挖，除去地上茎和须根，洗净，置沸水中烫后，除去外皮，干燥，或洗净直接干燥。

补阴药

注意事项

1. 北沙参反藜芦，恶防己。
2. 感受风寒而导致咳嗽和肺胃虚寒的人忌服。

 疗疾验方

治疗风热咳嗽
北沙参15克，水煎服。(《本草纲目》)

治疗疝气突发（小腹及阴中绞痛，自汗）
将北沙参研细，每次服1茶匙，酒送下。(《本草纲目》)

治疗慢性胃炎
北沙参15克，麦冬15克，生地15克，玉竹5克，冰糖3克。水煎服。(中医验方)

 保健药膳

北沙参炖兔肉

配方：北沙参20克，兔肉50克，胡萝卜100克，料酒10克，盐5克，葱10克，姜5克。

制作：❶ 把北沙参润透切片；兔肉洗净，切4厘米见方的块；胡萝卜洗净，切4厘米见方的块；姜拍松，葱切段。

❷ 把北沙参、兔肉、姜、葱、料酒、盐放入炖锅内，加水800毫升。

❸ 把炖锅置武火上烧沸，再用文火炖30分钟即成。

天冬北沙参老鸭煲

配方：天冬20克，北沙参30克，老鸭1只（约1500克），料酒10克，盐5克，味精3克，姜5克，葱10克，胡椒粉3克，棒子骨汤3000毫升。

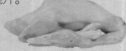

制作：❶ 将北沙参润透，切薄片；天冬润透，切薄片；老鸭宰杀后，除去毛桩、内脏及爪，剁成5厘米见方的块；姜拍松，葱切段。

❷ 将北沙参、天冬、老鸭块、料酒、盐、味精、姜、葱、胡椒粉、棒子骨汤同放高压锅内，置武火上烧沸，盖上压阀，45分钟后，停火，凉凉，倒入煲内。

❸ 将煲上桌，置炉上烧沸即成。

功效： 滋阴清热，润肺止咳。

北沙参麦冬鹌鹑煲

配方：北沙参30克，麦冬30克，鹌鹑4只，料酒10克，盐5克，味精3克，姜5克，葱10克，胡椒粉3克，鸡油25克，棒子骨汤3000毫升。

制作：❶ 将北沙参润透，切片；麦冬浸泡24小时，捶扁，去内梗；鹌鹑宰杀后，去毛桩、内脏及爪，剁成4厘米见方的块；姜拍松，葱切段。

❷ 将北沙参、麦冬、鹌鹑、料酒、盐、味精、姜、葱、胡椒粉、棒子骨汤、鸡油同放高压锅内，用武火烧沸，盖上压阀，7分钟后停火，凉凉，倒入煲内。

❸ 将煲置炉上，烧沸即成。

功效： 润肺止咳，益胃生津，双补气血。

北沙参鳗鱼煲

配方：北沙参15克，大枣20克，枸杞子15克，鳗鱼1尾（约500克），料酒10克，姜、葱、盐、鸡精、味精各5克，棒子骨汤2500毫升。

制作：❶ 将北沙参、大枣、枸杞子洗净，去杂质；鳗鱼宰杀后，去鳃及内脏。

❷ 将北沙参、大枣、枸杞子、鳗鱼放入煲内，加入调料及棒子骨汤。

❸ 将煲置武火上烧沸，再用文火煲30分钟，停火，调味，上桌，既可带火烫食其他菜，又可直接佐餐。

功效： 补虚赢，祛风湿。

【产地溯源】

主产于四川、贵州、云南、浙江、湖北、广西、福建、安徽等地。

【性味归经】

味甘、微苦，性微寒。归心、肺、胃经。

【本草语录】

主心腹结气，伤中、伤饱，胃络脉绝，羸瘦短气。——《神农本草经》

清心润肺之药。主心气不足，惊悸怔忡，健忘恍惚，精神失守；或肺热肺燥，咳声连发，肺痿叶焦，短气虚喘，火伏肺中，咯血咳血；或虚劳客热，津液干少；或脾胃燥涸，虚秘便难。——《本草汇言》

治心肺虚热。——《本草衍义》

功效主治

本品养阴润肺、益胃生津、清心除烦，主要适用于如下病证：

阴虚肺燥

证见咽干口渴、干咳少痰等，常与沙参、阿胶、生地、枇杷叶等同用。

胃阴耗伤

证见津少口渴、舌干苔少等，常与石斛、天花粉、沙参等同用。

心阴不足

证见心悸、虚烦失眠等，常与生地、丹参等同用。

现代研究

本品含多种甾体皂苷、β-谷甾醇、豆甾醇、高异黄酮类化合物、多种氨基酸、各种类型的多聚糖、维生素A样物质、铜、锌、铁、钾等成分，具有以下方面的生理作用：

❶ 抗心律失常，改善心肌收缩力，扩张外周血管。

❷ 降血糖。

❸ 升高外周白细胞，提高免疫功能。

❹ 增强垂体—肾上腺皮质系统作用。

❺ 对多种细菌有抑制作用。

❻ 提高机体耐缺氧能力。

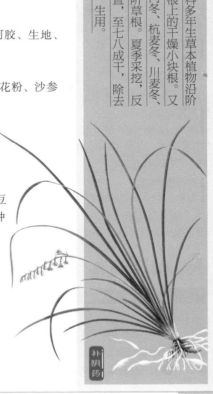

麦冬

麦冬为百合科多年生草本植物沿阶草和麦冬须根上的干燥小块根。又名寸冬、麦门冬、杭麦冬、川麦冬、土麦冬、沿阶草根。夏季采挖，反复暴晒，堆置，至七八成干，除去须根，干燥。生用。

补阴药

选购要点

以身干、个肥大、质柔软、半透明、表面淡黄白色、气香、味甜、嚼之发黏者为佳。

贮藏方法

贮于有盖容器内，防潮、防蛀、防鼠。

用法用量

煎服，6~20克；或入丸、散、饮剂。

注意事项

寒咳痰饮、脾虚便溏者忌用。

疗疾验方

治疗肾阴虚损所致牙痛

麦冬10克，枸杞子15克，白糖适量。将枸杞子和麦冬用水煮沸15分钟，取汁加白糖频频饮用。（中医验方）

治疗吐血、衄血不止

麦门冬饮：生麦冬汁、生小蓟汁、生地汁各40毫升，相和后，在锅内略温，调入伏龙肝末3克，饮服。（《太平圣惠方》）

治疗咽喉炎

麦冬12克，半夏6克，北沙参9克，甘草3克，大枣10枚，粳米20克。水煎服。（中医验方）

治疗慢性胃炎

麦冬、党参、北沙参、玉竹、天花粉各9克。将上药共研成粗末，煎汤代茶饮。每服1剂，每日1次。（《中国食疗学》）

保健药膳

麦冬烧豆腐

配方：麦冬20克，豆腐300克，料酒10克，盐4克，味精3克，姜5克，葱10克，植物油35克。

制作：❶ 将麦冬用清水浸泡一夜，捶扁，取出内梗，洗净；豆腐洗净，切成2厘米见方的丁；姜切片，葱切段。

❷ 将炒锅置武火上烧热，下入植物油，烧至六成热时，下入姜、葱爆香，随即下入麦冬、料酒、豆腐、盐、味精即成。

功效：滋阴清热，利尿，减肥，降压。

麦冬蒸子鸭

配方：麦冬25克，子鸭1只，料酒10克，盐5克，酱油10克，味精3克，胡椒粉3克，姜5克，葱10克。

制作：❶ 将麦冬用清水洗净，浸泡24小时，取出捶扁，除去内梗；子鸭宰杀后，去毛桩、内脏及爪；姜切粒，葱切花。

❷ 将子鸭放入蒸盆内，抹上盐、味精、酱油、姜、葱、胡椒粉、料酒，腌渍1小时。

❸ 将麦冬放入鸭腹内，置武火大气蒸笼内，蒸55分钟即成。

功效：滋阴清热，润肺生津，适用于阴虚发热，咳嗽吐血，肺痿，消渴，便秘，咽喉肿痛，更年期综合征等。

麦冬生地炖墨鱼

配方：麦冬15克，生地20克，党参20克，黄柏10克，砂仁6克，甘草6克，墨鱼300克，料酒10克，盐4克，味精3克，姜4克，葱6克，鸡油25克，胡椒粉3克，上汤800毫升。

制作：❶ 将墨鱼去筋膜、肠杂及骨（海螵蛸），洗净，切3厘米见方的块；将以上药物洗净，麦冬去内梗，砸扁；党参洗净，切3厘米长的段，然后将全部药物装入纱布袋内，扎紧口；姜拍松，葱切段。

❷ 将药包放入炖锅内，加入上汤，置武火上烧沸，再用文火炖25分钟，除去药包，加入姜、葱、料酒、墨鱼、鸡油、味精、盐及胡椒粉，再煮25分钟即成。

功效：滋阴补肾，止遗精，适用于梦遗多年，心慌，心烦，失眠，食欲不振，倦怠等症。

【产地溯源】

主产于湖南、浙江、江苏，分布于全国多数地区。

【性味归经】

味甘，性微寒。归肺、心经。

【本草语录】

清痰火，补虚损。——《本草纲目拾遗》

百合能安心、定胆、益智、养五脏。——《日华子本草》

除心下急满痛，治脚气热咳。——《药性论》

功效主治

本品养阴清肺，润燥止咳，清心安神，主要适用于如下病证：

肺阴虚

证见燥热咳嗽，痰中带血等，多与款冬花同用；证见久咳咯血，多与生地、玄参、川贝母等同用。

热病余热未清，气阴不足

证见神思恍惚，烦躁失眠，心悸多梦，多与知母、生地同用。

此外，本品性质平和，常用于食疗方中，如与莲子、大枣等同煨，治疗气血不足、肺胃气阴两虚者。

现代研究

百合含秋水仙碱等多种生物碱、蛋白质、淀粉、脂

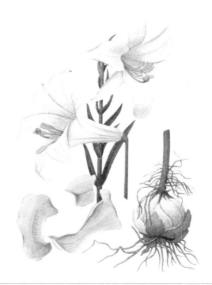

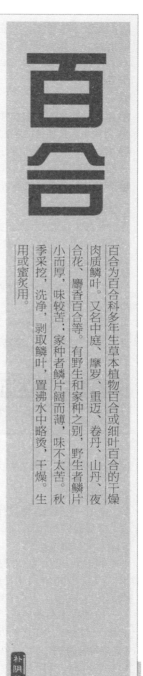

百合为百合科多年生草本植物百合或细叶百合的干燥肉质鳞叶。又名中庭、摩罗、重迈、卷丹、山丹、夜合花、麝香百合等。有野生和家种之别，野生者鳞片小而厚，味较苦；家种者鳞片阔而薄，味不太苦。秋季采挖，洗净，剥取鳞叶，置沸水中略烫，干燥。生用或蜜炙用。

肪、蔗糖、粗纤维、果胶、磷、钙、铁、维生素 B_1、维生素 B_2、维生素 C、胡萝卜素等多种成分，具有以下方面的生理作用：

❶ 镇静安神。

❷ 镇咳祛痰平喘，增加呼吸道排泄功能。

❸ 耐缺氧，抗疲劳，提高机体免疫力。

❹ 对激素所致的肾上腺皮质功能衰竭有显著的保护作用。

❺ 促进皮肤的新陈代谢，治疗多种皮肤病。

选购要点

以鳞叶肥厚、瓣匀、色白而微黄、质细腻而硬、筋少、味微苦者为佳。

贮藏方法

贮于有盖容器中，防潮，防蛀，防鼠。

用法用量

煎服，10 ~ 30 克；或蒸食、煮粥食或拌蜜蒸食。外用捣敷。清心宜生用；润肺宜蜜炙用。

注意事项

外感风寒、风热咳嗽、脾胃虚寒便溏者不宜使用。

疗疾验方

｜治疗肺痈

百合煎：百合适量，拌蜜蒸或煮，频食。（《经验广集》）

｜治疗小儿百日咳

鸡胆 1 个，百合 10 克。将鸡胆焙干，与百合共研细末。1 岁以内分 3 天服；1 ~ 2 岁分 2 天服；3 ~ 6 岁 1 天服；7 ~ 10 岁以上药量加倍，1 天服完，每天量分 3 次内服。（中医验方）

｜治疗神经衰弱

百合 30 克，白芍、白薇、白芷各 12 克。水煎服，每日 1 剂。（中医验方）

｜治疗口干唇燥、颜面萎黄

百合 15 克，鸡蛋黄 1 个。水煎服，每次 20 毫升，每日 3 次。（中医验方）

｜治疗痈疽未溃

鲜百合、食盐各适量。鲜百合洗净，加食盐少许，捣烂如糊状，敷于患处，每日更换 2 次，以消退为度。（中医验方）

｜治疗肺病吐血

用鲜百合捣汁，水送服，煮百合吃亦可。（《本草纲目》）

｜治疗天疱疮

取生百合捣涂患处，2 日即安；或将百合花晒干研为末，调菜油涂搽亦有效。（《本草纲目》）

保健药膳

百合粥

配方：百合 60 克，大米 250 克，白糖 100 克。

制作：❶ 大米淘净放入锅内，再放入洗净的百合，加水适量。

❷ 将锅置武火上烧沸，再改用文火煨熬，待百合与米烂熟时，加入白糖拌匀即成。

❸ 每日食 3 ~ 5 次，吃百合喝粥。

功效：润肺止咳，清心安神。适用于肺痨久咳，咳痰唾血，虚烦惊悸，神志恍惚等症。

核桃百合炒鲜贝

配方：核桃仁 25 克，百合（水发）50 克，鲜贝肉 300 克，料酒 10 克，姜 5 克，葱 10 克，盐 3 克，鸡精 2 克，植物油 35 克。

制作：❶ 核桃仁用植物油炸香；百合用清水浸泡一夜，沥干水分；鲜贝肉洗净，去杂质，大者切片；姜切片，葱切段。

❷ 将炒锅置武火上烧热，加入植物油，烧至六成热时，下姜、葱爆香，随即下入

鲜贝肉、料酒、核桃仁、百合、盐、鸡精，炒熟即成。

功效：补气血，增脑力，润肠通便。

百合西芹炒乳鸽

配方：百合20克，西芹50克，乳鸽1只，料酒10克，葱10克，姜5克，盐5克，酱油10克，味精3克，胡椒粉2克，香油10克，淀粉、植物油各适量。

制作：❶ 把乳鸽宰杀后，去毛、内脏及爪，切成小颗粒，用酱油、盐、淀粉腌渍30分钟。

❷ 西芹切小颗粒，放炒锅内炒熟盛入盘内。

❸ 炒锅置中火上，加入植物油，烧至六成热时，加入乳鸽肉，爆炒至变色，洒入料酒。

❹ 下入西芹，再把姜、葱、盐、味精、酱油、香油加入炒锅即成。

功效：清热解毒，降压降脂。适用于上消型糖尿病患者。

百合螺肉煲

配方：百合30克，螺肉250克，香菇30克，玉兰片50克，火腿肉50克，味精5克，鸡精5克，棒子骨汤2500毫升，姜5克，葱5克，盐5克。

制作：❶ 将百合去杂质，洗净；螺肉洗净，切片；玉兰片发透，切薄片；火腿肉、姜切片，葱切节。

❷ 将百合、螺肉、香菇、玉兰片、火腿肉、调料放入煲内，加棒子骨汤，置武火

上烧沸，再用文火煲30分钟，上桌，即可烫其他菜食用。

功效：清热解暑，利水消肿。

百合丝瓜汤

配方：百合20克，丝瓜50克，葱白30克，白糖30克，植物油30毫升。

制作：❶ 将丝瓜洗净，去皮，切片；百合洗净，去杂质；葱白切段。

❷ 将植物油放入锅内，烧热，加水适量，放入百合煮30分钟，再放入丝瓜、葱白、白糖，用文火煮15分钟即成。

功效：滋阴清热，利水渗湿。

百合黄精乌鸡煲

配方：百合20克，黄精20克，乌鸡1只（约500克），料酒10克，盐、姜、葱各5克，胡椒粉少许，鸡油25克，棒子骨汤3000毫升。

制作：❶ 将百合洗净，用水泡24小时，沥干水分；黄精洗净，用黑豆煮熟，切片。

❷ 乌鸡宰杀后，去毛桩、内脏及爪，剁成5厘米见方的块；姜拍松，葱切段。

❸ 将百合、黄精、乌鸡、料酒、盐、味精、姜、葱、胡椒粉、棒子骨汤同放高压锅内，置武火上烧沸，盖上压阀，7分钟后停火，凉凉，倒入煲内。

❹ 将煲上桌，置炉上武火烧沸即成。

功效：润肺止咳，强筋壮骨，适用于体虚乏力、心悸气短、肺燥干咳、糖尿病、更年期综合征等。

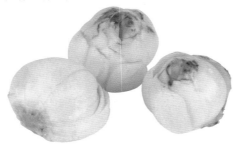

黑芝麻

黑芝麻为脂麻科植物脂麻的黑色种子。又名胡麻、巨胜、黑胡麻、乌麻子、油麻子、交麻、小胡麻。秋季果实成熟时采割植株，晒干，打下种子，除去杂质，再晒干。生用或炒用。

【产地溯源】

主产于山东、河南、江苏、安徽、四川等地。

【性味归经】

味甘，性平。归肝、肾、大肠经。

【本草语录】

（主）伤中虚羸，补五脏，益气力，长肌肉，填脑髓。——《神农本草经》

补益精液，润肝脏，养血舒筋。——《玉楸药解》

补肝肾，润五脏，滑肠。——《本草备要》

坚筋骨，明耳目，耐饥渴，延年。——《名医别录》

除一切痼疾，使身面光泽，白发返黑，齿落重生。——《抱朴子》

功效主治

本品补肝肾，益精血，润肠燥，主要适用于如下病症：

精亏血虚诸证

证见头晕眼花、须发早白、四肢无力等。单用蒸熟或炒香研末服；或加枣肉、蜂蜜为丸服；或配桑叶，加蜂蜜为丸服；或配熟地、女贞子等同用。

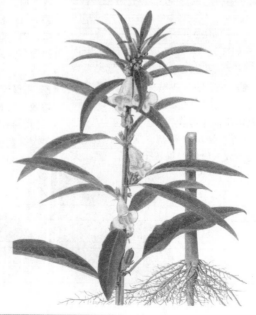

肠燥便秘

适用于精亏血虚之肠燥便秘，可单用研末，蜂蜜冲服；或与肉苁蓉、女贞子、火麻仁等润肠通便之品同用。

现代研究

本品含油酸、甘油酸、棕榈酸、花生酸以及叶酸、烟酸、蔗糖、蛋白质及多量的钙等，具有以下方面的生理作用：

❶ 抑制体内的自由基，使细胞分裂的代数显著增加。

❷ 抗衰老，降低血中胆固醇含量，防治动脉粥样硬化。

❸ 降低血糖，增加肝脏及机体中糖原的含量。

❹ 新鲜灭菌的黑芝麻油涂布皮肤黏膜，有减轻刺激，促进炎症痊愈等作用。

❺ 缓下通便，补充营养等。

❻ 黑芝麻及黑芝麻油现代还用于治疗消化性溃疡、寻常疣、中老年体虚和烧伤等。

选购要点

以个大、色黑、饱满、无杂质者为佳。

贮藏方法

置通风干燥处，防蛀。

用法用量

煎服，9～15克；或炒熟后入丸、膏剂，外用适量，研末外涂。

注意事项

大便溏泄者不宜使用。

疗疾验方

治疗少年肾虚发白

黑芝麻120克，九蒸九晒，研末。大枣60克，去核捣成细泥。两者调匀制成膏。

每次10克，温水冲服，每日2次。（中医验方）

治疗便秘

黑芝麻60克，北芪18克，蜂蜜60克。将黑芝麻捣烂磨成糊状，煮熟后调蜂蜜，用北芪煎出液冲服。分2次服完。每日1剂，连服数剂。（《常见病饮食疗法》）

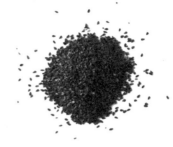

治疗白癜风

黑芝麻、沙苑子、女贞子、白蒺藜各15克，枸杞子、覆盆子、熟地、川芎、白芍各10克，水煎服，每次20毫升，每日2次。（中医验方）

治疗哮喘

黑芝麻250克，生姜、冰糖、蜂蜜各125克。黑芝麻炒香，生姜捣汁去渣，冰糖、蜂蜜混合均匀，将芝麻与姜汁浸拌，再炒一下，冷后与蜜糖混合拌匀，放瓶中。每日早晚各服1汤匙。（中医验方）

治疗脱发

黑芝麻、当归各20克，何首乌25克，生地、熟地、侧柏叶各15克。水煎服，每次20毫升，每日2次。（中医验方）

治疗冻疮

黑芝麻15克，花椒9克，杏仁10克。三味混合后在锅内炒黄，研成细末，用猪油调匀，涂患处，每日3次。（中医验方）

治疗腰脚疼痛

黑芝麻200克，熬香后捣烂。每日吞服适量，以姜汁、蜜汤、温酒送下均可。

（《本草纲目》）

治疗手脚酸痛、微肿

将黑芝麻熬熟，研末取 1000 克，加酒 500 毫升，泡一夜后随意饮用。（《本草纲目》）

治疗偶感风寒

将黑芝麻炒焦，趁热捣烂泡酒饮用。饮后暖卧，以出微汗为好。（《本草纲目》）

治疗热淋

黑芝麻、蔓荆子各 100 克，炒黄，装袋中，以水 600 毫升浸泡，每次于饭前取服一钱。（《本草纲目》）

治疗产妇乳少

黑芝麻炒后研细，加盐少许服下。（《本草纲目》）

治疗烫伤火灼

将黑芝麻研成泥状，涂搽伤处。（《本草纲目》）

 ## 保健药膳

黑芝麻炖兔肉

配方：黑芝麻30克，兔肉250克，料酒10克，姜5克，葱10克，盐2克，味精2克。

制作：❶ 将黑芝麻洗净，去杂质；兔肉洗净，切 3 厘米见方的块；姜切片，葱切段。

❷ 将兔肉、黑芝麻、姜、葱、料酒同放炖锅内，加水 1200 毫升，置武火上烧沸，再用文火炖煮 35 分钟，加入盐、味精即成。

功效：补中益气，美容乌发，降血压。

黑芝麻山药羹

配方：黑芝麻50克，山药50克，白糖10克。

制作：❶ 将黑芝麻去杂质，炒香，研成细粉；山药烘干，打成细粉；将黑芝麻粉与山药粉混匀。

❷ 在锅内加水 300 毫升，置武火上烧沸，

将黑芝麻和山药粉徐徐加入锅内，同时放入白糖，不断搅拌，煮 3 ~ 5 分钟即成。

功效：补肝肾，养心脾，降血压。

黑芝麻炖猪蹄

配方：黑芝麻30克，猪蹄1只，料酒10克，葱10克，姜5克，盐2克，味精2克。

制作：❶ 将黑芝麻洗净，去杂质；猪蹄洗净，去毛桩，剁成 3 厘米见方的块；姜拍松，葱切段。

❷ 将黑芝麻、猪蹄、姜、葱、料酒同放炖锅内，加入清水 800 毫升，置武火上烧沸，再用文火炖 45 分钟，加入盐、味精即成。

功效：补血，通乳，美容，乌发，降压。

黑芝麻拌芹菜

配方：黑芝麻30克，枸杞子20克，芹菜300克，料酒10克，姜5克，葱10克，盐4克，味精4克，醋4克。

制作：❶ 将芹菜去叶，梗用开水煮熟，捞起沥干水分，切 3 厘米长的段；黑芝麻炸香；枸杞子去果柄、杂质，洗净，用开水泡 30 分钟，沥干水分；姜切片，葱切花。

❷ 将芹菜、枸杞子、黑芝麻、姜、葱、盐、味精、料酒、醋拌匀即成。

功效：降压，减肥。

黑芝麻粥

配方：黑芝麻10克，粳米60克，蜂蜜10克。

制作：❶ 将黑芝麻炒香。

❷ 将粳米淘洗干净，加入锅内，加水适量，置武火上烧沸，再用文火煮至八成熟时，加入黑芝麻、蜂蜜，拌匀，煮成粥即成。

功效：润五脏，壮筋骨，通便秘，对胃酸过少及便秘患者尤佳。

女贞子

女贞子为木犀科植物女贞的干燥成熟果实。又名女贞、冬青子、熟女贞、酒女贞等。冬季果实成熟时采收，除去枝叶，稍蒸或置沸水中略烫后，干燥；或直接干燥。生用或酒制用。

【产地溯源】

主产浙江、江苏、福建、四川、湖南，长江以南各地及陕西、甘肃亦产。

【性味归经】

味甘、苦，性凉。归肝、肾经。

【本草语录】

主补中，安五脏，养精神，除百疾。——《神农本草经》

强阴，健腰膝，变白发，明目。——《本草纲目》

女贞实，因入血海益血，而和气上荣。——《本草述》

黑发黑须，强筋强力……多服补血祛风。——《本草蒙筌》

功效主治

本品补益肝肾，乌须明目，主要适用于如下病证：

肝肾阴虚

证见头晕目眩、腰膝酸软、须发早白，可与旱莲草、白芍、熟地等合用；证见骨蒸潮热，或伴有心烦、腰酸等，配伍龟甲、地骨皮、白薇等。

精血亏虚

证见视力减退、目暗不明，常配熟地、枸杞子、菟丝子等同用；若兼有肝火上炎，目赤肿痛，可加决明子、青葙子等。

现代研究

女贞子的主要成分为齐墩果酸、甘露醇、葡萄糖、棕榈酸、硬脂酸、油酸、甘油酸等，具有以下方面的生理作用：

① 强心利尿及保肝降酶作用。

② 降血脂，抗动脉硬化，降血糖。

③ 增强细胞免疫和体液免疫功能。

④ 对化疗或放疗所致的白细胞减少有升高作用。

⑤ 抗炎，抗菌，抗癌。

⑥ 缓泻通便。

⑦ 治疗顽固性失眠、神经衰弱等。

选购要点

以粒大、饱满、蓝黑色、质坚实、无杂质为佳，粒小色黄者次之。

补阴药

藏方法

置干燥处，防霉，防蛀。

法用量

煎服，6～12克；或入丸剂，补肝肾制熟用。

注意事项

脾胃虚寒泄泻或脾虚便溏者忌服。

疗疾验方

治疗肝肾不足、头晕眼花

二至丸：女贞子（冬至日采，不拘多少，阴干，蜜酒拌蒸，过一夜，擦去皮，晒干为末，瓦瓶收贮），旱莲草（夏至日采，不拘多少）捣汁熬膏，与女贞子共合为丸。睡前及清晨各服1次，每次9克。（《医方集解》）

治疗神经衰弱

女贞子1000克，以1000毫升米酒浸之。每日酌量服。（中医验方）

治疗斑秃

女贞子500克，黑芝麻250克，熬膏。每次20毫升，温开水送服，每日2次。（中医验方）

保健药膳

女贞玉米须饮

配方：女贞子30克，桑叶6克，菊花6克，玉米须30克，竹茹6克。

制作：❶ 把上述药物洗净，放入炖锅内，加水300毫升。

❷ 把炖锅置中火上烧沸，改用文火煮25分钟即成。

功效：清肺热，止烦渴，适用于三消型糖尿病患者。

女贞子炖乌龟

配方：女贞子10克，乌龟1只（500克），葱10克，料酒10克，生姜5克，精盐3克，味精2克，香油少许。

制作：❶ 乌龟宰杀后去壳留龟板，去内脏及爪，剁成4块，洗净；女贞子洗净，去杂质；生姜切片，葱切段。

❷ 将龟肉、女贞子、生姜、葱同放炖锅内，加水适量烧沸，再用小火炖45分钟，加入精盐、味精、香油即成。

功效：滋阴补血，强心利尿。

女贞子莴笋汤

配方：女贞子10克，莴笋500克，料酒10克，精盐3克，味精2克，生姜5克，葱10克，香油少许。

制作：❶ 莴笋洗净，去皮，切3厘米见方的块；女贞子洗净，去杂质；生姜切片，葱切段。

❷ 将女贞子、莴笋、料酒、生姜、葱同放炖锅内，加水1500毫升，置旺火上烧沸，再用小火炖30分钟，加入精盐、味精、香油即成。

功效：镇静安神，利尿强心，适用于阴虚内热引起的头晕目眩、腰膝酸软等症。

熙春酒

配方：女贞子100克，枸杞子100克，龙眼肉100克，生地100克，仙灵脾100克，绿豆100克，猪板油500克（或柿饼500克）。

制作：❶ 女贞子于冬至日九蒸九晒；生地洗净晒干；仙灵脾去皮毛；绿豆洗净晒干。将上述药物装入绢袋内扎紧。

❷ 瓷瓶装烧酒10升，再放入药袋，严密封口，浸制1月即成。

功效：温肾补肺，泽肌肤，美毛发。平时服用可使容颜少壮，毛发润泽，并治老年久咳。

【产地溯源】

主产于四川、贵州、云南、安徽、广东、广西等地。

【性味归经】

味甘，性微寒。归胃、肾经。

【本草语录】

石斛，味热、平，主伤中除痹，下气，补五脏虚劳羸瘦，强阴。久服厚肠胃，轻身延年。——《神农本草经》

平胃气，长肌肉，逐皮肤邪热，腰膝疼冷，痹弱，定志除惊，轻身延年。——《本草纲目》

主治男子腰脚软弱……补肾积精，腰痛，养肾气，益气。——《药性论》

功效主治

本品养阴清热，益胃生津，主要适用于如下病证：

热病伤津
证见低热烦渴、口燥咽干、舌红苔少，多与生地、麦冬等同用。

胃阴不足
证见口渴咽干、食少呕逆、胃脘嘈杂、隐痛或灼痛，舌光少苔等，多与麦冬、竹茹、白芍等同用。

肾虚目暗
证见视力减退、内障失明等，多与菊花、枸杞子、熟地等同用。

肾虚骨痹
证见腰脚软弱，多与熟地、怀牛膝、杜仲、桑寄生等同用。

消渴
常配伍天花粉、知母、麦冬、北沙参、生地等水煎服。

现代研究

石斛含石斛碱、石斛胺、石斛次胺、石斛星碱、石斛因碱、黏液质、淀粉等成分，具有以下方面的生理作用：

❶ 促进胃液分泌，助消化。

❷ 消炎、抗菌、抗病毒。

❸ 止痛、退热。

❹ 增强代谢，抗衰老。

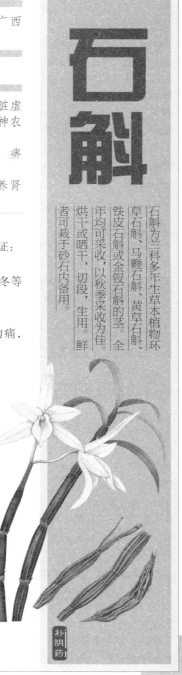

石斛为兰科多年生草本植物环草石斛、马鞭石斛、黄草石斛、铁皮石斛或金钗石斛的茎。全年均可采收，以秋季采收为佳。烘干或晒干，切段，生用。鲜者可栽于砂石内备用。

补阴药

❺ 对血压和呼吸有抑制作用。

选**购要点**

石斛有多个品种。茎圆，外皮铁绿色者，称"铁皮石斛"，功效最好；茎扁，外皮黄绿色者，称"金钗石斛"；产于安徽霍山者称"霍山石斛"，力弱，适用于老人、体虚津亏者；以石斛的嫩尖加工而成的"耳钗石斛"，可代茶饮。一般而言，石斛干品以身长、质柔软、色金黄、有光泽者为佳。

贮**藏方法**

贮于有盖容器内，防潮，防蛀，防鼠。

用**法用量**

煎服，10～15 克，鲜品 15～30 克。干品入汤剂宜先煎。

注意事项

1. 本品性寒，具清润之性，故对脾虚便溏、邪热尚盛及湿浊未去者当慎用。
2. 若剂量过大，可发生惊厥等中毒反应。

疗疾验方

治疗夜盲症

石斛散：石斛、仙灵脾各 30 克，苍术（米泔水浸，切，焙）15 克。共研细末，每用 6 克，以米汤调服，每日 2 次。（《圣济总录》）

治疗慢性胃炎

石斛 12 克，黄精、麦冬、糯稻根各 9 克。水煎服，每日 1 剂，分 2 次服。（中医验方）

治疗阴虚咳嗽，痰中带血

石斛全草研为末，每次服 9 克，泡酒温服。（中医验方）

治疗口疮

石斛、怀牛膝各 15 克，加水同煮 10 分钟，去渣取汁，加白糖频频饮用。（中医

验方）

 ## 保健药膳

石斛生地茶

配方：石斛9克，生地9克，熟地9克，天冬9克，麦冬9克，北沙参9克，女贞子9克，茵陈9克，生枇杷叶9克，炒黄芩4克，炒枳实4克，西瓜汁100毫升。

制作：❶ 将以上药物用纱布袋装好，扎紧口，放入锅内，加水 800 毫升，煎煮 2 次，每次 20 分钟，合并煎液，过滤，除去药渣。

❷ 西瓜挖出瓤，用纱布绞出汁液，把药汁与西瓜汁混匀即成。

功效：清胃养阴，止渴通便，适用于中消型糖尿病患者，证见能食善饥、身体消瘦、口干欲饮、头昏无力、腰痛、尿频、便秘。

石斛炒豆芽

配方：石斛20克，黄豆芽350克，大蒜10克，姜5克，葱10克，味精5克，白糖10克，盐5克，植物油50克。

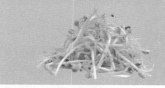

制作：❶ 将石斛洗净，放入锅内加水煮数分钟，滤取药液；大蒜去皮，切片；黄豆芽洗净，沥干水分；姜切片，葱切段。

❷ 将炒锅置武火上烧热，加入植物油，烧至六成热时，下入姜、葱、蒜爆香，随即下入黄豆芽、药液、盐、酱油、味精，炒熟即成。

功效：益胃生津，适用于高血压、热病伤津、口干烦渴等症。

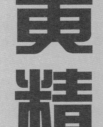

黄精为百合科植物黄精、囊丝黄精、热河黄精等的根茎。又名玉竹黄精、鹿竹、野生姜等。本品以秋季采者为佳，挖取根茎，除去地上部分及须根，洗去泥土，晒干或烘干。

黄精

【产地溯源】

主产于东北及河北、山东等地。

【性味归经】

味甘，性平。归脾、肺、肾经。

【本草语录】

黄精宽中益气，使五脏调和，肌肉坚强，其力增倍，多年不老，颜色鲜明，发白更黑，齿落更生。——《神仙芝草经》

太阳之草名黄精，食之可长生。——《张华博物志》

安五脏六腑，补五劳七伤，除风湿，壮元阳，健脾肾，润心肺，旋服年久，方获奇功，耐劳不饥，轻身延寿。——《本草蒙荃》

补五劳七伤，助筋骨，耐寒暑，润心肺。单服九蒸九暴食之，驻颜断谷。——《日华子本草》

功效主治

本品滋肾润肺，补脾益气，主要适用于如下病证：

阴虚肺燥
证见干咳少痰，单用黄精加蜂蜜熬膏服，或配北沙参、知母、川贝同用。

肺肾阴虚久咳
证见劳嗽久咳、痰少或咯血，或短气乏力，配北沙参、天门冬、百部、黄芪等同用。

脾胃虚弱
证见食少乏力、面黄体倦、脉虚，配党参、山药、白术等同用。

胃阴虚
证见口干、饮食减少、舌红少苔，配石斛、玉竹、谷芽、山药等同用。

肾虚精亏
治疗精血不足的头昏耳鸣、腰膝酸软、须发早白等，配枸杞子等量研末，炼蜜为丸服；若治阳痿遗精，可配淫羊藿、菟丝子等。

消渴
治疗内热消渴，配生地、麦冬、知母等同用。

现代研究

黄精的主要成分有黄精多糖、低聚糖、赖氨酸等11

补阴药

种氨基酸和掌叶防己碱、药根碱、非洲防己碱、黄藤素、黄藤内酯、甾醇、烟酸以及锌、铜、铁等微量元素，具有以下方面的生理作用：

❶ 对金黄色葡萄球菌、伤寒杆菌、抗酸菌等多种有害菌有抑制作用。

❷ 对腺病毒、疱疹病毒等有一定的抑制作用。

❸ 改善心肌营养血流供应，防止动脉粥样硬化，强心，降血压，降血糖。

❹ 增强免疫功能，增强代谢，抗衰老。

选购要点

药用以块大、色黄、断面透明、质润泽、习称"冰糖渣"者为佳。

贮藏方法

充分干燥后装入双层无毒塑料袋内，放置在密封容器内贮藏，或入冰柜冷藏。

用法用量

煎服，9～15克，最大量30克；亦可入丸、膏剂；或浸酒。外用适量，煎水外洗；或捣敷、涂擦。

注意事项

脾虚湿滞、咳嗽痰多者不宜。

 ## 疗疾验方

治疗脾胃虚弱，体倦乏力

黄精、枸杞子各等分，捣碎做饼，晒干研细，炼蜜调药成丸，如梧桐子大。每服50丸，开水送下。（《本草纲目》）

治疗癞疮、皮肤瘙痒破溃

黄精960克，去皮，洗净，晒干，放在米饭上蒸到饭熟时取出保存好，经常服食。（《本草纲目》）

治疗体癣、皮癣

黄精适量，捣碎，以乙醇浸1～2日，蒸馏去乙醇，加水3倍，沉淀，取滤液，蒸去其余乙醇，浓缩至稀糊状，直接涂于患处，每日2次。（中医验方）

 ## 保健药膳

黄精猪肘煲

配方： 黄精9克，党参6克，红枣10克，猪肘肉750克，姜15克，盐、味精、鸡精各适量，棒子骨汤2500毫升。

制作： ❶ 将猪肘肉除净毛桩，刮洗干净；黄精切成薄片，先用温水浸泡4小时；党参切成4厘米长的节；大枣择色红、圆润、无虫蛀者，洗净；生姜洗净，拍破。

❷ 将以上药物和食物同放高压锅内，加入棒子骨汤，置武火上烧沸，30分钟后停火，凉凉，倒入煲内，加入调料，置武火上烧沸，即可上桌。

功效： 补脾润肺。适用于脾胃虚弱、饮食不振、肺虚咳嗽、病后体虚、更年期综合征等。

黄精紫菜汤

配方： 黄精15克，枸杞子15克，紫菜（发好）100克，鸡蛋1个，料酒10克，姜5克，葱10克，盐3克，鸡精2克，植物油35克。

制作： ❶ 将枸杞子去杂质、果柄，洗净；黄精洗净，切薄片；鸡蛋打入碗中，搅散；姜切片，葱切段。

❷ 将炒锅置武火上烧热，加入植物油，烧至六成热时，下入姜、葱爆香，下入清水1500毫升，再下入紫菜；把鸡蛋徐徐注入汤中，加入枸杞子、黄精，煮熟，加入盐、鸡精即成。

功效： 软坚化痰，调节血糖，适用于中消型糖尿病患者。

【产地溯源】

主产于贵州、四川、广西等地。

【性味归经】

味甘、苦，性寒。归肺、肾经。

【本草语录】

润燥滋阴，降火清肺之药也。统理肺肾火燥为病，如肺热叶焦，发为痿躄，吐血咳嗽，烦渴传为肾消，骨蒸热劳诸证，在所必需者也。——《本草汇言》

保定肺气，去寒热，养肌肤，益气力，利小便，冷而能补。——《名医别录》

煮食之令人肌体滑泽，除身中一切恶气，不洁之痰，令人白净，头不白。——《药性论》

治肺之功为多。——《本草衍义》

功效主治

本品养阴润燥，清肺生津，主要适用于如下病证：

阴虚肺热，劳嗽咳血

治疗燥咳痰黏，配川贝母、麦冬等同用；治劳嗽咯血，配麦冬、百部、阿胶等；若治久咳气阴两伤，配人参、熟地等同用。

肾阴虚

治肾阴亏虚，眩晕耳鸣，腰膝酸痛，常与熟地、枸杞子、紫河车、牛膝等同用，治疗阴虚火旺，骨蒸潮热，宜与生地、麦冬、知母、黄柏等同用，治疗肾阴久亏，内热消渴之下消证，可与生地、山药、女贞子、车前子等同用。

热病伤津

属气阴两伤，食欲不振，口渴者，宜与生地、人参等同用；津亏肠燥便秘者，宜与生地、当归、肉苁蓉等同用。

现代研究

本品含天门冬素（天冬酰胺）、黏液质、β－谷甾醇及甾体皂苷、多种氨基酸、新酮糖、寡糖及多糖等成分。具有以下方面的生理作用：

❶ 平喘镇咳祛痰。

❷ 升高白细胞，增强体液免疫能力。

❸ 具抗肿瘤活性。

❹ 对多种细菌有抑制作用。

❺ 抗衰老。

❻ 天冬及其制剂现代还用于治疗急、慢性支气管炎，肺

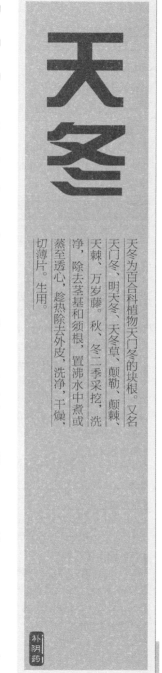

天冬

天冬为百合科植物天门冬的块根。又名天门冬、明天冬、天冬草、颠勒、颠棘、天棘、万岁藤。秋、冬二季采挖，洗净，除去茎基和须根，置沸水中煮或蒸至透心，趁热除去外皮，洗净，干燥，切薄片。生用。

补阴药

结核咳嗽，百日咳，糖尿病等。

购要点

以肥满、致密、黄白色、半透明者为佳。

藏方法

置于通风干燥处，防霉，防蛀。

法用量

煎服，6～12克；亦可熬膏；或入丸、散。外用适量，鲜品捣敷；或绞汁涂敷。

注意事项

虚寒泄泻、风寒咳嗽者禁服。

疗疾验方

治疗肺痿咳嗽（吐涎，咽燥而不渴）
天门冬捣汁2000毫升，酒2000毫升，饴糖200毫升，紫苑80克，浓煎成丸，如杏仁大。每服1丸，每日3次。（《本草纲目》）

治疗血虚肺燥之皮肤燥裂
天冬（新掘者，不拘多少）去皮、心，洗净，捣细绞汁，过滤，用砂锅慢火熬成膏。每次20毫升，空腹温酒冲服，每日1次。（中医验方）

治疗肺痨风热
天冬（去皮、心）煮食，或晒干为末，炼蜜为丸服下。（《本草纲目》）

治疗痈疽
天冬90～150克，洗净，捣细，以好酒滤取汁，一次服下。（《本草纲目》）

治疗扁平疣
将扁平疣表面消毒后刺破，将新鲜天冬断面置于扁平疣刺破处，来回摩擦。每日2次，隔3～5日再进行1次。（中医验方）

治疗睾丸疝气
天冬9克，乌药15克，水煎服。（《本草纲目》）

保健药膳

天冬烧冬瓜

配方：天冬20克，冬瓜500克，盐6克。

制作：❶将天冬洗净切薄片；冬瓜去皮，洗净切片。

❷将冬瓜、天冬同放炖锅内，加水适量，置武火上烧沸，再用文火炖30分钟，加入盐搅匀即成。

功效：滋阴清热，利水消肿。对尿黄，水肿患者尤佳。

核桃天冬炖鳝鱼

配方：核桃仁50克，天冬50克，鳝鱼500克，料酒10克，姜5克，葱10克，盐3克，鸡精2克，鸡油35克。

制作：❶将核桃仁洗净，去杂质；天冬浸泡一夜，切厚片；鳝鱼宰杀后，去头、骨、切段；姜切片，葱切段。

❷将核桃仁、天冬、鳝鱼、料酒、姜、葱同放炖锅内，加水2800毫升，置武火上烧沸，再用文火炖35分钟，加入盐、鸡精、鸡油，搅匀即成。

功效：补脑益智，润肠通便。适用于脑力衰退、便秘、智力低下等症。

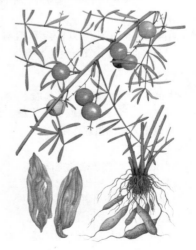

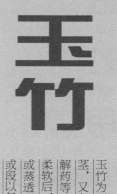

玉竹

玉竹为百合科多年生草本植物玉竹的根茎，又名山姜、玉术、西竹、葳蕤、百解药等。春、秋二季采挖，洗净，晒至柔软后，反复揉搓，晾晒至无硬心，晒干；或蒸透后，揉至半透明，晒干，切厚片或段以备用。

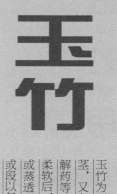

【产地溯源】

主产于湖南、河北、江苏、浙江、河南、安徽、江西、东北等地。

【性味归经】

味甘，性微寒。归胃、肺经。

【本草语录】

主中风暴热，不能动摇，跌筋结肉，诸不足。——《神农本草经》

（主）风湿自汗灼热，及劳疟寒热，脾胃虚乏，男子小便频数，失精，一切虚损。——《本草纲目》

治肺胃燥热，津液枯涸，口渴嗌干等症，而胃火炽盛，燥渴消谷，多食易饥者，尤有捷效。——《本草正义》

除烦闷，止渴，润心肺，补五劳七伤虚损。——《日华子本草》

功效主治

本品养阴润燥，生津止渴，主要适用于如下病证：

燥伤肺胃，阴津亏损

证见干咳少痰，咽干口渴，可与薄荷、桔梗等合用。

热伤胃阴

热病后期，如见口舌干燥、食欲不振，可与沙参、麦冬等合用。

热伤心阴

证见烦热多汗、惊悸等，宜与麦冬、甘草、远志等清热养阴之品配伍。

现代研究

本品含甾体皂苷、黄酮及其糖苷、微量元素、氨基酸、其他含氮化合物、黏液质、白屈菜酸、维生素 A 样物质等成分，具有以下方面的生理作用：

❶ 降血糖，降血脂。

❷ 缓解动脉粥样斑块形成，使外周血管和冠脉扩张，防治冠心病。

❸ 延长耐缺氧时间。

❹ 强心，抗氧化，抗衰老。

❺ 有类似肾上腺皮质激素样作用。

补阴药

选购要点

以条大、肉肥壮、色黄白、体软味甜、光泽油润者为佳。

贮藏方法

贮于有盖容器内，防潮，防蛀，防鼠。

用法用量

入煎剂，9～15克；如单用或用于强心，则可用至30克。

注意事项

脾胃虚弱、痰湿内蕴、中寒便溏者，均不宜服用。

 疗疾验方

治疗眼花、赤痛昏暗

甘露汤：玉竹（焙）6克，薄荷2叶，生姜1片，蜜少许，水1盏，煎服，每日1剂。（中医验方）

治疗秋燥伤胃阴

玉竹麦冬汤：玉竹、麦冬各9克，沙参6克，生甘草3克，水煎服。（《温病条辨》）

治疗阴虚类高血压

肥玉竹500克，加水13碗，文火煎至3碗，分多次1日服完。（中医验方）

治疗小便淋沥涩痛

玉竹30克，鲜芭蕉根50克，滑石10克。水煎服。（中医验方）

 保健药膳

玉竹海参煲

配方：玉竹25克，水发海参200克，香菇50克，玉兰片50克，火腿肉50克，味精5克，鸡精5克，棒子骨汤2500毫升，姜5克，葱5克，盐5克。

制作：❶ 将玉竹水发后，切片；玉兰片发好，切片；火腿肉、姜切片，葱切节。

❷ 将玉竹、玉兰片、海参、火腿肉、姜、葱、盐、味精、鸡精同放煲内，加入棒子骨汤。

❸ 将煲置武火上烧沸，用文火煲40分钟，停火，上桌，既可带火烫其他菜食用，又可佐餐。

功效：补肾益精，养血润燥，适用于高血压、血管硬化、更年期综合征等。

玉竹煮羊心

配方：玉竹20克，羊心1个，料酒10克，姜5克，葱10克，盐2克，味精2克，鸡油20克。

制作：❶ 将玉竹润透，洗净，切4厘米长的段；羊心洗净，用沸水汆去血水，切成薄片；姜切片，葱切段。

❷ 将玉竹、羊心、料酒、姜、葱同放炖锅内，加水1000毫升，置武火上煮沸，再用文火煮25分钟，加入盐、味精、鸡油，搅匀即成。

功效：补心，安神，舒郁，降压，适用于高血压等症。

玉竹煲豆腐

配方：玉竹30克，猪瘦肉100克，豆腐200克，姜5克，蒜10克，葱10克，酱油10克，盐5克，植物油50克，上汤200毫升。

制作：❶ 玉竹洗净，剁成小颗粒状；猪瘦肉洗净，先切丝，后剁成小颗粒状；豆腐洗净，切成颗粒状；姜切丝，葱切花，蒜去皮切片。

❷ 锅置武火上，加入植物油，烧六成热时，放入蒜、葱、姜爆香，加入瘦猪肉，炒至变色，放入玉竹、豆腐、盐，加入上汤，用文火煲25分钟即成。

功效：清热解毒，降脂降压。

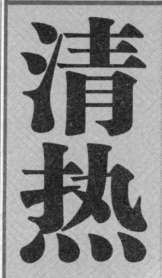

第 三 章

清热

常用药

分类

清热泻火药：以清泻火热为主要作用的药物。
清热凉血药：以清解血分之热为主要作用的药物。
清热燥湿药：以清热燥湿为主要作用的药物。
清热解毒药：以清解热毒为主要作用的药物。
清虚热药：以清虚热、退骨蒸为主要作用的药物。

功效

中医论点： 本类药物均属寒性，由于药味的不同，大体分为苦寒、甘寒两类，分别具有清热泻火、燥湿、解毒、凉血、清虚热等功效，主要用于各种里热证，如湿热诸证、温毒发斑、痈肿疮毒及阴虚发热等。

现代药理： 清热药具有抗菌作用，对流感病毒有抑制作用，又有消炎、解热、镇静、降压等作用。部分清热药还能促进机体免疫功能，以及解蛇毒、抗肿瘤、利胆保肝、降低谷丙转氨酶浓度。

应用

应用清热药时，首先要辨别热证虚实，同时还要注意有无兼证，并选择适当药物予以配伍。如里热邪实，表证未解时，与解表药配伍；里热内盛，津液受损时，与养阴生津药配伍；若兼有气虚者，当配补气药；若里热积滞，大便不下，与泻下药配伍使用。

禁忌

1.清热药药性寒凉，易伤脾阳，苦味败胃，故脾胃虚寒、胃纳不佳、肠滑易泄者要慎用。忌用于寒证，对于真寒假热者，尤应辨清，决不能误用，以免雪上加霜。

2.服药剂量不宜过重，服药时间不可过长，一旦热象消退便应停用，以免克伐太过，损伤正气。

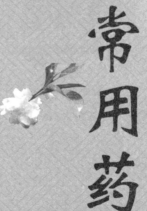

含义

凡以清泻里热为主要功效，常用以治疗里热证的药物，称为「清热药」。

清热泻火药

清热泻火药，性味大多甘寒或苦寒，主要归肺、胃、心、肝经，以清气分实热为主要作用。适用于急性热病具有高热、烦躁、口渴、脉洪实有力、苔黄、小便短赤等症，并可用于治疗肺热、胃热、心热、暑热引起的多种实热证。

应用本类药物时，常根据不同兼证作相应的配伍，若体虚兼有火热证候的病人使用本类药物，应适当配伍扶正药物。

决明子

决明子为豆科植物决明或小决明的成熟种子，又名草决明、羊明、羊角等。于秋季果实成熟后采收，将全株割下或摘下果实，晒干，打出种子，扬净硬壳及杂质，再晒干。生用或炒用。

【产地溯源】

主产于安徽、广西、四川、浙江、广东等地。

【性味归经】

味苦、甘、咸，性微寒。归肝、大肠经。

【本草语录】

治青盲，目淫肤赤白膜，眼赤痛，泪出，久服益精光。——《神农本草经》

治小儿五疳，擦癣癞。——《生草药性备要》

利五脏……除肝家热。——《药性论》

功效主治

本品清肝明目，润肠通便，主要适用于如下病证：

目赤目暗

治疗肝火上扰，目赤涩痛，常配栀子、夏枯草等同用；治风热上攻，头痛目赤，常配桑叶、菊花、青葙子等同用；治肝肾精血亏虚，不能上养而致头痛眩晕，目暗不明，常配枸杞子、沙苑子等同用。

肠燥便秘

治疗肠燥内热，大便秘结，单用泡茶饮，或配火麻仁、栝楼仁等同用。

现代研究

决明子含大黄酚、大黄素、大黄素甲醚、决明素、决明子苷、决明蒽酮和决明子内酯等。具有以下方面的生理作用：

❶ 对葡萄球菌、白喉杆

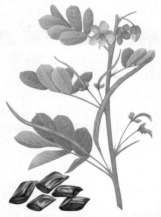

菌及伤寒杆菌、副伤寒杆菌、大肠杆菌等有抑制作用。

❷ 降血脂，抑制动脉粥样硬化，抗血小板聚集。

❸ 降压，利尿。

❹ 促进胃液分泌，保肝及缓泻等。

❺ 决明子在现代用于治疗高血压、血脂异常、夜盲症、急性角膜炎及口腔炎等。

选购要点

以颗粒均匀、饱满，黄褐色者为佳。

贮藏方法

置阴凉干燥处，谨防受潮。

用法用量

煎汤，9 ~ 15 克，大剂量可用至30 克；或研末；或泡茶饮。外用适量，研末调敷。

注意事项

虚寒证，尤其是脾虚便溏者忌用。

疗疾验方

｜治疗夜盲症

决明子 200 克、地肤子 150 克，共研为末，加米汤做成丸，如梧桐子大。每服20 ~ 30 丸，米汤送下。（《本草纲目》）

｜治疗痤疮

决明子 15 克，炒研，用绿茶调和，敷两侧太阳穴。每日 1 次。（中医验方）

｜治疗眼睛红肿

决明子炒后研细，加茶调匀，敷于太阳穴处，药干即换。（《本草纲目》）

｜治疗鼻血不止

决明子末加水调和，敷于胸口处。（《本草纲目》）

 ## 保健药膳

决明五味炖乌鸡

配方：决明子12克，五味子10克，乌鸡1只（1000克），姜5克，葱10克，盐5克。

制作： ❶ 把决明子、五味子洗净；乌鸡宰杀后去毛、内脏及爪；姜拍松。

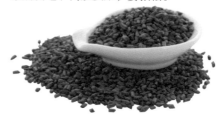

❷ 把盐抹在鸡身上，姜、葱、决明子、五味子放入鸡腹内，把鸡放入炖锅内，加清水 1500 毫升。

❸ 把炖锅置武火上烧沸，再用文火炖 1 小时即成。

功效： 补气血，降血压。

决明子蔬菜汤

配方：决明子35克，枸杞子6克，大白菜150克，萝卜30克，干海带芽、紫菜末各10克，葱3根，味精15克。

制作： ❶ 萝卜（去皮）、大白菜洗净，切块；葱洗净，切段；味精加入适量水，轻轻搅动化开。

❷ 决明子放入锅中加适量水煮 30 分钟，滤除杂质，汤汁留下。

❸ 除海带芽外全部材料放入汤汁中煮10 分钟，停火，再加入海带芽泡至涨开即可。

功效： 助消化，通气排便。

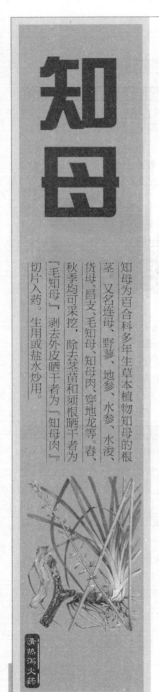

知母

知母为百合科多年生草本植物知母的根茎。又名连母、野蓼、地参、水参、水浚、货母、昌支、毛知母、知母肉、穿地龙等。春、秋季均可采挖，除去茎苗和须根晒干者为「毛知母」，剥去外皮晒干者为「知母肉」。切片入药。生用或盐水炒用。

清热泻火药

【产地溯源】

主产于河北、山西以及东北地区等地。

【性味归经】

味苦、甘，性寒。归肺、胃、肾经。

【本草语录】

主消渴热中，除邪气，肢体浮肿，下水，补不足，益气。——《神农本草经》

知母之辛苦寒凉，下则润肾燥而滋阴，上则清肺金而泻火，乃二经气分药也。——《本草纲目》

泻无根之肾火，疗有汗之骨蒸，止虚劳之热，滋化源之阴。——《用药法象》

功效主治

本品清热泻火，滋阴润燥，生津止渴，主要适用于如下病证：

温病邪热亢盛

证见壮热、烦渴、脉洪大等肺胃实热证，常与石膏、甘草等同用。

肺热咳嗽

证见痰黄、口渴、便秘等，常与贝母、栝楼、桑白皮、杏仁等同用。

阴虚发热

证见骨蒸盗汗、虚劳咳嗽等，常与黄柏、鳖甲、地骨皮等同用。

内热伤津之消渴证

常与天花粉、葛根、麦冬等同用。

肠燥便秘

多与当归、火麻仁、生何首乌同用。

选购要点

毛知母以身条肥大，外皮附金黄色细绒毛，质坚实而柔润，断面色白，嚼之味苦发黏者为佳；知母肉以身条肥大，滋润，质坚，色白，嚼之发黏者为佳。

贮藏方法

置于通风干燥处，防潮，防蛀。

用法用量

煎服，6～12克，清热泻火宜生用，滋阴降火宜盐水炙用。

🫖 疗疾验方

治疗咳嗽、发热、盗汗
二母散：知母12克，贝母10克。水煎服，或研末分4次服。每日服2次。（《成方切用》）

治疗小便不通
滋肾丸：知母10克，肉桂5克，黄柏10克。水煎服。（《医学发明》）

治疗月经先期
补阴丸：黄柏、知母（去皮、毛、炒）各等份。研为末，炼蜜为丸。每服50丸。（《万氏妇人科》）。

【产地溯源】
主产于湖南、江西、浙江等地。

【性味归经】
味苦，性寒。归心、肺、三焦经。

【本草语录】
主五内邪气，胃中热气，面赤，酒疱渣鼻，白癞、赤癞、疮疡。——《神农本草经》

治吐血、衄血、血痢、下血、血淋，损伤瘀血，及伤寒劳复，热厥头痛，疝气，烫火伤。——《本草纲目》

利五淋，主中恶，通小便，解五种黄病，明目。治时疾，除热及消渴、口干、目赤肿痛。——《药性论》

疗目热赤痛，胸心、大小肠大热，心中烦闷，胃中热气。——《名医别录》

功效主治
本品泻火除烦，清热利湿，凉血解毒，消肿止痛，主要适用于如下病证：

热病
证见烦躁不安，睡眠不宁，常与豆豉或黄芩、黄连同用。

湿热黄疸
常与茵陈、黄柏、生大黄等同用。

膀胱湿热所致热淋
常与黄柏、木通、滑石、车前子等同用。

血热出血
证见衄血、吐血、咳血等，常与生地、丹皮、侧柏叶等同用。

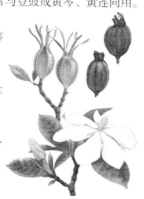

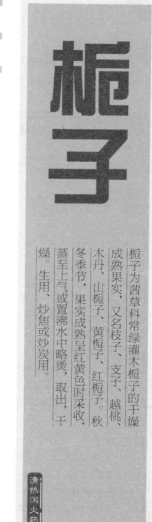

栀子

栀子为茜草科常绿灌木栀子的干燥成熟果实，又名枝子、支子、越桃、木丹、山栀子、黄栀子、红栀子。秋冬季节，果实成熟呈红黄色时采收，蒸至上气或置沸水中略烫，取出，干燥。生用、炒焦或炒炭用。

清热泻火药

热毒疮痈

本品清热解毒，可用于多种热毒病症。常与银花、连翘、蒲公英等解毒消痈药同用，内服外用均可。

 选购要点

以干燥、个小、皮薄、饱满、色红艳、完整者为佳。

贮藏方法

贮于有盖容器中，防潮，防蛀。

用法用量

6 ~ 9 克，清热除烦、清利湿热宜生用，凉血止血宜炒炭。外用适量，研细末，调敷患处。

注意事项

1. 虚寒证不宜。

2. 本品苦寒伤胃，脾虚便溏者尤应忌用。

疗疾验方

治疗便血

用栀子仁适量烧灰，水送服 1 匙。(《本草纲目》)

治疗发热性疾病、胃炎、食道炎

栀子豉汤：栀子、豆豉各 12 克，水煎服。适应证：身热、烦闷不安、舌苔薄黄等。(《伤寒论》)

治疗黄疸型肝炎

栀子柏皮汤：栀子 10 克，侧柏皮 10 克，甘草 3 克。水煎服。适应证：耳热，发黄，心烦，小便不利而短赤。(《伤寒论》)

治疗烧烫伤

将栀子末和鸡蛋清调匀，敷涂患处。(《本草纲目》)

治疗消化道疾病

栀子干姜汤：栀子 12 克，干姜 6 克。水煎服。适应证：胸中郁闷，烦热，腹满。《伤寒论》

治疗血淋涩痛

生栀子末与滑石各等分，葱汤送服。(《本草纲目》)

治疗热毒血痢

将栀子 14 枚去皮，捣为末，炼蜜为丸，如梧桐子大。每服 3 丸，1 日服 3 次，亦可用水煎服。(《本草纲目》)

保健药膳

冠心酒

配方：栀子10克，三七10克，丹参15克，栝楼、薤白、豆豉各30克，冰糖200克，白酒500毫升。

制作：❶ 将前 6 味切片或捣碎，置容器中，加入白酒和冰糖，密封。

❷ 浸泡 7 日后，过滤去渣即成。

功效： 活血化瘀，开胸散结，清热除烦，蠲痹止痛。可治疗并预防冠心病、心绞痛等症。

栀子粥

配方：栀子仁3克，粳米100克，蜂蜜15克。

制作：❶ 粳米淘洗干净，用冷水浸泡半小时，捞出，沥干水分。

❷ 栀子仁洗净，研成粉末。

❸ 粳米放入锅内，加入约 1000 毫升冷水，用旺火烧沸后转小火，熬煮至将熟时，下入栀子仁粉末，搅匀，继续用小火熬煮。

❹ 待粳米软烂后下入蜂蜜，搅拌均匀，再稍焖片刻即可。

功效： 泻火除烦，清热利尿，凉血解毒，散瘀血，适用于青春痘。

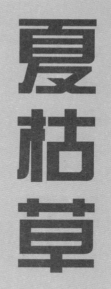

夏枯草

夏枯草为唇形科多年生草本植物夏枯草的干燥带花果穗，又名枯草、枯草梗、麦夏枯、燕面、铁色草、大头花、灯笼头、白花草、棒槌草、棒柱头花等。均为野生，多生于路旁、草地、林边。夏季当果穗半枯时（呈棕红色）采收，除去杂质，晒干。

【产地溯源】

全国各地均产，主产于江苏、浙江、安徽、河南、湖北等地。

【性味归经】

味苦、辛，性寒。归肝、胆经。

【本草语录】

主寒热，瘰疬，鼠瘘，头疮，破症，散瘿结气，脚肿湿痹。——《神农本草经》

行肝气，开肝郁，止筋骨疼痛、目珠痛，散瘰疬、周身结核。——《滇南本草》

治瘰疬、鼠瘘、瘿瘤、症坚、乳痈、乳岩。——《本草从新》

功效主治

本品清肝火，平肝阳，散郁结，降血压，消肿，主要适用于如下病证：

肝火上炎

证见头痛眩晕，目赤肿痛，多与菊花、决明子等同用。

肝阴不足

证见眼珠疼痛，至夜尤甚，多与枸杞子、当归等同用。

肝郁化火，痰火郁结

证见痰核、瘰疬（颈部淋巴结核）、瘿瘤（颈部囊肿或肿块）等。治瘿瘤，多与昆布、海藻、海蛤壳等同用；治瘰疬，多与玄参、牡蛎、大贝母等同用。

现代研究

夏枯草花穗含夏枯草苷、齐墩果酸、熊果酸、胡萝卜素、乌索酸、矢车菊素、黄酮类、香豆素类、挥发油、花色苷、鞣质等；种子含脂肪油及解酯酶，具有以下方面的生理作用：

❶ 降血糖，增加胰岛素分泌。

❷ 扩张血管，降血压。

❸ 镇咳祛痰，平喘。

❹ 促进肠蠕动，助消化，利尿。

❺ 抗炎，抗细菌和真菌，抗病毒，抗肿瘤。

选购要点

以粗长，色棕红，无叶梗杂质，果穗大而干燥者为佳。

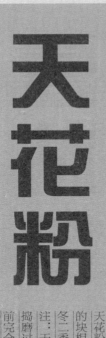

天花粉

清热泻火药

天花粉为葫芦科草本植物栝楼或双边栝楼的块根。又名栝楼根、花粉、栝楼等。秋、冬二季采挖其块根入药。生用，或用鲜品。

注：天花粉本名栝楼根，唐宋时期多加水揭磨过滤后澄粉入药，故改名天花粉。目前完全以块根直接使用，已无天花粉之意。

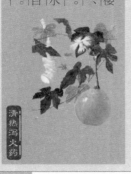

【产地溯源】

主产于河南、山东、江苏等地。

【性味归经】

味微苦、甘，性微寒。归肺、胃经。

【本草语录】

主消渴，身热，烦满大热，补虚，安中，续绝伤。——《神农本草经》

通小肠，排脓，消肿毒，生肌长肉，消仆损瘀血。治热狂时疾，乳痈，发背，痔痿疮疖。——《日华子本草》

治痈疮肿毒，并止咳嗽带血。——《滇南本草》

凉心肺，解热渴。降膈上热痰，消乳痈肿毒。——《景岳全书·本草正》

功效主治

本品清热生津，清肺润燥，解毒消痈，主要适用于如下病证：

热病伤津，消渴

前者常与北沙参、芦根合用，后者可配伍葛根、五味子等治疗。

肺热燥咳

证见干咳少痰，痰中带血，可与北沙参、麦冬等配伍治疗。

疮疡肿痛

配合连翘、蒲公英、浙贝等治疗，可内服，亦可外用。

现代研究

本品含较多的淀粉及皂苷、天花粉蛋白、多种氨基酸、天花粉多糖、植物凝集素、酶类、α-菠菜甾醇等成分，具有以下方面的生理作用：

❶ 引产，抗早孕。

❷ 抗癌，抗艾滋病病毒。

❸ 调节血糖。

❹ 抑菌，增强免疫力。

选购要点

以块大、色白、干燥、粉性足、质坚细腻、纤维少者为佳。

贮藏方法

置干燥处，防蛀。

用法用量

10 ~ 15 克，入煎剂或丸、散剂。

注意事项

1. 不宜与附子、乌头同服。

2. 本品苦寒滋腻，凡脾胃虚寒、大便滑泻者忌用。

3. 用量过大可对肾、肝、心脏有一定毒害作用，引起实质细胞的轻度变性及至出血、死亡。

疗疾验方

治疗糖尿病

天花粉 10 克，西瓜皮、冬瓜皮各 15 克。上药同入砂锅，加水适量，文火煎煮，去渣取汁。口服，每日 2 ~ 3 次。

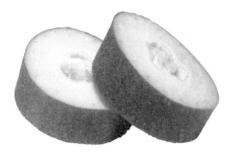

治疗疝气

天花粉 18 克，料酒适量。天花粉用料酒浸约 6 小时后慢火微煎滚，露 1 夜，次晨饮下，若未愈再服 1 剂。（中医验方）

治疗虚热咳嗽

天花粉 30 克，人参 3 克，为末，每服 3 克，每日 1 次，用米汤送服。（《濒湖集简方》）

治疗胃及十二指肠溃疡

天花粉 30 克，贝母 15 克，鸡蛋壳 10 个。上物研细末，每服 6 克，白开水送下。（《辽宁常用中草药手册》）

治疗跌打损伤，胸膛疼痛难忍，咳嗽多年不止

天花粉不拘多少，每服 6 克，用石膏豆腐卤调服。（《滇南本草》）

治疗乳头溃疡

天花粉 60 克，研末，鸡蛋清调敷。（内蒙古《中草药新医疗法资料选编》）

保健药膳

天花粉双耳汤

配方：天花粉 20 克，银耳 15 克，黑木耳 15 克。

制作：❶ 将银耳、黑木耳用温水泡发，摘除蒂柄，除去杂质，洗净，放入碗内；将天花粉放入，加水适量。

❷ 将盛木耳的碗置蒸笼中，蒸 1 小时，待木耳熟透即成。

功效：滋阴补肾润肺，调节血糖，适用于各型糖尿病患者。

天花粉粥

配方：天花粉 10 克，粳米 100 克，盐少许。

制作：❶ 粳米淘洗干净，用清水浸泡 30 分钟。

❷ 将天花粉煎取浓汁，去渣备用。

❸ 将粳米下入锅内，加入天花粉汁和适量冷水，煮至米烂粥稠即可。

功效：本粥载于《千金方》中，据说能清热、生津、止渴，适用于热病伤津、口渴多饮、肺热干咳、消渴。

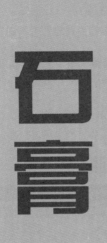

石膏为天然硫酸盐类矿石，主要含有结晶水硫酸钙（CaSO₄·2H₂O）。又名细石、白虎、细理石、软石膏、寒水石、玉火石。挖出后去净泥土、杂石，碾碎，研细生用或煅用。

清热泻火药

石膏在我国分布极广，几乎各省区皆有蕴藏，主产于湖北、安徽、甘肃及四川，尤以湖北应城产者为佳。

【性味归经】

味辛、甘，性大寒。归肺、胃经。

【本草语录】

止阳明经头痛，发热恶寒，日晡潮热，大喝引饮，中暑潮热，牙痛。——《本草纲目》

主中风寒热，心下逆气，惊喘，口干舌焦，不能息。——《神农本草经》

除时气头痛身热，三焦大热，皮肤热，肠胃中膈热，解肌发汗；止消渴烦逆，腹胀暴气喘息，咽热。——《名医别录》

石膏性寒，大清胃热；性淡气薄，能解肌热；体沉性降，能泄实热。——《疫疹一得》

功效主治

本品清热泻火，除烦止渴，收敛生肌，主要适用于如下病证：

阳明实热表证

证见高热烦躁、大渴饮冷、大汗、苔黄、脉洪大等，常与知母、甘草、粳米等同用。若气血两燔，身发斑疹者，常配伍人工犀角、玄参、知母等。

胃火亢盛

证见头痛、牙龈肿痛、口舌生疮，常与知母、生地、丹皮、升麻等同用。

肺热咳喘

常与麻黄、杏仁、甘草等同用。

疮疡、湿疹、烧伤

煅后外用，具有收敛生肌、保护疮面等作用。

现代研究

本品主要成分为含水硫酸钙，并常含黏土、有机物、硫化物及钛、铜等多种微量元素，具有以下方面的生理作用：

❶ 降低毛细血管通透性，缩短凝血时间，止血。

❷ 抑制神经应激能力，减轻骨骼肌兴奋性。

❸ 增强巨噬细胞吞噬能力。

❹ 促进胆汁排泄，降低血糖。

❺ 抗感染，增强免疫力。

选购要点

以块大，色白，半透明，纵断面如丝者为佳。

贮藏方法

贮于有盖容器内，置干燥处防潮。

用法用量

煎服，15 ~ 60 克，宜打碎先煎。内服宜生用；外用多火煅研末，亦可生用。

注意事项

本品性大寒，脾胃虚寒及血虚、阴虚发热者忌服。

 疗疾验方

治疗各种发热性疾病

玉泉散：石膏 20 克，甘草 3 克，水煎服。适应证：烦渴，身热有汗，头痛，痰喘等（《成方切用》）

治疗烧烫伤

用石膏粉敷于患处，有显效。（《本草纲目》）

治疗头痛、流鼻血。

石膏、牡蛎各 30 克，研细。每次服 6 克，新汲水送下。同时用水调少量药末滴鼻内。（《本草纲目》）

治疗夜盲症

将石膏粉 3 克放在两片切得很薄的猪肝中，外用绳子捆好，在砂锅中煮熟，取出切食。每日 1 次。（《本草纲目》）

治疗湿温烦渴、多汗

石膏、炙甘草各等分，研为末，每服 2 小匙，热开水送下。（《本草纲目》）

治疗伤寒发狂

石膏 6 克，黄连 3 克，共研细。甘草煎汤，凉凉送下，此方名"鹊石散"。（《本草纲目》）

治疗小儿丹毒

用石膏粉 30 克调水涂搽患处。（《本草纲目》）

治疗骨蒸劳病（外寒内热，附骨而蒸，身体消瘦，饮食无味，四肢渐细，脚背浮肿）

石膏 300 克，研细，水调服。每次服 1 茶匙，1 日 2 次。（《本草纲目》）

治疗肺热喘咳

石膏 60 克，炙甘草 15 克，共研为末。每次服 9 克，生姜蜜汤送下。（《本草纲目》）

保健药膳

石膏粳米粥

配方：石膏60克，粳米60克。

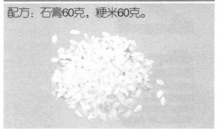

制作：❶ 将石膏捣碎，置砂锅内，加水煎 15 分钟，滤去渣。

❷ 将粳米淘洗干净，放入盛石膏汁的砂锅内，熬煮至熟即成。

功效：清热止渴。

竹叶石膏粥

配方：石膏90克，竹叶50片，粳米60克，白糖30克。

制作：❶ 将竹叶用清水洗净后，切成 3 ~ 5 厘米的长条，再同石膏一起放入锅内，加热水约 2000 毫升，熬 20 分钟，滗出药汁，滤去渣，澄清凉凉后，滗出上层汁。

❷ 将粳米淘洗干净，加入药汁和水煮粥。

❸ 食用时，加入白糖少许。

功效：清热除烦，益胃生津。

清热凉血药

清热凉血药，多为苦、甘、咸、寒之品，主归心、肝经。入血分以清血分热邪，对血分实热有凉血清热作用。适用于热入营血，高热神昏，身发斑疹，舌质红绛，以及血热妄行所致的鼻衄、吐血、便血等证。

部分兼能养阴的凉血药，有一定的滋腻性而具有甘寒助湿之弊，故湿滞便溏、纳差者应慎用此类药物。而兼能活血化瘀的凉血药，孕妇当忌。

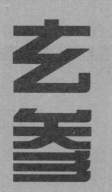

玄参

玄参为玄参科多年生草本植物玄参的干燥根。又名元参、重台、鹿肠、玄台、逐马、馥草、黑参、野脂麻、乌元参、浙玄参、细皮玄参、粗皮玄参。立冬前后茎叶枯萎时采挖，除去根茎、幼芽、须根和泥沙，晒或烘至半干，然后反复堆晒至内部色黑，晒干，切片。生用。

【产地溯源】

主产于我国长江流域以及陕西、福建等地。

【性味归经】

味苦、甘、咸，性寒。归肺、胃、肾经。

【本草语录】

主腹中寒热积聚，女子产乳余疾，补肾气，令人目明。——《神农本草经》

主暴中风，伤寒身热，支满狂邪，忽忽不知人，温疟洒洒，血瘕下寒血，除胸中气，下水，止烦渴，散颈下核、痈肿、心腹痛、坚癥，定五脏。——《名医别录》

滋阴降火，解斑毒，利咽喉，通小便血滞。——《本草纲目》

功效主治

本品清热凉血，滋阴解毒，主要适用于如下病证：

温热病

证见阴液耗伤，烦热口渴，神昏，便秘等，常与生地、麦冬、丹皮、黄连等同用。

咽喉肿痛

常与生地、沙参、麦冬同用。

瘰疬痰核

常与牡蛎、贝母、夏枯草等同用。

脱疽

常与当归、金银花、甘草同用。

选购要点

以个肥大，皮细，体糯质实，断面发乌而油润者质佳。

贮藏方法

贮于有盖容器中，防潮，防蛀。

用法用量

煎服，9～15克。

注意事项

1. 本品反藜芦。
2. 虚寒证不宜，脾虚便溏者尤应忌用。

 疗疾验方

治疗发斑咽痛

玄参、升麻、甘草各15克，加水3碗，煎取一碗半，温服。(《本草纲目》)

治疗鼻中生疮

用玄参末涂搽患处，或把玄参在水中泡软后塞入鼻中。(《本草纲目》)

治疗阴虚便秘

玄参30克，麦冬24克。水煎服。(中医验方)

治疗淋巴结肿大

玄参(蒸)、牡蛎(醋煅)、贝母(去心、蒸)各等份，共研为末，炼蜜为丸。开水送服，每次9克，每日2次。(中医验方)

治疗风热头痛

玄参60克，煎浓汁500毫升，温饮。(中医验方)

治疗牙痛

玄参、生地各30克，土牛膝40克，细辛2克(药物剂量可随病情加减)。上药水煎服，每日1剂，服用1～13剂。(中医验方)

 保健药膳

玄参磁石酒

配方：玄参150克，磁石(烧今赤、醋淬7遍、研细水飞)150克，白酒1000毫升。

制作：将玄参切碎，与磁石一同入布袋，置容器中，加入白酒，密封，浸泡7日后，过滤去渣即成，临卧空腹温服10毫升。

功效：滋阴、泻火、潜阳，适用于瘰疬寒热。

制作：❶将玄参洗净，切成薄片；猪肝放入锅内，加水适量，煮透，捞出，切成薄片，加入姜、葱、调料除去腥味。

❷将玄参置煲内，加汤烧沸。先煮30分钟，再加入棒子骨汤、猪肝，煮熟，调味，上桌，既可烫其他菜食，又可直接佐餐。

功效：养肝益阴，泻火解毒，适用于急、慢性结膜炎，更年期综合征等。

玄参乌梅粥

配方：玄参、乌梅各15克，糯米30克，冰糖适量。

制法：❶将玄参、乌梅加水适量煎煮，去渣取汁。

❷糯米加水煮成稀粥，等粥成时兑入药汁，加冰糖，稍煮即可。

功效：滋阴清热，生津润喉。

玄参生地猪肉汤

配方：玄参、生地各80克，马勃20克，陈皮1角，猪肉250克，盐少许。

制作：❶玄参、生地、马勃分别用清水洗净。

❷陈皮用清水浸透，洗净。

❸猪肉用清水洗净。

❹瓦煲内加入适量清水，先用武火煲至水滚，然后放入以上全部材料，候水再滚起，改用中火继续煲2小时左右，以少许盐调味即可。

功效：清热消肿，养阴解毒，适用于口腔癌，尤其是喉癌、声音嘶哑、喉咙疼痛、喉部溃烂、口臭恶心、烦热不适等症。

注意：大便溏泄的人不宜多饮用。

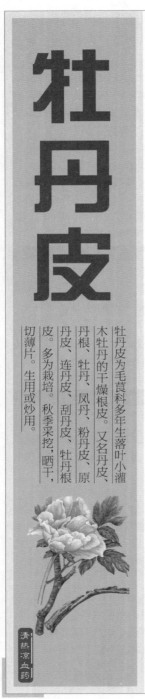

牡丹皮

牡丹皮为毛茛科多年生落叶小灌木牡丹的干燥根皮。又名丹皮、丹根、牡丹、凤丹、粉丹皮、原丹皮、连丹皮、刮丹皮、牡丹根皮。多为栽培。秋季采挖，晒干，切薄片。生用或炒用。

清热凉血药

【产地溯源】

主产于安徽、四川、贵州、湖南、湖北、陕西、山东、甘肃等地。安徽铜陵凤凰山产者质量最优，习称"凤丹"。

【性味归经】

味苦、辛，性微寒。归心、肝、肾经。

【本草语录】

主寒热，中风瘛疭、痉、惊痫邪气，除症坚瘀血留舍肠胃，安五脏，疗痈疮。——《神农本草经》

除时气头痛，客热五劳，头腰痛，风噤，癫疾。——《名医别录》

除邪气，悦色，通关腠血脉，排脓，通月经，消仆损瘀血，续筋骨，除风痹，落胎下胞，产后一切冷热血气。——《日华子本草》

功效主治

本品清热凉血，活血散瘀，主要适用于如下病证：

热入血分

证见发斑发疹、吐血、衄血等，常与人工犀角、生地、赤芍等同用。

热病后期

证见夜热早凉及阴虚发热、无汗、骨蒸，常与青蒿、鳖甲、知母等同用。

选购要点

以条粗、肉质、断面色白、粉性足、香气浓、亮星多者为佳。

贮藏方法

置于通风干燥处，防潮，防蛀。

用法用量

6～12克。一般生用，出血证可用丹皮炭。

疗疾验方

治疗肠痈

大黄丹皮汤：牡丹皮、大黄各10克，桃仁15克，冬瓜子30克，芒硝10克，水煎服，适用于阑尾炎以及腹腔的其他化脓性疾病。（《金匮要略》）

【产地溯源】

主产于辽宁、新疆、湖南、湖北、内蒙古等地。

【性味归经】

味甘、咸，性寒。归心、肝经。

【本草语录】

主心腹邪气，五疸，补中益气，利九窍，通水道。——《神农本草经》

疗腹肿胀满痛。以合膏，疗小儿疮及面皶。——《名医别录》

功效主治

本品活血凉血，解毒透疹，主要适用于如下病证：

温毒发斑，血热毒盛

证见斑疹紫黑。多与赤芍、蝉蜕等同用。

麻疹紫暗，疹出不畅，兼咽喉肿痛

多与连翘、牛蒡子、山豆根等同用。

选购要点

以条粗长、色紫、质软、皮厚者为佳。

贮藏方法

置于通风干燥处，防潮，防蛀。

用法用量

煎服，5～9克。外用适量，熬膏或用油浸泡涂擦。

疗疾验方

治疗小便卒淋

紫草30克，制成散剂，每次饭前用井水煎服6克。（《本草纲目》）

治疗恶虫咬伤

用紫草煎油涂搽患处，有显效。（《本草纲目》）

治疗疮疹初期

紫草（去粗梗）60克，陈皮（去白，焙干）30克，共研为末。每次3克，水60毫升，入葱白2片，煎至30毫升，去渣温服。每次10毫升，每日3次。（中医验方）

预防麻疹

麻疹流行期间，可用紫草10克，甘草3克，水煎服。每日1次，连服3～7日。（中医验方）

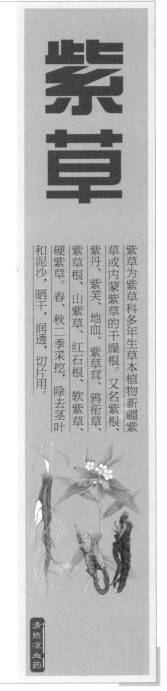

紫草

紫草为紫草科多年生草本植物新疆紫草或内蒙紫草的干燥根。又名紫根、紫丹、紫芙、地血、紫草茸、鸦衔草、紫草根、山紫草、红石根、软紫草、硬紫草。春、秋二季采挖，除去茎叶和泥沙，晒干，润透，切片用。

清热凉血药

清热燥湿药

清热燥湿药，性味苦、寒，故有清热燥湿，兼泻火解毒的功效。适用于湿热证及实热证。如湿温或暑温夹湿，因湿热蕴结，气机不畅，证见身热不扬、胸膈痞闷、小便短赤、舌苔黄腻；若湿热蕴结脾胃，升降失常，而致痞满吐利；湿热壅滞大肠，传导失职，可见泄泻、痢疾、痔疮肿痛；湿热蕴结肝胆，可见黄疸尿赤、耳肿流脓；湿热下注，则带下色黄，或热淋灼痛；湿热流注关节，则见关节红肿热痛；湿热浸淫肌肤，则成湿疹、湿疮等。

苦寒伤脾伐胃，苦燥伤阴，故用量不宜过大。脾胃虚寒，津伤阴亏者当慎用。确需使用，可配健胃及养阴药同用。

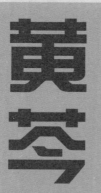

黄芩

黄芩为唇形科多年生草本植物黄芩的干燥根，又名条芩、枝芩、子芩、片芩、黄文、空肠、元芩、山茶根、黄金茶根等。多为野生，春、秋二季采挖。除去须根和泥沙，晒后撞去粗皮，晒干，蒸透或开水润透切片。生用、酒炙或炒炭用。

【产地溯源】

主产于我国东北以及河北、河南、内蒙古、山西、陕西等地。

【性味归经】

味苦，性寒。归肺、脾、胆、大肠、小肠经。

【本草语录】

主诸热黄疸，肠澼泄痢，逐水，下血闭，恶疮，疽蚀，火疡。——《神农本草经》

疗痰热，胃中热，小腹绞痛，消谷，利小肠，女子血闭，淋露下血，小儿腹痛。——《名医别录》

治风热、湿热、头痛、奔豚热痛、火咳肺痿、喉腥、诸失血。——《本草纲目》

功效主治

本品清热燥湿，泻火解毒，凉血止血，除热安胎，主要适用于如下病证：

▍肺热咳嗽
常与桑白皮、栝楼、鱼腥草等同用。

▍湿热下痢
常与黄连、葛根等同用。

▍胎热
证见胎动不安、恶心呕吐等，常与白术、竹茹、黄连等同用。

▍血热出血
证见吐血、衄血、便血、崩漏等，常与大黄、黄连、小蓟、地榆炭等同用。

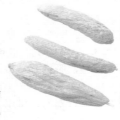

选购要点

以条长、质坚实、色黄皮净者为佳。

贮藏方法

置于通风干燥处，防潮，防蛀。

用法用量

3～9克。水煎服，或入丸、散剂。清热用生黄芩，安胎用炒黄芩，清上焦热用酒黄芩，止血用黄芩炭。

注意事项

黄芩苦寒伤胃，故脾胃虚寒者、孕妇胎寒者均不宜使用。

疗疾验方

治疗肝热生翳

黄芩30克，淡豆豉90克，共研为末。每次服9克，以熟猪肝裹药，温汤送下，每日2次。忌食酒、面。(《本草纲目》)

预防猩红热

在猩红热流行期间，用黄芩9克，水煎服。每日1剂，分2～3次服，连服3日。(中医验方)

治疗丹毒

黄芩100克，研成细末，用水调和，敷患处。每日数次。

治疗吐血、鼻血、下血

黄芩30克研末，每取9克加水1碗，煎取六成，和渣一起温服。(《本草纲目》)

安胎清热

黄芩、白术各等分，共研为末，调米汤做成丸，如梧桐子大。每服50丸，开水送下。(《本草纲目》)

治疗胸部积热

三补丸：黄芩、黄连、黄柏各等分，共研为末。蒸饼做成丸，如梧桐子大。每服20～30丸，开水送下。(《本草纲目》)

治疗肤热如火烧，骨蒸痰嗽等

黄芩30克，水2杯，煎取1杯，一次服下。(《本草纲目》)

治疗血淋热痛

黄芩30克，水煎，热服。(《本草纲目》)

妇女绝经期的年龄已过，仍有经血

黄芩心60克，浸淘米水中7日，取出炙干再浸，如此7次，研细，加醋调糊做成丸，如梧桐子大。每服70丸，空腹以温酒送下，1日2次。(《本草纲目》)

治疗产后血渴，饮水不止

黄芩、麦冬各等分，共研为末，水煎温服。(《本草纲目》)

保健药膳

黄芩蒸猪腰

配方：猪腰2个，黄芩12克，调料适量。

制作：❶将猪腰切开去筋膜，洗去血水切成片，放入清水中浸泡30分钟。

❷将猪腰与黄芩共置瓷器内，酌加调料，隔水用旺火蒸至猪腰熟透，去黄芩，分2次食用，5日为1疗程。

功效：补肾清热，安胎，适用于血热之先兆流产。

胡连黄芩粥

配方：胡黄连、黄芩各10克，粳米100克，白糖适量。

制作：❶将胡黄连、黄芩择净，同放锅中，加清水适量，浸泡5～10分钟后，水煎取汁。

❷粳米入药汁中煮粥，待熟时，调入白糖，再煮一二沸即成，每日1剂。

功效：清热燥湿，适用于肝胆湿热型血脂异常。

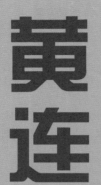

黄连

黄连为毛茛科多年生草本植物黄连、三角叶黄连或云连的根茎。又名川连、王连、支连、味连、雅连、云连、野连、土黄连、峨眉连、凤尾连、鸡爪黄连。秋季采挖。生用或姜灸、酒灸后用。

清热燥湿药

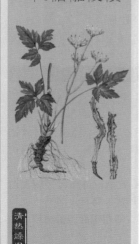

【产地溯源】

黄连主产于四川、湖北，三角叶黄连主产于四川洪雅、峨眉，云连主产于云南等地。

【性味归经】

味苦，性寒。归心、肝、脾、胃、胆、大肠经。

【本草语录】

主热气目痛，眦伤泣出，明目，肠澼腹痛下痢，妇人阴中肿痛。——《神农本草经》

去心窍恶血，解服药过剂烦闷及巴豆、轻粉毒。——《本草纲目》

主五脏冷热，久下泄澼脓血，止消渴，大惊，除水利骨，调胃厚肠，益胆，疗口疮。——《名医别录》

治五劳七伤，益气，止心腹痛。惊悸烦躁，润心肺，长肉，止血；并疮疥，盗汗，天行热疾；猪肚蒸为丸，治小儿疳气。——《日华子本草》

治痈疽疮疥，酒毒，胎毒，除疳杀虫。——《本草备要》

功效主治

本品清热燥湿，泻火解毒，主要适用于如下病证：

湿热呕吐、痢疾
前者常与吴茱萸、生姜、竹茹等同用；后者多与木香、黄芩等配伍。

温热病
证见神昏谵语、烦躁不宁等，常与菖蒲、天竺黄、人工犀角等同用。

心火亢盛
证见心烦失眠，常与栀子、朱砂、生地等同用。

各种热毒证
如口舌生疮、咽喉肿痛、疮疥痈肿等，常与生地、金银花、生大黄、蒲公英等同用。

选购要点

以条粗壮、无残茎毛须、质坚实而体重、断面红黄者为佳，习惯认为雅连、川连品质较优。

贮藏方法

贮于有盖容器中，置于通风干燥处。

用法用量

2～5克。水煎服，或入丸、散剂，本品炒用能降低寒性，姜汁炙用清胃止呕，酒炙清上焦火，猪胆汁炒泻肝胆实火。外用适量。

注意事项

本品大苦大寒，过量或服用较久，易致败胃。故凡胃寒呕吐、脾虚泄泻、阴虚烦热者均忌用。如必须应用时应适当配伍。

 疗疾验方

治疗痢疾下血
黄连 30 克，加水 400 毫升，煮取 200 毫升，凉一夜，次日烧热后空腹服。（《本草纲目》）

治疗无名肿毒
黄连、槟榔各等分，共研为末，加鸡蛋清调匀搽患处。疮已溃或未溃皆可用此方。（《本草纲目》）

治疗湿疹、头疮、头癣
黄连 500 克，水煎，去渣，药液洗发或外洗患处。每日 1 次。（中医验方）

治疗口舌生疮
黄连 60 克，以料酒 500 毫升煎汤，煎液经常漱口或口含。（中医验方）

治疗呃逆（打嗝）
黄连 3 克，苏叶 2.5 克，水煎服。

治疗心肾不交，怔忡无寐（失眠）
交泰丸：生川黄连 15 克，肉桂心 1.5 克，研细末，用白蜜合为丸。淡盐水送服。（《四科简效方》）

治疗小儿胃热吐乳
黄连 6 克，清半夏 6 克。共为细末，分 100 等分，日服 3 次，每次 1 份。（辽宁《中草药新医疗法资料选编》）

治疗妊娠子烦，口干不得卧
取黄连末适量，每服 3 克，用稀粥送服。

【产地溯源】
关黄柏主产于辽宁、吉林等地，川黄柏主产于四川、贵州等地。

【性味归经】
味苦，性寒。归肾、膀胱经。

【本草语录】
主五脏肠胃中结热，黄疸，肠痔；止泄痢，女子漏下赤白，阴伤蚀疮。——《神农本草经》

主热疮疱起，虫疮，痢下血，杀蛀虫；煎服，主消渴。——《本草拾遗》

安心除劳，治骨蒸，清肝，明目，多泪，口干，心热，杀疳虫，治蛔心痛，疥癣，蜜炙治鼻洪，肠风泻血，后分急热肿痛。——《日华子本草》

功效主治
本品清热燥湿，泻火解毒，退热除蒸，主要适用于如下病证：

湿热下痢
常与黄连、白头翁、秦皮等同用。

湿热黄疸
常与栀子、茵陈、大黄等同用。

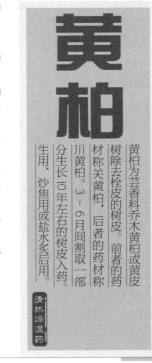

黄柏

黄柏为芸香科乔木黄柏或黄皮树除去栓皮的树皮。前者的药材称关黄柏，后者的药材称川黄柏。3～6月间割取一部分生长10年左右的树皮入药。生用、炒焦用或盐水炙后用。

清热燥湿药

湿热带下

常与山药、白果、芡实、车前子等同用。

热淋

证见小便赤涩热痛等，常配伍生地、栀子、木通等同用。

阴虚火旺

证见骨蒸劳热、盗汗、梦遗等，常与知母、地黄、龟板等同用。

选购要点

以皮厚、色鲜黄者为佳。

贮藏方法

置通风干燥处，防潮，防霉。

用法用量

3～12克，水煎服，外用可研末调敷。清热燥湿解毒宜生用，泻火、退骨蒸宜用盐水炒，清上焦热宜用酒炒。

注意事项

本品大苦大寒，易损胃气，故脾胃虚寒者忌用。

 疗疾验方

治疗关节炎

二妙散：黄柏（炒）、苍术（米泔水浸炒）各等份，共研为细末。每次用3～5克，加姜汁2滴，开水调服。（《丹溪心法》）

治疗痈疽肿毒

黄柏（炒）、川乌头（炮）各20克，共研为末，调敷患处，留头，频以米泔水润湿。（中医验方）

治疗盗汗

黄柏30克，研极细末，装瓶备用。用时取药末用唾液调和为丸，敷脐孔，胶布固定，2日换1次，汗止方可停药。（中医验方）

治疗各种外伤出血

黄柏30克，细辛3克，共研为末，敷在创口上，包扎即可。（中医验方）

治疗舌生疮

黄柏适量，用生蜜涂其上，炙成黄色，研成极细末，撒于疮面上，忌食酱油、醋、盐。（中医验方）

治疗阴囊湿疹

黄柏12克，五倍子12克，青黛3克，共研细末，鸡蛋黄调和敷患处。皮肤破损时，先用纱布垫于破损皮肤上，然后敷药物。

治疗小儿热泻

黄柏适量焙为末，用米汤和丸如粟米大，每服10～20丸，米汤送下。《十全博救方》

治疗伤寒（证见身黄、发热）

栀子柏皮汤：黄柏60克，炙甘草30克，肥栀子15个。上3味以水800毫升煮取300毫升，去滓，分温再服。（《伤寒论》）

治疗梦泄遗精、滑精

珍珠粉丸：黄柏300克（放新瓦上烧，令通赤为度），真蛤粉300克。上2物为细末，滴水为丸，如桐子大。每服100丸，空腹用酒送下。（《素问病机气宜保命集》）

 保健药膳

熟地黄柏炖乌龟

配方：熟地30克，黄柏10克，知母20克，乌龟1只（500克）料酒10克，盐4克，味精3克，姜5克，葱10克，胡椒粉3克，鸡油25克，上汤1800毫升。

制作：❶ 将以上药物炮制后，洗净，放入纱布袋内，扎紧口；乌龟宰杀后，去头、尾、内脏，留龟板、龟壳；姜切片，葱切段。

❷ 将龟、药包、姜、葱、料酒、上汤同放炖锅内，置武火上烧沸，再用文火炖35分钟，加入盐、味精、鸡油、胡椒粉即成。

功效：滋阴降火。适用于肾阴不足，阴虚火旺导致的血精等症。

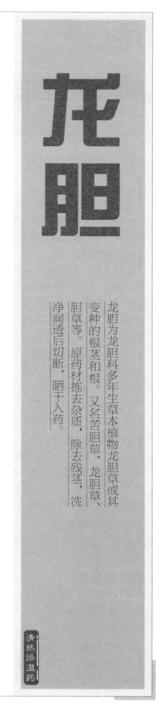

龙胆

龙胆为龙胆科多年生草本植物龙胆草或其变种的根茎和根。又名苦胆草、龙胆草、胆草等。原药材拣去杂质，除去残茎，洗净润透后切断，晒干入药。

【产地溯源】

主产于黑龙江、吉林、内蒙古、江苏等地。

【性味归经】

味苦，性寒。归肝、胆经。

【本草语录】

主骨间寒热，惊痫邪气，续绝伤，定五脏，杀蛊毒。——《神农本草经》

除胃中伏热，时气温热，热泄下痢，益肝胆气，止惊。——《名医别录》

吐血、衄血、二便下血……因肝胆有热而致病者，皆能愈之。——《医学衷中参西录》

功效主治

本品清热燥湿，泻肝胆火，主要适用于如下病证：

▌肝胆实热

证见头痛、目赤肿痛、口苦、胁痛、耳聋耳肿等，常与黄芩、山栀、柴胡、菊花等同用。

▌热盛动风、急惊抽搐

常与羚羊角、石决明、钩藤、黄连等同用。

▌湿热黄疸

常与茵陈、山栀、大黄等同用。

▌湿热下注

证见阴囊肿痛、阴痒带下等，常与黄柏、泽泻、苦参等同用。

现代研究

本品含龙胆苦甙、龙胆甙等独特成分，具有以下方面的生理作用：

❶ 利尿，降血压。

❷ 促进胃液分泌，健胃。

❸ 保肝，利胆。

❹ 抗炎消肿，松弛肌肉。

❺ 抗菌，抗疟，驱蛔。

选购要点

以条粗长、色黄、残茎少者为佳。

贮藏方法

置于通风干燥处，防潮，防霉，防蛀，防污染。

清热燥湿药

用法用量

煎汤，3 ~ 6 克；或入丸、散。外用适量，煎水洗，或研末调搽。

注意事项

1. 脾胃虚寒者不宜用。
2. 阴虚津伤者慎用。

疗疾验方

治疗盗汗

龙胆汤：龙胆适量，研为细末，每服 3 克，猪胆汁 90 克，空心临卧点入温酒少许调服。(《杨氏家藏方》)

治疗高血压

龙胆 6 克，罗布麻叶 6 克，桂枝 3 克，川芎 2 克。上方共研细末，然后以酒调为膏状，敷脐部，外以伤湿止痛膏固定。每日换药 1 次，连用 10 次为 1 疗程。(中医验方)

治疗急性细菌性痢疾

龙胆 15 克，地榆 12 克，乌梅 30 克，山楂 20 克。上药加水 500 毫升，煎取 400 毫升。每次服 100 毫升，每日 4 次，连服 5 剂为 1 疗程。(中医验方)

治疗眼结膜炎

龙胆、金钱草、夏枯草各 30 克，菊花 100 克。将前 3 药水煎成 500 毫升，每天 1 剂，分早晚 2 次服。另用菊花煎水 500 毫升，每晚熏洗患眼。(中医验方)

治疗咽喉肿痛

龙胆一把，捣汁，泪嗽服之。(《本草汇言》)

治疗夜盲症

龙胆 30 克，黄连 30 克。上 2 味研为细末，食后用热羊肝蘸药末服。(《履巉岩本草》)

治疗暴饮暴食所致头晕、烦郁等

苦参 60 克，龙胆 20 毫升，共研细末，加牛胆汁调药成丸，如梧桐子大，以生麦汁服 5 丸，每日 3 次。(《补缺肘后方》)

保健药膳

清火粥

配方：龙胆 3 克，泽泻 5 克，柴胡 5 克，黄芩 3 克，栀子 3 克，木通 10 克，车前子 15 克，当归尾 10 克，生地 20 克，甘草 6 克，大米 150 克，白糖 30 克。

制作： ❶ 将以上药物炮制后，洗净，放入瓦锅内，加水 500 毫升，煎煮 25 分钟，停火，过滤，去渣留药液。

❷ 将大米淘洗干净，去泥沙，放入锅内，加入药液，另加清水 500 毫升，置武火上烧沸，再用文火煮 35 分钟，加入白糖即成。

功效： 清泻相火，适用于肝经湿热，下焦相火旺盛导致的血精等症。

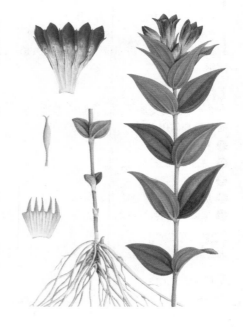

【产地溯源】

主产于山西、湖北、河南、河北。

【性味归经】

味苦，性寒。归心、肝、胃、大肠、膀胱经。

【本草语录】

主心腹气结，癥瘕积聚，黄疸，溺有余沥，逐水，除痈肿。——《神农本草经》

苦参凉血解热毒，疥癞，脓窠疮毒，疗皮肤瘙痒，血风癣疮，顽皮白屑，肠风下血，便血，消风，消肿毒，痰毒。——《滇南本草》

治热毒风，皮肤烦躁生疮，赤癞眉脱。——《药性论》

除伏热肠澼，止渴，醒酒，小便黄赤，疗恶疮，下部……——《名医别录》

专治心经之火，与黄连功用相近，但黄连似去心脏之火为多，苦参似去心腑小肠之火为多。——《神农本草经百种录》

功效主治

本品清热燥湿，祛风杀虫，利尿，主要适用于如下病证：

湿热诸证

诸如黄疸、阴肿阴痒、湿疹、白带等，治黄疸，常与茵陈、山栀同用；余者多配伍黄柏等药物治疗。

选购要点

以整齐、色黄白、味苦者为佳。

贮藏方法

置干燥处，防潮，防蛀。

用法用量

煎服，4.5～9克。外用适量，煎汤洗患处。现代研究苦参的化学成分主要为生物碱，有苦参碱、氧化苦参碱、槐花醇、N–甲基金雀花碱、槐果碱，还有黄腐醇、异黄腐醇等，具有以下方面的生理作用：

❶ 抗心律失常，抑制心肌，减慢心率。

❷ 抗炎，抗变态反应和应激反应。

❸ 抗细菌、真菌、滴虫。

❹ 降血压，扩张冠状动脉。

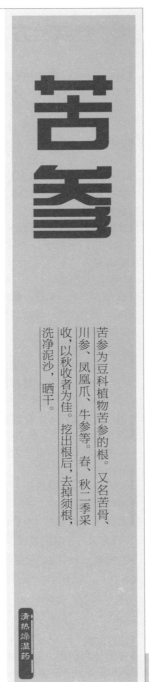

苦参

苦参为豆科植物苦参的根。又名苦骨、川参、凤凰爪、牛参等。春、秋二季采收，以秋收者为佳。挖出根后，去掉须根，洗净泥沙，晒干。

清热燥湿药

疗疾验方

治疗风疹
皂荚 60 克，置于 1000 毫升水中揉滤取汁，倒入瓦器内熬成膏，调和苦参末 30 克做成丸，如梧桐子大。每服 30 丸，饭后温水送下。（《本草纲目》）

治疗酒渣鼻
苦参 200 克，当归 100 克，共研为细末，用酒糊丸，如梧桐子大。每服 20 丸，饭后用热茶吞下，每日 3 次。（中医验方）

治疗皮肤瘙痒
止痒煎：苦参、丹参各 10 克，蛇床子 12 克，水煎服，药渣趁热外洗患处。（中医验方）

防治皮肤湿疹
苦参 500 克，水煎，煎液洗澡。治疗性用药，每日 1 次；预防性用药，每周 2 次。（中医验方）

治疗热病发狂
取苦参末 100 克，加蜜调成丸，如梧桐子大。每服 10 丸，薄荷汤送下。也可取苦参末 6 克，水煎服。（中医验方）

治疗上下诸瘘（或在颈部，或在下部）
苦参 1000 毫升，在 2000 毫升醋中浸泡 3～4 日后服，以有效为度。（中医验方）

治疗毒热足肿
用苦参煮酒多擦患处。（中医验方）

治疗梦遗食减
苦参 90 克，白术 150 克，牡蛎粉 120 克，共研为末；另取雄猪肚 1 个，洗净，在沙罐中煮烂，和药捣匀做成丸，如小豆大。每服 40 丸，米汤送下，每日服 3 次。久服能使身体转健，食量增加，不再梦遗。（中医验方）

治疗血痢
苦参炒焦研末，制成梧桐子大的水丸。每服 15 丸，米汤送下。（中医验方）

治疗赤白带下
苦参 60 克、牡蛎粉 45 克，共研为末；另以雄猪肚 1 个，用 3 碗水煮烂后捣成泥，和药末制成梧桐子大的药丸。每服百丸，温酒送下。（中医验方）

治疗齿缝出血
苦参 30 克，枯矾 3 克，共研为末。擦齿，1 日 3 次。（中医验方）

 保健药膳

苦参煮鸡蛋

配方： 苦参 6 克，鸡蛋 2 个，红糖 60 克。

制作： ❶ 先将苦参加水 400 毫升，煎煮约 30 分钟，去渣取汁。
❷ 将鸡蛋（不去壳）、红糖入汤内同煮，至蛋熟即可。
❸ 鸡蛋趁热去壳，连蛋带汤服食。每日 1 次，4 日为 1 疗程。

功效： 清热解毒，燥湿止痒，适用于痔疮属湿热蕴结者，证见痔疮肿胀痒痛，大便臭秽，泻下不爽，口苦口干，胸脘满闷，小便黄赤，舌质红，苔黄腻，脉弦滑或滑数。

苦参石榴酒

配方： 苦参、人参、沙参、丹参、苍耳子、羌活各 60 克，酸石榴 7 枚，甜石榴 7 枚，白酒 1000 毫升。

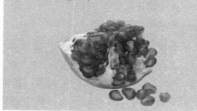

制作： ❶ 将二石榴捣烂，余药切碎，共入布袋，置容器中，加入白酒，密封。
❷ 浸泡 7～14 天后，过滤去渣即成。
功效： 益气活血，祛风利湿，解毒辟瘟。适用于风湿诸证。

清热解毒药

清热解毒药，仍以苦寒为主，于清热泻火之中能解热毒。此处所指的"毒"，是为火热壅盛所致，通常称为"热毒"或"火毒"。该类药物具有清泻热毒或火毒的作用，主要适用于痈肿疔疮、斑疹丹毒、瘟毒发颐、咽喉肿痛、热毒下痢、虫蛇咬伤，以及其他急性热病等。

本类药物药性寒凉，应中病即止，不可多服、久服，以免损伤脾胃。

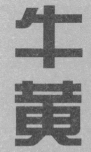

牛黄

牛黄为牛科动物黄牛或水牛的干燥胆结石，又名犀黄、西黄、胆黄、肝黄、管黄、果黄、丑宝、西牛黄、京牛黄、碎片黄、空心黄、乌金黄等。全年有产。宰牛时，若发现胆囊、胆管或肝管中有牛黄，应立即滤去胆汁，将牛黄取出，除去外部薄膜，阴干，切忌风吹、日晒或火烘。用时取原药材，除去杂质，研极细粉末服用。

【产地溯源】

主产于我国西北、东北地区，河南、河北、江苏等地亦产。

【性味归经】

味苦，性凉。归肝、心经。

【本草语录】

主惊痫寒热，热盛狂痓。——《神农本草经》

疗中风失音，口噤，妇人血噤，惊悸，天行时疫，健忘虚乏。——《日华子本草》

疗小儿百病，诸痫热，口不开，大人狂癫，又堕胎。——《名医别录》

其主小儿惊痫寒热，热盛口不能开，及大人癫狂痫痓者，皆肝心二经邪热胶痰为病，心热则火自生焰，肝热则木自生风，风火相搏，故发如上等证，此药味苦气凉，入二经除热消痰，则风火息，神魂清，诸证自瘳矣。——《本草经疏》

功效主治

本品清热解毒、息风止痉、化痰开窍，主要适用于如下病证：

温热病，小儿惊风

证见壮热神昏、惊厥抽搐等，多与朱砂、全蝎、钩藤等同用。

痈疽，疔毒，乳岩，瘰疬

多与乳香、没药、麝香等同用。

咽喉病

咽喉肿痛兼口舌生疮，多与黄芩、大黄、雄黄等同用；咽喉肿痛、溃烂，多与珍珠同用，研为末，吹喉。

痰热蒙蔽心窍

证见神昏、口噤、痰鸣等。单用牛黄，研为末，竹沥化

清热解毒药

服；或与麝香、黄连、栀子等同用。

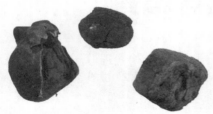

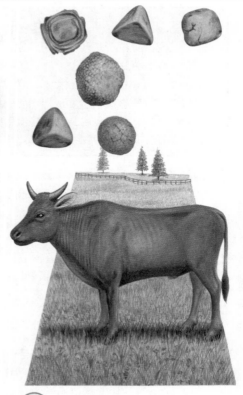

现代研究

本品含胆汁酸、胆汁色素、胆红素、维生素D、多种氨基酸及钠、钙、镁、铁、铜、磷、胡萝卜素等成分，具有以下方面的生理作用：

❶ 强心，保护心肌，降低心律失常发生率。

❷ 减轻血脂异常，抗动脉硬化。

❸ 镇静，镇痉，催眠，抗惊厥。

❹ 抗炎，抗过敏，抗菌，抗病毒。

❺ 提高免疫细胞吞噬功能，抗肿瘤。

❻ 促进胆汁排出，并能抑制肝损伤。

❼ 扩张微血管，并拮抗肾上腺素升高血压的作用，可降血压。

❽ 解热，解毒，降温，镇咳等。

选购要点

以呈卵形、类球形或三角形，表面金黄色或黄褐色，有光泽，质地松脆，断面棕黄色或金黄色，有自然形成层，气清香，味微苦后甘者为佳。

贮藏方法

置于通风干燥处，防潮，防蛀。

用法用量

0.15 ~ 0.35 克。研末用，入丸、散剂，不入煎剂。

注意事项

1. 脾胃虚弱者及孕妇慎用。

2. 非实热证忌用。

疗疾验方

治疗小儿麻疹

牛黄青石饮：京牛黄 0.6 ~ 1.2 克，生石膏、大青叶各 30 克。京牛黄研细末，以生石膏、大青叶煎水送服。每日 2 次分服。（中医验方）

治疗小儿热惊

取牛黄如杏仁大一块，加竹沥、姜汁各 100 毫升，调匀让患儿服下。（《本草纲目》）

治疗新生儿丹毒

西牛黄 0.3 克，绿豆衣 0.5 克，生甘草 1.5 克，金银花 3 克。共研细末，均分 7包。每日 1 包，分 2 次服，7 日服完。（中医验方）

治疗胎毒疮疖及一切疮疡

牛黄解毒丸：牛黄9克，甘草、金银花各30克，草河车15克。上药共研为末，炼蜜为丸，每服适量。(《保婴撮要》)

治疗伤寒咽喉痛，心中烦躁，舌上生疮

牛黄散：牛黄（研）、朴硝（研）、甘草（炙，锉）各30克，升麻、栀子（去皮）、芍药各15克。捣研为细散，再同研令匀。每服3克，食后煎姜、蜜汤，放冷调下。(《圣济总录》)

治疗小儿鹅口疮，不能饮乳

牛黄0.3克，研为末，用竹沥调匀，沥在小儿口中。(《圣济总录》)

治疗初生胎热或身体黄者

牛黄一豆大，入蜜调膏，乳汁化开，时时滴儿口中，形色不实者，勿多服。(《小儿药证直诀》)

 ## 保健药膳

牛黄酒

配方：牛黄、钟乳（研）、麻黄、秦艽、人参各2.4克，桂心2克，龙角、白术、甘草、细辛、当归各1.5克，杏仁1.2克，蜀椒、蛴螬虫各9克，白酒500毫升。

制作：❶ 将前14味捣碎，入布袋，置容器中，加入白酒，密封。
❷ 浸泡7日后，过滤去渣即成。
功效：益气助阳，活血祛风，清心镇惊。适用于小儿惊痫，经年小劳辄发，风湿等症。

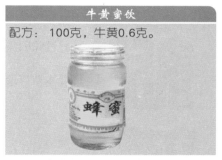

牛黄蜜饮

配方：100克，牛黄0.6克。

制作：将蜂蜜、牛黄混合，兑水服用。隔日服1次，连服数日。
功效：适用于老年性视力衰退、干眼症。

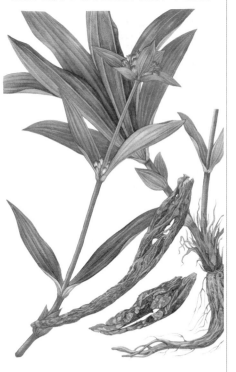

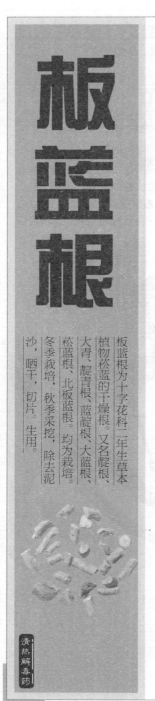

板蓝根为十字花科二年生草本植物菘蓝的干燥根。又名靛青根、大青、靛青根、蓝靛根、大蓝根、菘蓝根、北板蓝根。均为栽培。

冬季栽培，秋季采挖，除去泥沙，晒干，切片。生用。

清热解毒药

【产地溯源】
主产于河北、江苏、浙江、安徽、河南等地。

【性味归经】
味苦，性寒。归心、胃经。

【本草语录】
治天行热毒。——《日华子本草》

清热解毒，辟疫，杀虫。——《本草便读》

解诸毒恶疮，散毒去火，捣汁或服或涂。——《分类草药性》

功效主治

本品清热解毒，凉血利咽，主要适用于如下病证：

急性热病
证见高热头痛、呕吐烦渴、抽搐等，常与大青叶、石膏、黄芩等同用。

大头瘟毒，痄腮，乳蛾
常与黄连、黄芩、牛蒡子、金银花、玄参等同用。

湿热黄疸，热重于湿
常与茵陈、山栀等同用。

疗疾验方

治疗流行性出血性结膜炎（红眼病）
板蓝根、白茅根各 60 克。水煎，每日 1 剂，分早晚饭后服，小儿则少量频服。忌辛辣。（中医验方）

治疗病毒性肝炎
板蓝根 30 克，大青叶 30 克，茶叶 15 克。3 味加水煎煮取汁，每日服 2 次，连服 2 周。（中医验方）

治疗急性黄疸型肝炎
板蓝根 30 克，栀子根 45 克（干品）。水煎服。（中医验方）

治疗赘疣
板蓝根、香附、木贼、大青叶各 30 克。上药加水 500 毫升，煎沸 3 ~ 5 分钟，先熏，待温后用力擦患处，每晚 6 次，每次 20 分钟。每服药可用 3 日。9 日为 1 疗程。（中医验方）

治疗流行性腮腺炎
板蓝根 30 克，柴胡 6 克，甘草 3 克。上药水煎服，每日 1 剂。（中医验方）

金银花

金银花为忍冬科多年生半常绿缠绕性木质藤本植物忍冬、红腺忍冬、山银花或毛花柱忍冬的干燥花蕾或带初开的花，又名银花、金花、二花、双花、苏花、金藤花、忍冬花、鹭鸶花、二宝花、密银花等。栽培和野生者均有。夏初当花含苞未放时采摘，阴干。生用、炒用或制成露剂使用。

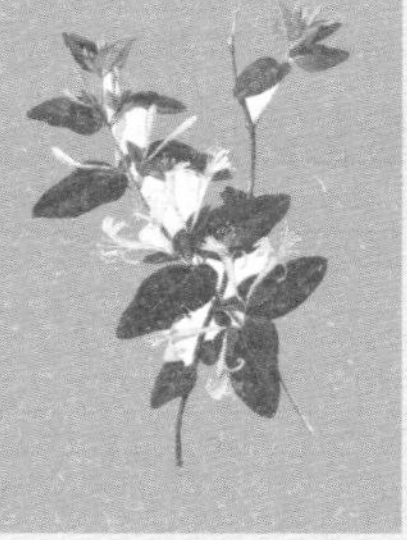

清热解毒药

【产地溯源】

我国南、北各地均产，主产于河南、山东等地。密银花（亦称南银花，主产于河南密县一带）品质最优，济银花（亦称东银花，主产于山东济南一带）产量最大。

【性味归经】

味甘，性寒。归肺、心、胃经。

【本草语录】

主一切风湿气，及诸肿毒、痈疽疥癣、杨梅诸恶疮。散热解毒。——《本草纲目》

金银花，善于化毒，故治痈疽、肿毒、疮癣、杨梅、风湿诸毒，诚为要药。毒未成者能散，毒已成者能溃，但其性缓，用须倍加，或用酒煮服，或捣汁搀酒顿饮，或研烂拌酒厚敷。——《景岳全书·本草正》

主热毒，血痢，水痢。浓煎服之。——《本草拾遗》

清热，解诸疮，痈疽发背，丹流瘰疬。——《滇南本草》

功效主治

本品清热解毒，疏散风热。主要适用于如下病证：

外感风热及温病初起

常与荆芥、连翘、牛蒡子、薄荷等同用。

疮疡痈毒，红肿热痛

常与连翘、蒲公英、紫花地丁等同用。

热毒泻痢、便脓血

单用或配伍黄连、木香、葛根、白头翁等。

选购要点

以花蕾初开、完整，梗叶少，金黄色，花蕾多，无杂质者为佳。

贮藏方法

贮于有盖容器内，置通风干燥处，防潮，防蛀。

用法用量

煎服，6 ~ 15 克。金银花露每次 60 ~ 120 毫升（相当于金银花生药 3.5 ~ 7 克）。外用适量。

注意事项

疮疡、痢疾等病症属虚寒者慎用。

疗疾验方

治疗痈疮

金银花酒：金银花 50 克，甘草 10 克。上药用水 2 碗，煎取半碗，再入酒半碗，略煎，分 3 份。早、午、晚各服 1 份，重者 1 日 2 剂。（《医方集解》）

治疗病毒性肝炎

金银花 30 克，人工犀角 2 克（或水牛角 12 克）。先将金银花煎汁去渣，放凉。将人工犀角或水牛角锉成末，每日分 2 ~ 3 次服用，用金银花汁冲服，适用于重症肝炎患者。（中医验方）

治疗乳腺炎

金银花 45 克，鹿角霜 15 克，王不留行 12 克，料酒 1 杯为引，水煎服。（中医验方）

治疗小儿便秘

金银花、菊花各 18 克，甘草 8 克。上药轻煎 2 次，取汁为茶。每次量：2 岁以下 100 ~ 200 毫升，大于 2 岁 300 毫升。每日 1 剂，频饮。（中医验方）

 保健药膳

银花莲子羹

配方：金银花 25 克，莲子 50 克，白糖适量。

制作：将金银花洗净，莲子用温水浸泡后，去皮、心，洗净，放入砂锅内，用武火烧沸，再用文火煮至莲子烂熟，放入洗净的金银花，煮 5 分钟后加白糖调匀即成。

功效：清热解毒，健脾止泻。

银花茶

配方：金银花 30 克，白糖 30 克。

制作：❶ 将金银花洗净，放入锅内，加水适量。

❷ 将锅置武火上烧沸，再用文火煎煮 25 分钟，停火，滤去渣，加入白糖搅匀即成。

功效：清热解毒，疏散风热，肠伤寒患者饮用尤佳。

金银花肉片汤

配方：金银花 20 克，猪瘦肉 250 克，料酒 10 克，生姜 10 克，盐 3 克，味精 3 克，植物油 15 克，小白菜 100 克。

制作：❶ 将猪瘦肉洗净，切薄片；金银花、小白菜洗净；生姜切片。

❷ 将炒锅置武火上烧热，加入植物油，烧至六成热，加入生姜爆香，加水适量，烧沸，下入猪瘦肉、金银花，煮熟后加入盐、味精即成。

功效：补虚损，清热解毒，肠伤寒康复期食用尤佳。

银花山楂饮

配方：金银花 30 克，山楂 10 克，蜂蜜 250 克。

制作：金银花、山楂放入锅内，加水适量，置武火上烧沸，30 分钟后将药液滗入小盆内，再煎熬 1 次滗出药液，将 2 次液合并，放入蜂蜜，搅拌均匀即成。

功效：辛凉解表，适用于风热感冒，发热头痛，口渴等症。

【产地溯源】

全国各地均产，主产于河北、山东、河南等地。

【性味归经】

味苦、甘，性寒。归肝、胃经。

【本草语录】

化热毒，消恶肿结核，解食毒，散滞气。——《本草衍义补遗》

敷诸疮肿毒，疥癞癣疮；祛风，消诸疮毒，散瘰疬结核；止小便血，治五淋癃闭，利膀胱。——《滇南本草》

蒲公英，其性清凉，治一切疔疮、痈疡、红肿热毒诸证，可服可敷，颇有应验，而治乳痈乳疖，红肿坚块，尤为捷效。鲜苦捣汁温服，干者煎服，一味亦可治之，而煎药方中必不可缺此。——《本草正义》

主妇人乳痈肿，水煮饮之及封之。——《新修本草》

专治乳痈、疔毒，亦为通淋妙品。——《本草备要》

功效主治

本品清热解毒，消痈散结，利湿通淋，主要适用于如下病证：

痈肿疮疡（既可用于外痈，亦可用于内痈）

外痈，可与金银花、野菊花、紫花地丁等配合应用；肺痈，可与鱼腥草、芦根等配合应用；肠痈，可与大黄、牡丹皮等相配合。

湿热证

黄疸，可加茵陈、大黄；淋证，可加木通、滑石等。

肝火上炎

证见目赤肿痛，单用蒲公英，浓煎内服；或与菊花、黄芩、夏枯草等同用。

咽喉肿痛

多与板蓝根、玄参等

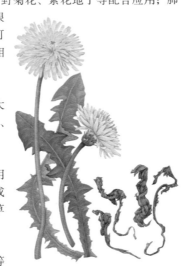

蒲公英

蒲公英为菊科多年生草本植物蒲公英、碱地蒲公英或多种同属植物的干燥带根全草，又名蒲公草、仆公英、仆公罂、婆婆丁、蒲公丁、奶汁草、耩耨草、黄花草、古古丁、茅萝卜、黄花三七、黄花地丁。均为野生。夏、秋二季采收，除去杂质，洗净晒干，切段。鲜用或生用。

清热解毒药

同用。

现代研究

本品含蒲公英甾醇、胆碱、肌醇、天门冬酰胺、皂苷、苦味质、有机酸、蛋白质、脂肪、菊糖和果胶等，具有以下方面的生理作用：

❶ 对金黄色葡萄球菌耐药菌株、溶血性链球菌有较强的杀灭作用，对其他多种致病菌、钩端螺旋体亦有抑制作用。

❷ 增强机体免疫功能。

❸ 疏通乳腺管阻塞，促进泌乳。

❹ 利胆、保肝、利尿、健胃、抗溃疡、轻泻、抗肿瘤等。

选购要点

以身干、叶多、色灰绿、根完整、花黄、无杂质者为佳。

贮藏方法

贮存于通风干燥处，防潮，防蛀。

用法用量

9～15克。水煎服或用鲜品捣碎外敷。

注意事项

若用量过大可导致腹泻，故脾胃虚寒者少用。

疗疾验方

治疗丹毒
鲜蒲公英30克（干品20克）。上药洗净加水适量，煎汤代茶。（《实用中医外科学》）

治疗乳痈红肿
蒲公英30克，捣烂，加水2碗，煎取1碗，饭前饮服。（《本草纲目》）

治疗流行性腮腺炎
鲜蒲公英30克，捣碎，加入1个鸡蛋清，搅匀，加冰糖适量，捣成糊状，外敷患处。每日换药1次。（中医验方）

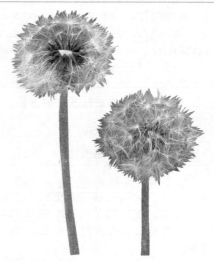

治疗小儿便秘
蒲公英80克，加水150毫升，煎至80毫升，加白糖或蜂蜜。每日1剂，顿服。（中医验方）

治疗赘疣
鲜蒲公英1000克，洗净晾干，揉成团状，在患处反复擦拭，每次5分钟，每日数次。（中医验方）

治疗痔疮
鲜蒲公英100～200克（干品50～100克）。每天1剂，水煎服。止血则炒至微黄用，内痔嵌顿及炎性外痔可配合水煎熏洗。（中医验方）

 ## 保健药膳

蒲公英瘦肉汤

配方：蒲公英15克，猪瘦肉150克，料酒10克，姜5克，葱10克，盐5克，大枣5枚，上汤100毫升。

制作：❶ 把猪瘦肉洗净，切成4厘米见方的块；蒲公英洗净；大枣洗净，去核；姜拍松，葱切段。

❷ 把猪瘦肉、蒲公英、姜、葱、料酒、

盐、大枣同放入炖锅内，加入上汤，武火烧沸，文火煲40分钟即成。

功效：清肺热，止烦渴，适用于上消型糖尿病患者。

蒲公英粥

配方：蒲公英20克（鲜品50克），大米100克。

制作：❶ 将蒲公英洗净，放入锅内，加水适量，煎煮20分钟，停火，去渣留汁液。
❷ 将大米淘洗干净，放入锅内，再放入药汁和适量清水，置武火上烧沸，再用文火煮30分钟即成。

功效：清热解毒，利湿消肿。对大肠溃疡有一定疗效。

蒲公英煮羊肚

配方：蒲公英（鲜品）150克，羊肚1个，姜10克，葱10克，料酒15克，盐6克，胡椒粉3克。

制作：❶ 将羊肚洗净，切成4厘米见方的块；姜切片，葱切段；蒲公英洗净，去根。
❷ 将羊肚和姜、葱、料酒同放炖锅内，加水适量，置武火上煮50分钟，投入蒲公英、胡椒粉、盐、味精，搅匀即成。

功效：温胃，止痛。

蒲公英芦根粥

配方：蒲公英30克，芦根40克，杏仁10克，粳米60克，冰糖适量。

制作：❶ 前3味药加水煎取药汁，去渣。
❷ 粳米加入药汁煮成稀粥，下冰糖调味。每日1剂，可作小儿饭食，连用7日。

功效：清热解毒，肃肺止咳。适用于各类细菌性肺炎、病毒性肺炎，患儿发热、咳嗽、纳食不佳。

注意：病久体虚，小便清长者不宜食用。

公英橄榄萝卜粥

配方：蒲公英15克，萝卜100克，橄榄、粳米各50克。

制作：❶ 蒲公英、萝卜、橄榄共捣碎，装入小布袋，加水适量，水煎20分钟后，弃去药包。
❷ 将淘净的粳米加入药汁中，加温水适量，共煮粥。供早餐食用。

功效：清热宣肺，解毒利咽，适用于糖尿病并发扁桃体炎属风热者。

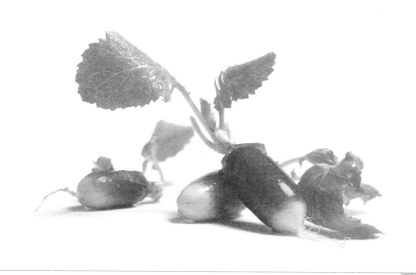

土茯苓

土茯苓为百合科多年生常绿绿藤本植物光叶菝葜的干燥根茎。又名土萆、刺猪苓、仙遗粮、土萆薢、毛尾薯、土太片、冷饭团、红土茯苓、草禹余粮。全年可采，以夏、秋二季采收较好。除去残茎及须根，洗净泥土，干燥，或取新鲜者切成薄片，晾干生用。

清热解毒药

【产地溯源】

主产于广东、湖南、湖北、安徽、浙江、四川等地。

【性味归经】

味甘、淡，性平。归肝、胃经。

【本草语录】

健脾胃，强筋骨，去风湿，利关节，止泄泻。治拘挛骨痛，恶疮痈肿。解汞粉、银朱毒。——《本草纲目》

疗痈肿、喉痹，除周身寒湿、恶疮。——《景岳全书·本草正》

土茯苓，利湿去热，能入络，搜剔湿热之蕴毒。其解水银、轻粉毒者，彼以升提收毒上行，而此以渗利下导为务，故专治杨梅毒疮，深入百络，关节疼痛，甚至腐烂，又毒火上行，咽喉痛溃，一切恶症。——《本草正义》

消毒疮、疔疮。——《生草药性备要》

功效主治

本品解毒利湿，通利关节，为治梅毒之要药，主要适用于如下病证：

梅毒或患梅毒服用汞剂所致的肢体拘挛
可与白鲜皮、金银花、威灵仙、甘草同用。

湿热淋
多与木通、蒲公英、车前子、萹蓄同用。

湿热疮毒，阴痒带下
多与黄柏、苍术、苦参等同用。

湿热型牛皮癣
多与赤芍、白鲜皮、生地黄、茵陈、地肤子等同用。

现代研究

本品含皂苷、落新妇苷、琥珀酸、胡萝卜苷、异黄杞苷、鞣质、树脂、阿魏酸、莽草酸、β-谷甾醇、挥发油等成分，具有以下方面的生理作用：

❶ 抗菌作用。

❷ 治疗肾性水肿，消除尿蛋白。

❸ 解汞中毒。

选购要点

以身干、粉性大、筋脉少、断面淡棕色为佳。

贮藏方法

置于通风干燥处，防潮，防蛀。

用法用量

内服煎汤，15～60克。外用适量，研末调敷。

注意事项

1. 肝肾阴亏而无湿者慎用。
2. 服时忌茶，否则有脱发之弊。

疗疾验方

▌治疗急性细菌性痢疾
鲜土茯苓、鲜车前草各90克，穿心莲30克。加水1500毫升，煎至1000毫升，每服40毫升，每日3次。（中医验方）

▌治疗牛皮癣
土茯苓60克，水煎服。每次20毫升，每日3次，连服15日。（中医验方）

▌治疗梅毒
单用土茯苓500克，水煎去渣，加入白糖30克，煎成浓汁。每日2次，每次1～2汤匙。（中医验方）

▌治疗肺脓疡
土茯苓150克，煎服。适应证：恶寒发热、咳嗽等。（中医验方）

▌治疗丹毒
土茯苓、野菊花各30克，水煎服。每次20毫升，每日3次。（中医验方）

▌治疗黄褐斑
土茯苓60克，水煎服。每次20毫升，每日2次，隔日服用，治疗期间避免日晒。（中医验方）

保健药膳

土茯苓龟肉煲

配方： 土茯苓150克，乌龟1只，味精5克，鸡精5克，料酒5克，姜5克，葱5克，盐5克，棒子骨汤2500毫升。

制作： ❶ 将土茯苓洗净，放入煲内，加入棒子骨汤，煲1小时。

❷ 将乌龟放入盆中，加温水，使其排尽尿液，洗净，用沸水烫死，去头、爪及内脏，连龟甲、土茯苓同放入煲内，再煲2小时。

❸ 起锅前，加入调料，上桌，既可烫其他菜食用，又可佐餐。

功效： 养阴补血，祛风湿，强筋骨，适用于拘挛骨痛、恶疮痈肿、慢性湿疹、牛皮癣、更年期综合征等。

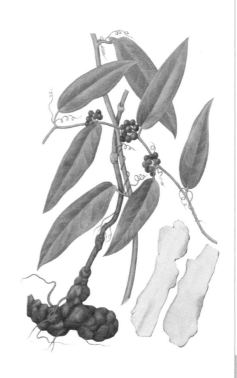

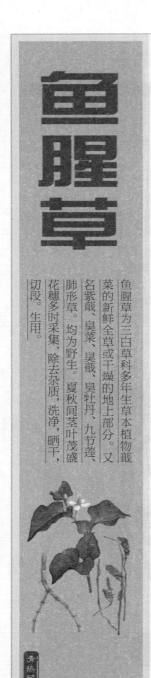

鱼腥草

鱼腥草为三白草科多年生草本植物蕺菜的新鲜全草或干燥的地上部分。又名紫蕺、臭菜、臭蕺、臭牡丹、九节连、肺形草。均为野生。夏秋间茎叶茂盛花穗多时采集，除去杂质，洗净，晒干，切段。生用。

【产地溯源】

分布于长江流域以南各地，主产于浙江、江苏、安徽、湖北等地，西藏亦产。

【性味归经】

味辛，性微寒，归肺经。

【本草语录】

治肺痈咳嗽带脓血，痰有腥臭，大肠热毒，疗痔疮。——《滇南本草》

散热毒痈肿，疮痔脱肛，断痃疾，解硇毒。——《本草纲目》

行水，攻坚，去瘴，解暑。疗蛇虫毒，治脚气，溃痈疽，去瘀血。——《医林纂要》

功效主治

本品清热解毒，消痈排脓，利尿通淋，主要适用于如下病证：

肺痈咳吐脓血

单用或与桔梗、芦根、薏苡仁、栝楼等同用。

痈肿疮毒

常与金银花、蒲公英、连翘等同用，鲜品可捣烂外敷。

湿热泻痢

常与黄连、木香、黄柏等同用。

选购要点

以茎叶完整、色灰绿、有花穗、鱼腥气浓者为佳。

贮藏方法

贮于有盖容器中，防潮，防蛀。

用法用量

15 ~ 25 克，大剂量可用致 100 克。水煎服，外用捣烂敷或水煎熏洗。

疗疾验方

治疗急性湿疹

绿豆 30 克，海带 20 克，鱼腥草 15 克，白糖适量。将海带、鱼腥草洗净，同绿豆煮熟。喝汤，吃海带和绿豆。每日 1 剂，连服 6 ~ 7 日。（中医验方）

治疗肺炎和肺脓疡

鱼腥草 30 克，桔梗 15 克。加水 400 毫升，煎至 200 毫

升。每服 30 毫升，每日 3 次。（中医验方）

治疗腮腺炎
鱼腥草鲜品适量，捣烂外敷患处，以胶布包扎固定。每日换药 2 次。（中医验方）

治疗习惯性便秘
鱼腥草 8 克，白开水浸泡 12 分钟，代茶饮。治疗期间停用其他药物。（中医验方）

治疗痔疮
干鱼腥草 100 克（鲜品 250 克）。上药水煎后倒入痰盂内，患者坐于其上，先用水蒸气熏，待水蒸气少、水温接近体温时，再用纱布洗患处，每日 2 ～ 3 次。（中医验方）

治疗腹泻
新鲜鱼腥草 200 克，用冷开水洗净捣烂，以温开水（可加白糖调味）送服。4 小时后见效，每 6 小时服 1 剂，连服 3 剂。（中医验方）

保健药膳

鱼腥草拌莴笋

配方：鱼腥草（鲜品）250克，莴笋250克，白糖5克，盐4克，味精3克，料酒10克，香油5克。

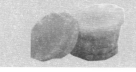

制作：❶ 将鱼腥草去老梗、黄叶，洗净；莴笋去皮，切成 4 厘米长的细丝。

❷ 将鱼腥草、莴笋、盐、味精、料酒、白糖、香油拌匀即成。

功效：清热，利水，减肥。

鱼腥草饮

配方：鱼腥草20克（鲜品50克），白糖20克。

制作：❶ 将鱼腥草去杂质、黄叶、老根，洗净。

❷ 将鱼腥草放入锅内，加水适量，置武火上烧沸，再用文火煎煮 20 分钟，停火，滤去渣，留汁液，加入白糖搅匀即成。

功效：清热解毒，消肿排脓，大肠溃疡患者饮用效果较好。

戒烟糖

配方：鱼腥草100克，地龙、远志各90克，白人参30克，白糖200克。

制作：❶ 白人参、远志、地龙、鱼腥草洗净，装在药包内用绳扎口，放入锅或药罐内，加水适量，置武火上烧开，移文火上熬 20 分钟，取第一次药液；然后再加水熬 20 分钟，取第二次药液；如法取第三次药液。最后将三次药液倒入锅或药罐中，继续用文火煎熬浓缩，待药液稠厚时，加白糖搅拌均匀，继续煎熬至可拉丝时停火。

❷ 将糖倒在涂有熟菜油的搪瓷盘中，凉凉后用刀划成小块，装糖盒内。早晚各服 3 ～ 4 块。

功效：醒脑提神，戒烟止咳。适用于吸烟引起的咳嗽、多痰等症，对戒烟有一定疗效。

鱼腥草绿豆汤

配方：鲜鱼腥草100克，绿豆50克，猪肚200克，姜、葱、盐各适量。

制作：❶ 鲜鱼腥草、绿豆洗净。

❷ 猪肚洗净，切 2 厘米见方的块。

❸ 把猪肚、绿豆放入炖锅内，加水 800 毫升左右，煮 1 小时。再放入鱼腥草及适量姜、葱、盐，再煮 10 分钟即可食用。每日 1 次，每周 3 次。

功效：清热解毒，利尿消肿。对慢性肾炎、尿道感染、肺气肿及肺心病等慢性消耗性疾病皆有辅助治疗效果。

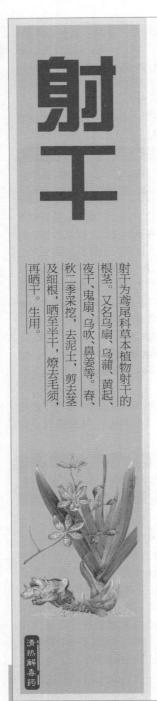

射干

射干为鸢尾科草本植物射干的根茎。又名乌扇、乌蒲、黄起、夜干、鬼扇、乌吹、鼻姜等。春、秋二季采挖，去泥土，剪去茎及细根，晒至半干，燎去毛须，再晒干。生用。

清热解毒药

【产地溯源】

主产于湖北、河南、江苏等地。

【性味归经】

味苦，性寒。归肺经。

【本草语录】

主咳逆上气，喉痹咽痛，不得消息，散结气，腹中邪逆，食饮大热。——《神农本草经》

消痰，破症结，胸膈满，腹胀，气喘，瘰疬，开胃下食，消肿毒，镇肝明目。——《日华子本草》

治咽喉肿痛，咽闭喉风，乳蛾，疟腮红肿，牙根肿烂，攻散疮痈一切热毒等症。——《滇南本草》

功效主治

本品清热解毒，祛痰利咽，主要适用于如下病证：

热毒之咽喉肿痛等症

可加用黄芩、山豆根等。

咳嗽

肺热咳嗽，痰黄而稠，可与前胡、贝母配伍；寒痰咳喘，色白质稀，可与细辛、生姜等配伍。

选购要点

以根肥壮、肉色黄、无毛须者为佳。

贮藏方法

置干燥处，防潮，防蛀。

用法用量

煎服，3～9克，外用适量。

疗疾验方

治疗咽喉肿痛

射干和山豆根各适量，共研为末，吹入喉部，有特效。（《本草纲目》）

治疗乳痈初起

僵蚕状的射干和萱草根各适量，共研为末，加蜜调敷患处，极有效。（《本草纲目》）

治疗喉痹

射干（细剉）30克，水100毫升，煎至60毫升，去滓，加蜜少许，缓缓饮下。每次20毫升，每日3次。（中医验方）

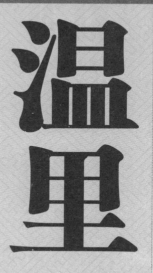

第四章

功效

中医论点：温里药均能温里祛寒，因其主要归经不同，而分别具有温脾、温胃、温肾、暖肝、温心、温肺、温通经脉等多种功效。即《内经》所谓『寒者热之』之意。部分药物还兼能助阳，回阳。

现代药理：温里药一般具有不同程度的镇静、镇痛、解热、扩张血管以及健胃、祛风等作用，部分药物还有强心、抗休克、抗惊厥等作用。

应用

本类药物应用时须视不同病证而选药配伍，如外寒内侵，表寒未解者，当配辛温解表药；寒凝经脉、气滞血瘀者，当配行气活血药；寒湿内阻者，当配芳香化湿或温燥祛湿药；脾肾阳虚者，当配温补脾肾药；气虚欲脱者，当配大补元气药。

禁忌

1.本类药物多辛热燥烈，易耗阴助火，凡实热证、阴虚火旺、津血亏虚者忌用，孕妇及气候炎热时慎用。

2.部分药物有毒，应注意炮制、剂量及用法，避免中毒，以保证用药安全。

温里

常用药

含义

凡能温里祛寒，治疗里寒证的药物，称为『温里药』。

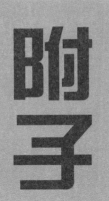

附子

附子为毛茛科植物乌头子根的加工品。6月下旬至8月上旬采挖，除去母根、须根及泥沙，习称『泥附子』，加工成为盐附子、黑附片、白附片、淡附片、炮附片等，以黑附片为优。

温里药

【产地溯源】

主产于四川、湖北、湖南等地。以四川所产者为优，有川附子之称。

【性味归经】

味辛、甘，性大热。有毒。归心、肾、脾经。

【本草语录】

附子，本是辛温大热，其性善走，故为通行十二经纯阳之要药，外则达皮毛而除表寒，里则达下元而温痼冷，彻内彻外，凡三焦经络，诸脏诸腑，果有真寒，无不可治。——《本草正义》

除脏腑沉寒，三阳厥逆，湿淫腹痛，胃寒蛔动。——《用药法象》

温暖脾胃，除脾湿肾寒，补下焦之阳虚。——《珍珠囊》

功效主治

本品回阳救逆，补火助阳，散寒止痛，主要适用于如下病证：

亡阳虚脱

用于大汗、大吐、大泻等所致的四肢厥冷、脉微欲绝等亡阳虚脱证，常与干姜、甘草同用。大失血而致亡阳者，与人参同用。

肾阳虚

腰痛、阳痿者，可与肉桂、熟地、菟丝子等同用；水肿、小便不利者，与白术、茯苓等同用。

脾阳不振

证见脘腹冷痛、大便溏泄等，常与党参、干姜、白术等同用。

风寒湿痹属寒湿偏胜者

证见周身骨节疼痛等，常与桂枝等同用。

现代研究

本品含乌头碱、次乌头碱、塔拉胺、川乌碱甲、川乌碱乙及消旋去甲基乌药碱、棍掌碱等，具有以下方面的生理作用：

❶ 有明显的强心作用，熟附片强心作用较强，煎煮愈久，强心作用愈显著，毒性愈小。

❷ 有镇痛和镇静作用。

❸ 抗心肌缺血、缺氧，促进凝血。

❹ 对垂体－肾上腺皮质系统有兴奋作用。

选购要点

附子的加工品主要有盐附子、黑附子、白附片等。盐附子以个大、体重、色灰黑、表面起盐霜者为佳，黑附子以片大、均匀、皮黑褐、切面油润有光泽者为佳，白附片以片匀、黄白色、油润、半透明状者为佳。

贮藏方法

盐附子置阴凉干燥处，密闭保存；黑附子及白附片置干燥处，防潮。本品有毒，应严防与其他药材混杂。

用法用量

3～10克，重症可用15克。生附子有毒，临床使用的附子大多经过炮制，故毒性减弱。

注意事项

1.本品反半夏、南星、栝楼、贝母、白蔹、白及、畏犀角。
2.阴虚内热者及孕妇忌用。

 疗疾验方

治疗阳虚自汗、盗汗
芪附汤：附子（炮，去皮、脐）6克，黄芪（盐水或蜜拌，炙）3克。共研粗末，每服9克，水一盏半，加生姜3片、大枣1枚，煎至七分。去滓，饭前服。(《魏氏家藏方》)

治疗月经不调
熟附子（去皮）、当归各等分。每次服9克，水煎服。(《本草纲目》)

治疗牙痛
附子30克（烧灰）、枯矾0.3克，共研为末，擦牙。(《本草纲目》)

治疗呕逆反胃
大附子1个，生姜1个（细判）。上2物煮研如面糊，米汤送服。(《经验方》)

 保健药膳

附片山楂牛肉汤

配方：熟附片15克，山楂20克，牛肉200克，料酒10克，葱10克，姜5克，盐3克，上汤1000毫升。

制作： ❶ 附片洗净；山楂洗净去核，切片；牛肉洗净，切成4厘米见方的块；葱切段，姜拍松。

❷ 把牛肉、料酒、葱、姜同放在一个盆内，腌渍30分钟；附片放入炖锅内，加清水100毫升，用武火烧沸，文火炖1小时后，再在炖锅内加入牛肉、上汤，用武火烧沸，再用文火炖1小时即成。

功效： 回逆救阳，滋补气血。适用于心肌梗死患者。四肢发冷、面色青白者食之尤宜。

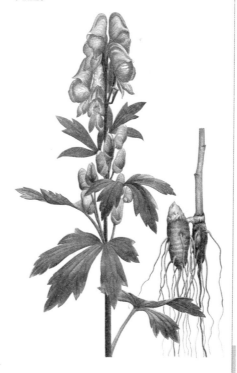

肉桂

肉桂为樟科常绿乔木肉桂的干燥干皮或粗枝皮。又名桂皮、玉桂、牡桂、桂通、紫桂、官桂、大桂、辣桂、桂碎、企边桂、板桂、黄瑶桂。多于秋季按一定的宽度剥取树皮，阴干（不宜水洗或暴晒）。生用。

【产地溯源】

主产于广西、广东、海南、云南等地。

【性味归经】

味辛、甘，性大热，归脾、肾、心、肝经。

【本草语录】

主心痛，胁风，胁痛，温筋，通脉，止烦、出汗。——《名医别录》

治一切风气，补五劳七伤，通九窍，利关节，益精，明目，暖腰膝，破痃癖癥瘕，消瘀血，治风痹骨节挛缩，续筋骨，生肌肉。——《日华子本草》

治寒痹，风喑，阴盛失血，泻痢，惊痫。——《本草纲目》

功效主治

本品补火助阳，散寒止痛，温经通脉，主要适用于如下病证：

肾阳虚

证见畏寒肢冷、腰痛、阳痿、女子宫冷不孕等，常与附子、熟地、山萸肉、菟丝子等同用。

脾肾阳虚

证见腹痛腹泻，甚至完谷不化等，常与干姜、白术、附子、党参等同用。

冲任虚寒

证见痛经、闭经等，常与当归、川芎、吴茱萸、艾叶等同用。

寒性疮疡

证见色白漫肿、不溃或溃而不敛等，常与熟地、炮姜、白芥子、鹿角胶等同用。

现代研究

本品含挥发油，称为桂皮油或肉桂油，油中主要成分为桂皮醛、乙酸桂皮酯、乙酸丙苯酯等；此外，尚含黏液质、鞣质等，具有以下方面的生理作用：

❶ 镇痛，镇静，解热，抗惊厥。

❷ 增强消化功能，排除消化道积气，缓解胃肠痉挛性疼痛。

❸ 扩张血管，促进血循环，增加冠脉及脑血流量，使血管阻力下降。

❹ 抗血小板凝集，抗凝血。

❺ 桂皮油可引起子宫充血，对革兰氏阳性菌及革兰阴性菌均有抑制作用。

❻ 对多种致病性真菌有一定的抑制作用。

选购要点

以肉厚、断面紫红色、油性大、香气浓、味甜微辛、嚼之少渣者为佳。

贮藏方法

置于阴凉干燥处，密封保存。

用法用量

煎服，2 ~ 5 克；研末吞服或冲服，每次 1 ~ 2 克。本品含挥发油，入煎剂不宜久煎，须后下。

注意事项

1. 不宜与赤石脂同用。
2. 肉桂辛热燥烈，易损胎气，故孕妇慎用。
3. 阴虚火旺、里有实热、血热妄行者忌用。

疗疾验方

治疗小儿遗尿

肉桂适量，雄鸡肝 1 个。2 味捣烂后制丸如绿豆大，温汤送下。每服 2 ~ 4 克，每日 3 次。（中医验方）

治疗骨结核

草乌 50 克，肉桂 25 克，赤芍 20 克，

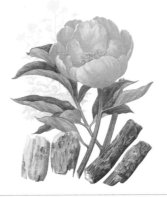

白酒适量。前 3 味共研细末，酒调敷患处。（中医验方）

治疗老年支气管肺炎

肉桂 9 克，研末，冲服，每日 3 次。（中医验方）

治疗前列腺增生

穿山甲（炒）6 份，肉桂 4 份。共研为末。每次 10 克，蜜水送服，每日 2 次。20 日为 1 个疗程，连用 20 ~ 90 日。（中医验方）

治疗痛经

肉桂 10 克，吴茱萸、小茴香各 20 克。上药共研细末，用白酒适量炒热敷于脐部，冷后更炒更敷，以不烫伤为度，用胶布固定，连敷 3 日，下次月经之前再敷 3 日。（中医验方）

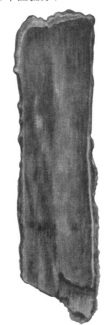
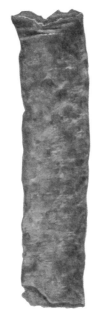

花椒

花椒为芸香科灌木或小乔木植物花椒、青椒的成熟果皮。又名川椒、秦椒、南椒、点椒、红椒、青椒、大椒、蜀椒、巴椒。

秋季采收成熟果实，晒干，除去种子和杂质。

生用或炒用。

【产地溯源】

我国大部分地区均有产。

【性味归经】

味辛，性温。归脾、胃、肾经。

【本草语录】

散寒除湿，解郁结，消宿食，通三焦，温脾胃，补右肾命门，杀蛔虫，止泄泻。——《本草纲目》

治咳嗽，腹内冷痛，除齿痛。——《药性论》

功效主治

本品温中止痛，杀虫止痒，主要适用于如下病证：

中寒腹痛

适用于寒凝中焦，脘腹冷痛，常与温中散寒药干姜、附子等配伍；若治寒湿中阻，腹痛泄泻者，常与燥湿行气药苍术、厚朴等配伍。

虫积腹痛

治蛔虫腹痛，常与使君子、乌梅等驱蛔药配伍；若虫积腹痛而寒热错杂、手足厥逆、烦闷吐蛔者，则与温里和清热药干姜、黄柏、乌梅等配伍。

湿疹瘙痒，阴痒

可单用本品煎水外洗，也可与祛风杀虫止痒药配伍，煎水外洗，或做成膏剂外涂患处。

选购要点

红椒以身干、色红、无梗、皮细、颗粒均匀整齐、无椒目者为佳，青椒以色青绿、皮厚、香气大、无细梗和种子者为佳，习惯认为四川产者品质最优。

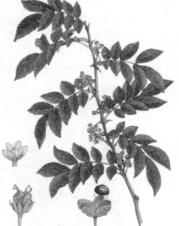

贮藏方法

贮于有盖容器中，置于通风干燥处，防潮，防蛀。

用法用量

煎服，3～5克。

外用适量。

 疗疾验方

治疗牙痛
花椒15克，醋60毫升，共煎10分钟，待温含漱。（中医验方）

治疗滴虫性阴道炎、足癣
花椒10粒，明矾1克，细盐1匙，煎热洗患处。每日2次，数日自愈。（中医验方）

治疗脘腹冷痛
单用花椒，炒热，布包熨痛处。（中医验方）

治疗胃寒呕吐
花椒6克，干姜9克，炙甘草6克，红糖120克，煎水。每日3次，温服。（中医验方）

治疗胆道蛔虫症
花椒20粒，醋100克，白糖少许。煎煮后，去花椒，1次服完。（中医验方）

治疗各型痢疾
花椒30克，麝香少许，金仙膏适量。前2味药研末，膏药置水上溶化，加入药末，搅匀，摊涂于布上，贴于脐孔，2～3日换药1次。（中医验方）

治疗久患口疮
取花椒适量，拣去闭口的颗粒，然后用水清洗，加面拌匀煮为粥，空腹服下，以饭压之。重者可多服几次，以愈为度。（《本草纲目》）

 保健药膳

花椒炖鸡胗

配方：花椒20粒，鸡胗4个，料酒10克，姜10克，葱15克，盐3克，味精3克，胡椒粉3克。

制作：❶ 将鸡胗洗净，切薄片；姜拍松，葱切段。

❷ 将鸡胗、花椒、姜、葱、料酒同放炖锅内，加清水1000毫升，置武火上烧沸，再用文火炖30分钟，加入盐、味精、胡椒粉即成。

功效：温中，止痛，杀虫，助消化，适用于慢性胃炎患者。

核桃花椒烧龟肉

配方：核桃仁30克，花椒5克，龟1只（250～500克），植物油60克，料酒20克，生姜10克，葱10克，冰糖10克，酱油10克。

制作：❶ 将龟放入盆中，加40℃热水，使其排尽尿，宰杀后去头、足、龟壳及内脏，洗净，将龟肉切块。

❷ 锅中加植物油，烧熟后，放入龟肉块，反复翻炒，再加核桃仁、生姜、葱、花椒、冰糖、酱油、料酒及适量清水，用文火煨至龟肉烂熟即成。

功效：滋阴补血，补脑益智，润肠通便。适用于阴虚或血虚所致的低热、咯血、便血、便秘、智力低下等症。

高良姜

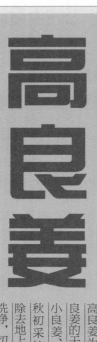

高良姜为姜科多年生草本植物高良姜的干燥根茎。又名蛮姜、良姜、小良姜、海良姜、膏凉姜。夏末秋初采挖生长4～6年的根茎，除去地上茎、须根、叶和残留鳞片，洗净，切成小段，晒干。生用。

温里药

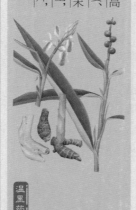

【产地溯源】

主产于广东、广西、台湾等地，习惯认为广东徐闻产者品质最优。

【性味归经】

味辛，性热。归脾、胃经。

【本草语录】

健脾胃，宽噎膈，破冷癖，除瘴疟。——《本草纲目》

主暴冷，胃中冷逆，霍乱腹痛。——《名医别录》

功效主治

本品散寒止痛，温中止呕，主要适用于如下病证：

胃寒冷痛
多与炮姜相须为用。

胃寒肝郁
证见脘腹胀痛，多与香附合用。

呕吐
胃寒呕吐，多与生姜、半夏等同用；身体虚寒呕吐，多与党参、白术、茯苓等同用。

选购要点
以分枝少、色红棕、气香浓、味辣者为佳。

贮藏方法
置于通风干燥处，防潮，防蛀。

用法用量
煎服，3～6克；研末服，每次3克；或入丸、散剂。

疗疾验方

治疗脾虚寒疟（寒多热少，不思饮食）
高良姜（香油炒）、炮姜各30克，共研为末。临发病前取15克，以猪胆汁调成膏状，以热酒调服。（《本草纲目》）

治疗风牙痛肿
高良姜2寸，全蝎（焙）1只，共研为末。擦痛处，吐出涎水，再以盐汤漱口。（《本草纲目》）

治疗心脾冷痛（即胃痛）
高良姜9克，五灵脂18克，共研为末。每服9克，醋汤调下。（《本草纲目》）

第五章

理气常用药

凡以疏理气机，治疗气滞或气逆证为主要作用的药物，称为「理气药」，亦称「行气药」。

功效

中医论点：理气药多辛苦温而气味芳香，由于辛能行散，苦能疏泄，芳香走窜，温助气行，故本类药物有疏理气机的作用。因其多归肺、脾、胃、肝经，故分别具有顺气宽胸、理气健脾、疏肝解郁、行气止痛、破气散结等功效。

现代药理：大部分理气药具有抑制或兴奋胃肠平滑肌的作用，或促进消化液的分泌，或利胆；部分理气药具有舒张支气管平滑肌、中枢抑制、调节子宫平滑肌、兴奋心肌、增加冠状动脉血流量、升压或降压、抗菌等作用。

应用

应用本类药物时须视病证不同选择相应功效的药物，并进行必要的配伍。如饮食积滞所致的脾胃气滞者，配消导药物；因脾胃气虚者，配以补中益气药物；因湿热阻滞者，配以清热除湿药；因寒湿困脾者，配以苦温燥湿药；若肺气壅滞因外邪客肺者，配以宣肺解表药；因痰饮阻肺者配以祛痰化饮药；肝郁气滞因肝血不足者，配以养血柔肝药物。

禁忌

本类药物多辛温香燥，易耗气伤阴，故气阴不足者慎用。

陈皮

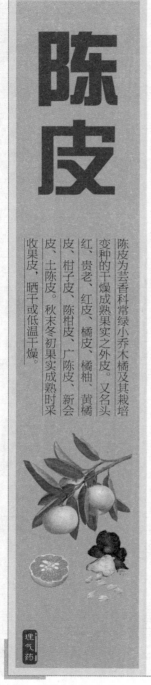

陈皮为芸香科常绿小乔木橘及其栽培变种的干燥成熟果实之外皮。又名头红、贵老、红皮、橘皮、橘柚、黄橘皮、柑子皮、陈橘皮、广陈皮、新会皮、土陈皮。秋末冬初果实成熟时采收果皮，晒干或低温干燥。

【产地溯源】

产于长江以南之广东、福建、四川、浙江、江西等地。习惯认为广东新会、四会、广州近郊产者品质最优（特称为"广陈皮""新会皮"）。

【性味归经】

味辛、苦，性温。归脾、肺经。

【本草语录】

治胸膈间气，开胃，主气痢，消痰涎，治上气咳嗽。——《药性论》

橘皮，苦能泄能燥，辛能散，温能和，其治百病，总是取其理气燥湿之功。同补药则补，同泻药则泻，同升药则升，同降药则降。——《本草纲目》

主胸中瘕热、逆气，利水谷，久服去臭，下气。——《神农本草经》

功效主治

本品理气健脾，燥湿化痰，主要适用于如下病证：

脾胃气滞

若为寒湿中阻，可加苍术、厚朴等药物；若为脾虚气滞，可加党参、茯苓等药物；若为肝气乘脾，可加防风、白术、白芍等药物。

痰湿壅肺

证见咳嗽、痰多、气喘，可与半夏、茯苓相配伍；若属寒痰，可加干姜、细辛等药物；若属痰热，可加栝楼、竹茹、黄芩等药物。

现代研究

本品含挥发油、黄酮苷（如橙皮苷、新橙皮苷等）、川皮酮，以及肌醇、维生素、胡萝卜素、对羟福林等。陈皮挥发油中主要含柠檬烯，具有以下方面的生理作用：

❶ 祛痰平喘。

❷ 对心血管作用，小剂量煎剂可使心肌收缩增强，输出量增加，大剂量可抑制心脏。

❸ 抗炎，抗溃疡，利胆保肝。

❹ 抗组胺，抗过敏。

❺ 增强纤维蛋白溶解，抗血栓形成。

选购要点

以皮薄、外皮色深红、内皮白色、陈旧、油性大、气浓香者为佳。

贮藏方法

贮于有盖容器中，置干燥处，防潮。

用法用量

内服煎剂，3～9克，或入丸、散剂。痰湿咳嗽者宜生用；脾胃气滞者宜炒制用；寒邪中阻，胃失和降者宜姜炙用。

注意事项

1. 吐血者慎用。
2. 气虚及阴虚燥咳内有实热者不宜用。

疗疾验方

治疗乳痈初起（急性乳腺炎未化脓者）
陈皮30克，甘草6克。水煎服。（《本草纲目》）

治疗疟疾
姜橘饮：陈皮（去白）120克，生姜（去皮）60克。共研粗末，用水3碗，煎取1碗。去滓，分作2服，当发日五更服。（《魏氏家藏方》）

治疗溃疡性结肠炎
陈皮15克，荷叶10克，砂仁2克。上药制散剂，每次1剂，每日2次，早晚开水冲服。里急后重甚者加木香5克，腹泻甚者加参苓白术散，有脓血者加秦皮6克。（中医验方）

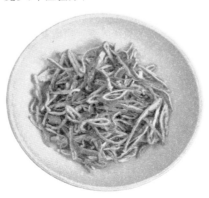

 保健药膳

陈皮醒酒汤

配方： 陈皮500克，香橙皮500克，檀香200克，葛花250克，绿豆花250克，人参100克，白豆蔻100克，食盐300克。

制作： 香橙皮（去白）、陈皮、檀香、葛花、绿豆花、人参、白豆蔻、食盐各适量，共研为末，拌匀装入瓷罐中。每日2次，早晚各服1汤匙，用白开水冲服。

功效： 解酒醒神。适用于饮酒过多，酒醉不醒。

陈皮卤乳鸽

配方： 陈皮6克，八角6克，草果1个，丁香3粒，肉桂6克，酱油20克，盐4克，乳鸽2只，红糖30克，姜5克，葱10克，鸡汤600毫升，植物油50克。

制作： ❶ 把乳鸽宰杀后，去毛、内脏及爪；葱切段，姜拍松；陈皮切丝。

❷ 把锅置中火上烧热，加入植物油，放入姜、葱爆香，加入红糖、酱油和鸡汤，下入陈皮、八角、草果、丁香、肉桂，煮30分钟后，加入乳鸽同卤，再煮30分钟即成。

功效： 芳香行气，益精髓，适用于心律不齐，气虚心悸患者。

陈皮粥

配方： 陈皮10克，大米150克。

制作： ❶ 将陈皮润透，去皮上白膜，切成丁；大米淘洗干净。

❷ 将大米、陈皮同放锅内，加水800毫升，置武火上烧沸，再用文火煮35分钟即成。

功效： 理气健脾，燥湿化痰，适用于脂肪肝，证见脘腹胀满、嗳气、呕吐、咳嗽、多痰等。

木香

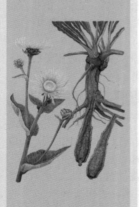

木香为菊科多年生草本植物云木香、越西木香、川木香等的根。又名蜜香、南木香、云木香、广木香、川木香。

一般在10月至次年1月间采挖，除去残茎，洗净，晒干。

理气药

【产地溯源】

主产于云南、四川、广西等地。

【性味归经】

味辛、苦，性温。归脾、胃、大肠、胆、三焦经。

【本草语录】

木香乃三焦气分之药，能升降诸气。——《本草纲目》

散滞气，调诸气，和胃气，泄肺气。——《珍珠囊》

功效主治

本品行气止痛，主要适用于如下病证：

胃肠气滞
证见脘腹胀满、食少呕恶等，常与砂仁、陈皮等同用。

泄泻下痢、腹痛、里急后重
常与黄连同用。

选购要点

以条匀、体质坚实、香气浓郁、油性大、无须根者为佳。

贮藏方法

贮于有盖容器内，置于通风干燥处，防潮，防蛀。

用法用量

内服煎汤，1.5～6克；或入丸、散。生用专行气滞，煨用可实肠止泻。

 疗疾验方

治疗中气不省（闭目不语，状如中风）
木香研细，取9克，以冬瓜子煎汤灌下。痰盛者，药中加竹沥和姜汁。（《本草纲目》）

 保健药膳

砂仁木香藕粉
配方：砂仁2克，木香1克，藕粉30克，白糖20克。

制作：❶ 将砂仁、木香捣成细粉。

❷ 将砂仁、木香粉放入碗内，加入藕粉拌匀，再加入开水调匀，最后放入白糖即成。

功效：醒脾和胃，理气止呕。

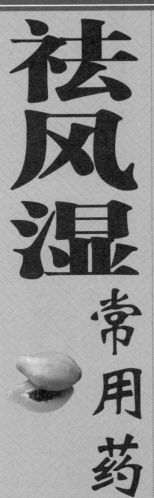

第 六 章

祛风湿常用药

含义：凡能祛除肌肉、经络、筋骨间的风湿，以解除痹痛为主要作用的药物，称为『祛风湿药』。

分类

祛风湿散寒药：有明显的祛风除湿、散寒止痛之功，主要用治风寒湿痹证的药物。

祛风湿清热药：有祛风湿、清热通络之功，主要用治风湿热痹证的药物。

祛风湿强筋骨药：以祛风湿作用为主，兼有一定的补肝肾、强筋骨作用的药物。

功效

中医论点：祛风湿药多辛苦味，性有温凉之异，能祛除留于肌肉、经络、筋骨间的风寒湿或风湿热邪，其中部分药物还兼有舒筋通络、止痛、强筋骨等作用，适用于风寒湿邪所致的痹证。

现代药理：本类药物具有明显的抗炎与镇痛作用，适用于风寒湿痹、肢体疼痛、关节不利、麻木不仁、筋脉拘急、腰膝酸痛、下肢痿弱、半身不遂等证。

应用

1.使用祛风湿药，首先须注意因证选药，应根据痹证的邪气轻重、病程长短及邪正盛衰等不同情况，选择相应的祛风湿药，并做适当配伍。

2.痹证一般因邪气闭阻气血而为病，故各型痹证均宜配伍活血化瘀药，以增强疗效，故素有"治风先治血"之说。

3.痹证多属慢性疾病，为服用方便，可制成酒剂或丸剂服用。酒所具有的辛温之性还能增强祛风湿药的功效。但患有消化道溃疡者不宜选用酒剂。现代还有胶囊剂、片剂、口服液等多种新剂型可供选择。

禁忌

1.本类药物药性多燥，易耗伤阴血，故阴亏血虚者应慎用。

2.少数有毒的祛风湿药，不宜过量或使用过久，以免造成中毒。

祛风湿散寒药

祛风湿散寒药，性味多辛苦温，辛以祛风，苦以燥湿，温以胜寒，具有祛风除湿、散寒止痛、舒筋通络等作用，适用于风湿痹证偏寒者，证见肢体疼痛、酸楚、重着、麻木、关节屈伸不利等。多数祛风湿散寒药，还分别兼有止痛、舒筋活络、祛风止痒、祛风止痉等不同功效，又可主治其他疼痛证，中风手足不遂、口眼㖞斜，瘾疹、顽癣等皮肤病以及小儿惊风、破伤风之痉挛抽搐等证。

因本类药物药性多偏温燥，故热盛或阴虚血亏者应慎用。

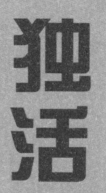

独活

独活为伞形科多年生草本植物重齿毛当归的干燥根。又名独滑、独摇草、长生草、川独活、香独活、九眼独活等。秋末或春初采挖。晒干或烘干，切片，生用。

【产地溯源】

主产于四川、湖北、安徽等地。以四川产者品质为优。

【性味归经】

味辛、苦，性微温。归肝、膀胱经。

【本草语录】

主风寒所击，金疮，止痛，贲豚，痫痓，女子疝瘕。——《神农本草经》

理下焦风湿，两足痛痹，湿痒拘挛。——《景岳全书·本草正》

治中诸风湿冷，奔喘逆气，皮肌苦痒，手足挛痛，劳损，主风毒齿痛。——《药性论》

功效主治

本品祛风湿，止痹痛，解表，主要适用于如下病症：

风寒湿诸痹

证见腰膝、腿足关节疼痛等。治风痹，可与防风、羌活等长于祛风止痛的祛风湿药配伍；治湿痹，可与苍术、薏苡仁等祛湿除痹药配伍；治寒痹，可与附子、乌头等祛风湿药配伍。

肾气虚弱，当风受冷

证见偏枯冷痹、缓弱疼痛等，多与桑寄生、防风、杜仲等同用。

外感风寒夹湿证

多与羌活、防风、荆芥等同用。

现代研究

本品含挥发油、甲氧基欧芹素、伞形花内酯、毛当归醇、佛手柑内酯、花椒毒素、欧芹酚甲醚及呋喃香豆精等，具有以下方面的生理作用：

❶ 抗心律失常，降血压。

❷ 镇痛、镇静及催眠作用。

❸ 抗关节炎。

❹ 兴奋呼吸中枢的作用。

❺ 现代临床可用于软组织损伤、白癜风等。

选购要点

以条粗壮、油润、香气浓郁者为佳。

贮藏方法

置于通风干燥处，防潮，防蛀。

用法用量

煎服，3 ~ 9 克；或浸酒；或入丸、散。外用适量。

注意事项

本品药性温燥，阴虚血亏及实热内盛者不宜。

疗疾验方

治疗中风口噤（浑身发冷，不省人事）
独活 120 克，好酒 1000 毫升，煎取 500 毫升服。（《本草纲目》）

治疗关节痛
独活、羌活、松节各等分，酒煮过。每天空腹饮 1 杯。（《本草纲目》）

治疗风牙肿痛
独活、地黄各 90 克，共研为末。每取 9 克，加水 1 碗煎服，连渣服下，睡前再服 1 次。（《本草纲目》）

治疗眩晕
独活 30 克，鸡蛋 6 个。二料加水适量一起烧煮，待蛋熟后敲碎蛋壳再煮 15 分钟，使药液渗入蛋内。去汤与药渣，单吃鸡蛋。每次 2 个，每日 1 次，3 日为 1 疗程。（中医验方）

 # 保健药膳

独活酒

配方：独活、石斛、生姜、白茯苓（或赤茯苓）、白术各 90 克，牛膝、丹参、侧子（炮裂，去皮、脐）、萆薢各 60 克，薏苡仁、防风、肉桂、当归、山茱萸、人参、天雄（炮裂，去皮、脐）、秦艽、菊花、川芎各 45 克，生地 120 克，白酒 22000 毫升。

制作：❶ 将前 20 味细剉，入布袋，置瓷瓮中，加入白酒，密封。

❷ 浸泡 5 ~ 7 日，过滤去渣即成。

功效：补肾健脾，祛风除湿，舒筋壮腰，活血通络。

独活人参酒

配方：独活 45 克，白鲜皮 15 克，羌活 30 克，人参 20 克，白酒适量。

制作：❶ 将前 4 味共研粗末，和匀备用。

❷ 加入白酒适量，浸泡 5 ~ 7 日，过滤去渣即成。

功效：祛风湿，益气血，适用于产后中风、困乏多汗、体热头痛、风湿等症。

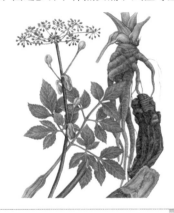

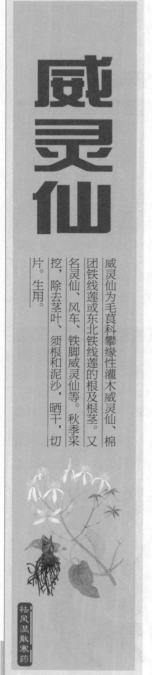

威灵仙

威灵仙为毛茛科攀缘性灌木威灵仙、棉团铁线莲或东北铁线莲的根及根茎。又名灵仙、风车、铁脚威灵仙等。秋季采挖，除去茎叶、须根和泥沙，晒干，切片。生用。

祛风湿散寒药

【产地溯源】

主产于江苏、浙江、安徽等地。

【性味归经】

味辛、咸，性温，归膀胱经。

【本草语录】

威灵仙，气温，味微辛咸。辛泄气，咸泄水，故风湿痰饮之病，气壮者服之有捷效，其性大抵疏利，久服恐损真气，气弱者亦不可服之。——《本草纲目》

主诸风，宣通五脏，去腹内冷滞，心膈痰水久积，癥瘕痃癖气块，膀胱宿脓恶水，腰膝冷疼及疗折伤。——《开宝本草》

腰、肾、脚膝、积聚、肠内诸冷病，积年不瘥者，服之无不立效。——《新修本草》

功效主治

本品祛风湿，通经络，消骨鲠，主要适用于如下病症：

风湿痹痛

单用或复方均可，复方可加独活、秦艽等，风湿腰痛可加当归、桂心等。

跌打损伤

可与桃仁、红花等同用。

各种骨鲠咽

单用威灵仙，煎汤；或加砂糖、醋煎汤，缓慢咽下。

现代研究

威灵仙根含原白头翁素、白头翁内酯、甾醇、糖类、皂苷等。棉团铁线莲和东北铁线莲含铁线莲皂苷乙、铁线莲皂苷丙和常春藤皂苷元等，具有以下方面的生理作用：

❶ 兴奋平滑肌，增强食管蠕动。

❷ 镇痛。

❸ 引产，利尿。

❹ 对革兰阳性菌、革兰阴性菌和霉菌都有较强的抑制作用。

❺ 威灵仙现代还用于治疗胆石症、急性乳腺炎、淋巴结核及跟骨骨刺引起的足跟疼痛等。

选购要点

以条长、皮黑、肉白、质坚实者为佳，切片以片大、片面粉白色者为佳。

贮 藏方法

置于通风干燥处，防潮，防蛀。

用 法用量

煎服，6～9克，治骨鲠可用30克。

注意事项

1.气虚血弱者慎用。

2.威灵仙所含原白头翁素为有毒成分，服用过量会引起中毒。

 疗疾验方

│治疗腰脚诸痛

威灵仙500克，洗净，在好酒中浸泡7日，取出研为末，加面糊成丸，如梧桐子大。每服20丸，用泡药的酒送下。（《本草纲目》）

│治疗手足麻痹

威灵仙（炒）150克，生川乌头、五灵脂各120克，共研为末，以醋糊丸，如梧桐子大。每服7丸，盐汤送下，忌茶。（《本草纲目》）

│治疗胆石症

威灵仙60克，煎水内服，每日1剂。（中医验方）

│治疗痔疮肿痛

威灵仙90克，水10升，煎汤先熏后洗痛处。（《本草纲目》）

│治疗呃逆

威灵仙、蜂蜜各30克，煎水内服。（中医验方）

 保健药膳

威灵仙煮樱桃

配方：威灵仙15克，樱桃250克，冰糖15克。

制作：❶ 将威灵仙煎取汁液50毫升；樱桃洗净，去杂质；冰糖打碎成屑。

❷ 药液、樱桃放入炖杯内，加水300毫升，置武火上烧沸，再用文火煮25分钟，加入冰糖屑即成。

功效：祛风湿，通经络，适用于风湿疼痛、瘫痪、四肢不仁、风湿腰腿疼痛等症。

威灵仙炒芹菜

配方：威灵仙20克、芹菜500克、料酒10克、姜5克、葱10克、盐3克、鸡精3克、植物油30克。

制作：❶ 威灵仙用水煎煮，取药液50毫升；芹菜去叶留梗，切3厘米长的段；姜切片，葱切段。

❷ 将炒锅置武火上烧热，加入植物油，烧至六成热时，下入姜、葱爆香，再下入芹菜，炒熟，加入盐、鸡精即成。

功效：祛风湿，平肝热，适用于风湿疼痛、高血压、眩晕头痛、面红目赤、血淋、痈肿等症。

威灵仙蒸乳鸽

配方：威灵仙20克、乳鸽1只、料酒10克、姜5克、葱10克、盐3克、鸡精3克、鸡油30克、胡椒粉3克、清汤250毫升。

制作：❶ 将威灵仙洗净，切碎，放入锅内，加水100毫升，置武火上烧沸，再用文火煮25分钟，停火，过滤，收取药液；姜切片，葱切段；乳鸽宰杀后，去毛、内脏及爪。

❷ 将乳鸽、药液、姜、葱、料酒、盐、鸡精、鸡油、胡椒粉同放蒸杯内，加清汤，置武火大气蒸笼内，蒸25分钟即成。

功效：祛风解毒，补益精血，适用于风湿疼痛、虚羸、消渴、肢体麻木等症。

木瓜

木瓜为蔷薇科落叶灌木贴梗海棠和木瓜（榠楂）的干燥近成熟果实。前者称「皱皮木瓜」，后者称「光皮木瓜」，又名木瓜实、铁脚梨、川木瓜、资木瓜、宣木瓜等。夏、秋二季果实绿黄时采摘。皱皮木瓜置于水中烫至外皮灰白色，对半纵剖晒干，光皮木瓜则纵剖成2或4瓣，置于沸水中烫后晒干，切片，生用。

祛风湿散寒药

【产地溯源】

主产于安徽、湖北、四川等地。安徽宣城所产的宣木瓜质量最优。

【性味归经】

味酸，性温。归肝、脾经。

【本草语录】

主湿痹邪气，霍乱大吐下，转筋不止。——《名医别录》

下冷气，强筋骨，消食，止水痢后渴不止，作饮服之。又脚气冲心，取一颗去子，煎服之，嫩者更佳。又止呕逆，心膈痰唾。——《本草拾遗》

治脚气上攻，腿膝疼痛，止渴消肿。——《家传日用本草》

功效主治

本品舒筋活络，除湿和胃，主要适用于如下病证：

风湿痹痛，筋骨无力，手足拘挛
可与地龙、当归等药配伍。

筋急项强，转侧不利
可与乳香、没药等配伍。

湿困脾胃
证见呕吐、腹泻等，可与薏苡仁、蚕砂等配伍治疗。

现代研究

木瓜含有皂甙、黄酮类、苹果酸、酒石酸、枸橼酸等有机酸以及维生素C等成分，具有以下方面的生理作用：

❶ 对各型痢疾杆菌等有较明显的抑制作用。
❷ 降血压。
❸ 抗肿瘤。
❹ 催乳，助消化。
❺ 保护肝脏，降低转氨酶。
❻ 现代临床可用于乙型肝炎、小儿尿频、肠粘连、急性菌痢、破伤风等。

选购要点

以质坚实、肉厚、紫红色、皮皱味酸、气香者为佳。

贮藏方法

贮于有盖容器内，置于阴凉通风干燥处，防霉，防蛀。

法用量

内服煎汤，6～9克。外用适量，煮熟捣敷或鲜品捣敷。

注意事项

胃酸过多、内有郁热、小便短赤者忌用。

疗疾验方

治疗脚筋挛痛
木瓜数个，加酒、水各半煮烂，捣成膏，趁热贴于痛处，外用棉花包好。1日换药3～5次。（《本草纲目》）

治疗霍乱转筋
木瓜30克，酒1000毫升，煮服。不饮酒者煮汤服。另煮一锅药汤，用布浸药汤热敷足部。（《本草纲目》）

治疗小儿尿频
生木瓜1个，切片泡酒1周，每次用生药9克，水煎服。每日1剂。（中医验方）

治疗脚癣
木瓜、甘草各30克，水煎去渣，凉温后洗脚5～10分钟。每日1剂。（中医验方）

治疗肝肾脾三经气虚（表现为肿满、顽痹、憎寒壮热、呕吐、自汗、霍乱吐泻）
大木瓜4个，切盖挖空待用。一个填入黄芪、续断末各15克，一个填入苍术、陈皮末各15克，一个填入乌药、黄松节末各15克（黄松节即茯神中心木），一个填入威灵仙、苦葶苈末各15克。各瓜以原盖盖好，浸酒中，放入甑内蒸熟，晒干。三浸、三蒸、三晒，最终捣为末，以榆皮末和水将药末调成糊，做成丸，如梧桐子大。每服50丸，温酒或盐汤送下。（《本草纲目》）

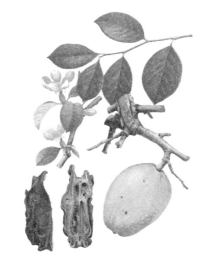

保健药膳

木瓜烧猪蹄

配方：木瓜30克，猪蹄1只，料酒10克，姜5克，葱10克，盐3克，鸡精3克，鸡油30克。

制作：① 将木瓜洗净，切片；猪蹄去毛桩，剁成4块；姜切片，葱切段。

② 将木瓜、猪蹄、料酒、姜、葱同放炖锅内，加水2500毫升，置武火上烧沸，再用文火炖45分钟，加入盐、鸡精、鸡油即成。

功效：舒经活络，化湿和胃，适用于筋脉拘急、风湿痛、关节不利、脚气肿胀等症。

木瓜煮泥鳅

配方：木瓜30克，泥鳅300克，料酒10克，姜5克，葱10克，盐3克，鸡精3克，鸡油3克，胡椒粉3克。

制作：① 将木瓜润透，切片；泥鳅先放稀释盐水中，除去肠中杂物，再宰杀，去肠杂；姜切片，葱切段。

❷ 将木瓜、泥鳅、姜、葱、料酒同放炖锅内，加水1500毫升，置武火上烧沸，再用文火煮25分钟，加入盐、鸡精、鸡油、胡椒粉即成。

功效：舒经活络，除祛湿邪，适用于风湿疼痛、阳痿、病毒性肝炎等症。

木瓜煮松子

配方：木瓜30克，松子60克。

制作：❶ 将木瓜润透，切薄片；松子去壳，留仁。

❷ 将木瓜、松子仁放入炖杯内，加水250毫升，置武火上烧沸，再用文火煮25分钟即可。

功效：舒经活络，滋阴息风。适用于风湿疼痛、头眩、燥咳、吐血、便秘等症。

木瓜炖牛肉

配方：木瓜30克，牛肉300克，莴苣头100克，姜5克，葱10克，盐3克，鸡精3克，鸡油30克，胡椒粉3克。

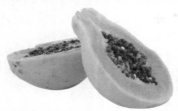

制作：❶ 将木瓜洗净，切薄片；牛肉洗净，切3厘米见方的块；姜切片，葱切段；莴苣头去皮，切3厘米见方的厚块。

❷ 将牛肉、木瓜、莴苣头、料酒、姜、葱同放炖锅内，加水1800毫升，置武火上烧沸，再用文火炖45分钟，加入盐、鸡精、胡椒粉即成。

功效：舒经活络，强筋健骨，适用于风湿疼痛、虚损、消渴、脾弱不运、痞积、水

肿、腰膝酸软等症。

木瓜煮鱼肚

配方：木瓜30克，鱼肚300克，料酒10克，姜5克，葱10克，盐3克，鸡精3克，鸡油3克，胡椒粉3克。

制作：❶ 将木瓜润透，切片；鱼肚用油发好，切3厘米长的段；姜切片，葱切段。

❷ 将木瓜、鱼肚、姜、葱、料酒同放炖锅内，加水500毫升，置武火上烧沸，再用文火煮25分钟，加入盐、鸡精、鸡油、胡椒粉即成。

功效：舒经活络，祛风湿，补肾益精，适用于风湿疼痛、肾虚遗精、风疹、破伤风、吐血、崩漏、创伤出血等症。

木瓜蛋奶汁

配方：木瓜1个，柠檬半个，鸡蛋1个，酸奶300克，蜂蜜15克。

制作：❶ 木瓜去皮、子后切成块；柠檬去皮，果肉切块；鸡蛋煮熟，去壳。

❷ 木瓜块、柠檬块、鸡蛋、酸奶全部放入榨汁机中，搅打成汁。

❸ 将滤净的蛋奶汁倒入杯中，加入蜂蜜拌匀即可。

功效：调节神经系统，快速消除疲劳，预防皮肤老化，缓解肌肤干燥。

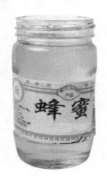

祛风湿清热药

祛风湿清热药的药性偏寒，味多辛、苦。主要适用于风湿热痹，关节红肿热痛之证。然在本类药中，除防己等少数药外，多为微寒之品，且有的药物生用偏寒，若经适当炮制，还可成为祛风湿散寒药，实际上并不专治风湿热痹。多数祛风湿清热药，还分别兼有止痛、舒筋活络、清热除湿、清热解毒的功效，可用于其他疼痛证，中风半身不遂、偏瘫、口眼㖞斜，湿热证及热毒证的治疗。

【产地溯源】

主产于甘肃、陕西、内蒙古、四川等地。

【性味归经】

味苦、辛，性微寒。归胃、肝、胆经。

【本草语录】

主寒热邪气，寒湿风痹，肢节痛，下水，利小便。——《神农本草经》

秦艽，手足不遂，黄疸，烦渴之病须之，取其去阳明之湿热也。阳明有湿，则身体酸疼烦热，有热则日晡潮热骨蒸。——《本草纲目》

利大小便，瘥五种黄病，解酒毒，去头风。——《药性论》

功效主治

本品祛风湿，止痹痛，退虚热，清湿热，主要适用于如下病证：

风湿痹痛

风湿热痹，可加防己、知母等药物治疗；若为风寒湿痹，可加桂枝、附子等药物治疗。

骨蒸潮热

可配伍鳖甲、知母等药物治疗。

湿热黄疸

可单用或与茵陈、大黄等除湿退黄药配伍。

湿热疮肿、湿疹

多与苦参、黄连、大

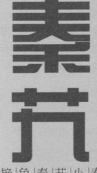

秦艽为龙胆科植物秦艽、麻花秦艽、粗茎秦艽或小秦艽的干燥根。前三种按性状不同分别习称"秦艽"和"麻花艽"，春、秋二季采挖，除去泥沙；秦艽或麻花艽晒软，堆置"发汗"至表面呈红黄色至灰黄色时，摊开晒干，或不经"发汗"直接晒干。小秦艽趁鲜时搓去黑皮，晒干。生用。

祛风湿清热药

黄等清热燥湿药配伍。

┃止痛

本品配伍防己，于拔牙后服用，有明显的止痛和消肿作用。

现代研究

本品含龙胆苦苷、龙胆碱、秦艽苷、甾醇苷、糖类及挥发油等化学成分，具有以下方面的生理作用：

❶ 抗炎，抗过敏，轻度降压。

❷ 镇静，镇痛，解热及抑制反射性肠液分泌。

❸ 抑制杆菌和少数真菌。

❹ 秦艽在现代可用于流行性脑脊髓膜炎、风湿性及类风湿性关节炎、肌炎、急性黄疸型肝炎等疾病的治疗。

选购要点

以粗大、肉厚、色棕黄者为佳。

贮藏方法

置通风干燥处。

用法用量

内服煎汤，6～12克，大剂量可用至30克。酒浸或入丸、散剂，外用研末撒。

注意事项

本品具有苦寒之性，脾胃虚寒者慎用。

 疗疾验方

┃治疗黄疸

秦艽15克，浸500毫升酒中，空腹饮酒。（《本草纲目》）

┃治疗一切疮口不合

秦艽研末敷于患处。（《本草纲目》）

┃治疗胎动不安

秦艽、炙甘草、炒鹿角胶各15克，共研为末。每服9克，水一大碗、糯米约

50粒，煎服。又方：秦艽、阿胶（炒）、艾叶各等份，共研为末。每次取9克，以水一大碗、糯米50粒煎汤冲服。（《本草纲目》）

┃治疗小儿骨蒸潮热，瘦弱

秦艽、炙甘草各30克。每服3～6克，水煎服。（《本草纲目》）

┃治疗暴泻、大渴、大饮

秦艽60克，炙甘草15克。每服9克，水煎服。（《本草纲目》）

┃治疗伤寒烦渴

秦艽30克，牛乳一碗，煎取六成，分2次服。（《本草纲目》）

┃治疗小便艰难

秦艽30克，水一碗，煎取六成，分2次服。又方：秦艽、冬葵子各等分，共研为末。每服一小匙，酒送下。（《本草纲目》）

 保健药膳

秦艽酒

配方：秦艽50克，料酒300毫升。

制作：❶ 秦艽捣碎，置容器中，加入料酒，密封。

❷ 浸泡7日后，过滤去渣即成。

功效：祛风湿，退黄疸，适用于风湿等症。

秦艽延胡索酒

配方：秦艽、延胡索各50克，制草乌10克，桂枝、川芎、桑枝、鸡血藤各30克，姜黄、羌活各25克，白酒1000毫升。

制作：❶ 将前9味捣碎，置容器中，加入白酒，密封。

❷ 浸泡7～10日后，过滤去渣即成。

功效：祛风除湿，温经散寒，通络止痛。适用于肩周炎（早期）以及上肢疼痛等症。

秦艽木瓜酒

配方：秦艽、川乌、草乌各6克，广郁金、羌活、川芎各10克，白瓜20克，全蝎2克，红花8克，透骨草、鸡血藤各30克，60度白酒1000毫升。

制作：❶ 将前11味捣碎或切片，置容器中，加入白酒，密封。

❷ 浸泡15日后，过滤去渣即成。

功效：祛风散寒，舒筋通络，适用于肩周炎（偏寒、偏瘀型）等症。

秦艽桂苓酒

配方：秦艽、牛膝、川芎、防风、肉桂、独活、茯苓各30克，杜仲、五加皮、丹参各60克，制附子、石斛、麦冬、地骨皮各35克，炮姜、薏苡仁各30克，火麻仁15克，白酒2000毫升。

制作：❶ 将前17味捣碎，置容器中，加入白酒，密封。

❷ 浸泡7～10日后，过滤去渣即成。

功效：祛风除湿，舒筋活络，适用于久坐湿地，风湿痹痛，腰膝虚冷等症。

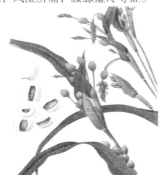

秦艽丹参茶

配方：秦艽60克，丹参100克。

制作：秦艽、丹参研为粗末，每取20～30克，置保温杯中，用沸水冲泡焖置10～20分钟，代茶频饮。

功效：祛风除湿，舒筋活血，适用于中风、手足不利、舌蹇、风湿痹痛、筋骨拘挛、骨蒸潮热等症。

注意：类中风、肝火、痰热证患者慎用。

秦艽枳壳酒

配方：枳壳90克，秦艽、独活、肉苁蓉各120克，丹参、陆英（即蒴藋）各150克，松叶250克，白酒2000毫升。

制作：将前7味捣碎，装入布袋，置容器中，加入白酒，密封，浸泡7日后，过滤去渣即成。口服，每次10～15毫升，日服3次。

功效：活血，祛风，止痒，适用于风瘙隐疹、皮肤病痛或皮痒如虫行等。

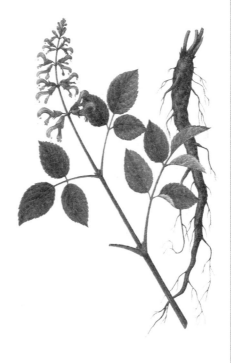

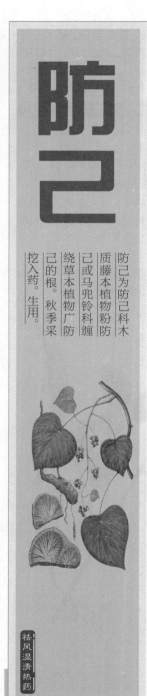

防己

防己为防己科木质藤本植物粉防己或马兜铃科缠绕草本植物广防己的根。秋季采挖入药。生用。

祛风湿清热药

【产地溯源】

粉防己又称汉防己，主产于浙江、安徽、江西等地；广防己又称木防己，主产于广东、广西等地。

【性味归经】

味苦、辛，性寒。归膀胱、肾、脾经。

【本草语录】

主风寒温疟，热气诸痫。除邪，利大小便。——《神农本草经》

疗水肿、风肿，去膀胱热，伤寒寒热邪气，中风手脚挛急，止泄，散痈肿恶结……——《名医别录》

功效主治

本品祛风湿，止痛，利水消肿，主要适用于如下病症：

风湿痹痛

多用于风湿热痹，可配伍滑石、薏苡仁等药物；若治风寒湿痹，须与附子、肉桂等药物配伍。

水肿，腹水

可与椒目、葶苈子等合用；若属虚证，可配伍黄芪、白术等药物。

选购要点

以质坚实、粉性足、去净外皮者为佳。

贮藏方法

置干燥处，防霉，防蛀。

用法用量

内服煎汤，5～10克。祛风止痛多用广防己，利水退肿多用粉防己。

疗疾验方

治疗伏暑吐泻

防己汤：防己30克，白芷60克。共研细末。每服3克，新汲水调下，不拘时候。（《杨氏家藏方》）

治疗咯血多痰

粉防己、葶苈各等分，共研为末。每服3克，糯米汤送下。（《本草纲目》）

第七章

芳香化湿常用药

功效

中医论点：脾喜燥而恶湿，若湿浊内阻中焦，则脾胃运化水谷之功能失常。本类药物辛香而温燥，能化湿醒脾、燥湿健脾、疏畅气机。适用于湿浊内阻、脾运失健所致的脘腹痞满、呕吐、泛酸、大便溏薄、食少体倦、口甘多涎、舌苔白腻等症。

现代药理：芳香化湿药多具有健胃、助消化等作用，尚有芳香解暑之功，湿温、暑湿等证亦可选用。

应用

1.湿有寒湿、湿热之分，本类药物在应用时当根据不同证候适当配伍。寒湿者，配温里药；湿热者，配清热燥湿药；脾胃虚弱者，配补脾健胃药；湿阻气滞者，配行气药。

2.本类药物多含挥发油，入煎剂宜后下，不宜久煎，以免降低疗效。

禁忌

本类药性多温燥，易耗气伤阴，阴虚血燥及气虚者应慎用。

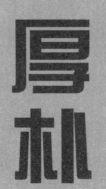

厚朴

厚朴为木兰科双子叶植物厚朴、凹叶厚朴的干皮、根皮及枝皮。又名厚皮、重皮、川朴、温朴、淡伯、烈朴、赤朴、紫油厚朴。4～8月剥取，根皮及枝皮直接阴干，干皮置沸水中微煮后，堆置阴湿处，皮直接阴干，干皮置沸水中微煮后，堆置阴湿处，「发汗」至内表面变成紫褐色或棕褐色时，蒸软，取出，卷成筒状，干燥。切丝生用或姜汁制用。

芳香化湿药

【**产地溯源**】

主产于四川、湖北、湖南、安徽、江西、浙江、福建等地。以四川、湖北产者质优（习称川朴、紫油厚朴）。

【**性味归经**】

味苦、辛，性温。归脾、胃、肺、大肠经。

【**本草语录**】

主疗积年冷气，腹内雷鸣虚吼，宿食不消，除痰饮，去结水，破宿血，消化水谷，止痛。大温胃气，呕吐酸水。——《药性论》

温中益气，消痰下气。疗霍乱及腹痛胀满，胃中冷逆，胸中呕不止，泄痢淋露，除惊，去留热，心烦满，厚肠胃。——《名医别录》

功效主治

本品行气燥湿，消积平喘，主要适用于如下病证：

湿阻中焦

证见脘闷腹胀、腹痛、呕逆等，常配苍术、陈皮等同用。

肠胃积滞，腹胀便秘

治食积不化，脘腹胀痛，常配山楂、神曲、麦芽等同用；若积滞较重，大便不通，配枳实、大黄同用；若热结便秘，配大黄、芒硝、枳实等同用。

痰饮喘咳

因外感风寒而发者，可配桂枝、杏仁等同用；痰涎壅盛，胸闷喘咳者，常配苏子、陈皮等同用。

现代研究

厚朴树皮含挥发油，油中主要成分含 β-桉叶醇、厚朴酚、四氢厚朴酚、异厚朴酚；另含木兰箭毒碱、厚朴碱及鞣质等，具有以下方面的生理作用：

❶ 健胃助消化，抗胃溃疡。

❷ 降压并使心率增加。

❸ 兴奋肠管、支气管。

❹ 抗皮肤癌，防治病毒性肝炎及肝纤维化。

❺ 抑制中枢神经，松弛骨骼肌。

❻ 本品在现代还用于治疗胃结石、肌强直、肠梗阻及闭经等。

选购要点

以皮厚肉细、内表面色紫棕、油性足、断面有小亮点，香气浓者为佳。

贮藏方法

置于干燥通风处，防潮，防蛀。

用法用量

煎服，3～10克，亦可入丸、散剂。

注意事项

脾胃气虚、津液不足者及孕妇慎用。

疗疾验方

治疗脾胃虚损

厚朴煎丸：厚朴（去皮，切片）、生姜（连皮，切片）各1000克，放入5升水中一起煎煮，干后去姜，焙干厚朴，再以干姜120克、甘草60克，连同厚朴在水5升中煮干，去甘草，焙姜、厚朴并研为末；再加枣肉、生姜同煮熟，去姜，把枣肉、药末捣匀做成丸，如梧桐子大。每服50丸，米汤送下。（《本草纲目》）

治疗霍乱腹痛

厚朴汤：厚朴（炙）120克、桂心60克、枳实5枚、生姜60克，加水6升，煎取2升，分3次服下。（《本草纲目》）

治疗气胀心闷，饮食不下

厚朴以姜汁炙焦后研为末。每服2匙，陈米汤调下，每日3次。（《本草纲目》）

治疗月经不通

厚朴90克（炙，切细），加水3升，煎取1升，分2次空腹服下。3～4剂之后，即见特效。方中加桃仁、红花亦可。（《本草纲目》）

治疗菌痢、急性肠炎

取厚朴粉末适量，每服3克，每日2～3次。（中医验方）

保健药膳

噎嗝酒

配方：厚朴15克，白豆蔻15克，橘饼15克，陈皮30克，荸荠60克，白糖60克，冰糖60克，蜂蜜30克，葡萄酒1000毫升。

制作：❶ 将荸荠、厚朴、陈皮、白豆蔻、橘饼、冰糖盛酒瓶中，加入葡萄酒，盖严。

❷ 每日搅拌1次，浸泡10日后，兑入白糖、蜂蜜，拌匀即成。

功效：行气，降逆，化痰，适用于胃酸少、吞咽梗阻不畅、嗳气时作、大便干结等症。

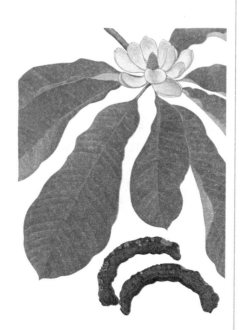

藿香

藿香为唇形科多年生草本植物广藿香的地上部分。又名枝香、火香、正香、广藿香、土藿香、川藿香、南藿香、海南香、排香草、野藿香。夏、秋二季枝叶茂盛时采割。趁鲜切段用，或阴干生用。

芬香化湿药

【产地溯源】

主产于广东、海南、四川等地。

【性味归经】

味辛，性微温。归脾、胃、肺经。

【本草语录】

藿香，辛香微温，香甜不峻，但馨香气正能助脾醒胃以辟诸恶，故凡外来恶气内侵，而见霍乱呕吐不止者，须用此投服，俾其胸开气宽，饮食克进。——《本草求真》

藿香，清芬微温，善理中州湿浊痰涎，为醒脾快胃，振动清阳妙品。——《本草正义》

藿香，其气芳香，善行胃气，以此调中，治呕吐霍乱，以此快气，除秽恶痞闷。且香能和合五脏，若脾胃不和，用之助胃而进饮食，有醒脾开胃之功。——《药品化义》

功效主治

本品化湿，解暑，止呕，主要适用于如下病证：

湿阻中焦

证见脘腹胀满、纳少便溏、体倦乏力、恶心呕吐等，可与苍术、厚朴等合用。

暑湿证，湿温初起

证见发热、恶心、呕吐、泄泻等，可与紫苏、半夏、厚朴等配伍。

呕吐

常用于中焦为湿所困，多配以半夏等；如偏于湿热，可加黄连、竹茹等；如偏于脾虚，可加党参、茯苓等；妊娠呕吐，多加砂仁、半夏等。
道炎、流行性感冒、胃痉挛等。

选购要点

以茎枝粗壮结实、断面发绿、色青绿而叶多、香气浓郁者为佳。

贮藏方法

置于通风干燥处，防潮，防蛀。

用法用量

煎服，5～10克，鲜品用量加倍，不宜久煎；或入丸、散剂。

注意事项

阴虚火旺，舌绛光滑者不宜用。

 疗疾验方

治疗霍乱吐泻
藿香叶、陈皮各 15 克，加水 2 碗，煎取 1 碗，温服。（《本草纲目》）

治疗烂疮
藿香叶、细茶各等分，细茶烧成灰，用油调匀涂于藿香叶片上，贴在患处。（《本草纲目》）

治疗口臭
藿香洗净煎汤，随时含嗽。（《本草纲目》）

治疗胎气不安（气不升降，呕吐酸水）
香附、藿香、甘草各 6 克，共研为末。每服 6 克，加少许盐，以开水调下。（《本草纲目》）

治疗暑天吐泻
滑石（炒）60 克、藿香 7.5 克、丁香 1.5 克，共研为末。每服 3 克，淘米水调服。（《本草纲目》）

 保健药膳

藿香粥
配方：藿香15克，粳米100克，白糖20克。

制作： ❶ 将藿香洗净，加水适量，煮15分钟，去渣，留药汁。

❷ 将粳米淘洗干净，放入锅内，加入药汁，置武火上烧沸，再用文火煮30分钟，加入白糖搅匀即成。

功效： 开胃，止呕，解暑。对夏季胃酸多、头昏脑痛、呕吐、精神不振等患者尤佳。

藿香辛芷茶
配方：广藿香180克，细辛9克，白芷30克，猪胆6个，茶叶30克，辛夷4.5克。

制作： 藿香、细辛、白芷三味研为细末，拌匀，将猪胆汁蒸煮消毒后，混合上药粉成丸。每服 6 克，每日 3 次，茶叶和辛夷煎汤送服。多余之茶水可不拘次数频频饮服。

功效： 清化湿浊，宣通鼻窍。主治慢性鼻炎而致的鼻塞、流脓涕、头痛头昏、嗅觉障碍等。

注意：肺胃阴虚者不宜服用。

藿香饮
配方：藿香5克，木香5克，甘草5克，菖根20克，茯苓20克，白术20克，人参15克，白糖20克。

制作： ❶ 将前 7 味药物放入炖杯内，加水适量，煎煮 25 分钟，去渣，留药液。

❷ 在药液内加入白糖，搅匀即成。

功效： 清热解毒，止泄泻，止呕吐，适用于水样下痢、呕吐、发热肠炎患者饮用。

紫苏藿香饮
配方：紫苏15克，藿香15克，大腹皮10克，白芷5克，桔梗10克，白术15克，厚朴10克，半夏曲15克，茯苓15克，陈皮6克，甘草5克，白糖30克。

制作： ❶ 将以上药物放入炖锅内，加水适量，煎煮 25 分钟，去渣，留药液。

❷ 在药液内加入白糖，搅匀即成。

功效： 消炎止痛，适用于肠炎患者使用。

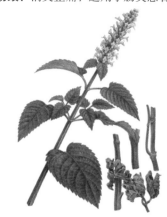

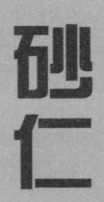

砂仁

芳香化湿药

砂仁为姜科草本植物阳春砂、绿壳砂或海南砂的干燥成熟果实。又名春砂仁、蜜砂仁、土蜜砂、赛桂香、风味团头等。夏、秋间果实成熟时采收，晒干或低温干燥。用时打碎，生用。

【产地溯源】

阳春砂、绿壳砂主产我国广东、广西等地。海南砂主产于广东湛江及海南地区。习惯认为广东阳春产的阳春砂品质最优。

【性味归经】

味辛，性温。归脾、胃经。

【本草语录】

主虚劳冷泻，宿食不消，赤白泻痢，腹中虚痛，下气。——《开宝本草》

主冷气腹痛，止休息气痢，劳损。消化水谷，温暖脾胃。——《药性论》

止恶心，却腹痛。——《本草蒙荃》

功效主治

本品化湿行气，温中止呕止泻，安胎，主要适用于如下病证：

湿阻中焦，脾失健运

可与厚朴、苍术、陈皮等配伍；兼气滞者，加用木香、枳实；脾虚者，加用党参、白术等药物。

脾胃虚寒吐泻

单用研末吞服，或配干姜、附子等。

妊娠恶阻，胎动不安

可与白术、苏梗、人参等配伍。

现代研究

阳春砂含挥发油，油中主要成分为右旋樟脑、右旋龙脑、乙酸龙脑酯、柠檬烯、橙花叔醇和皂苷等。具有以下方面的生理作用：

❶ 挥发油促进胃肠蠕动及消化液分泌，排除消化道积气，故能行气消胀。

❷ 镇痛，兴奋中枢神经，局部麻醉。

❸ 抗凝、抗炎、抗真菌等。

❹ 现代临床可用于胃炎、胃及十二指肠溃疡、慢性胆囊炎、小儿厌食症、乳腺炎、呃逆等。

选购要点

以个大坚实、果仁饱满、香气浓郁、气辛凉而味苦者为佳。

贮藏方法

贮于有盖容器内，置于阴凉干燥处，防潮。

法用量

内服水煎，3～6克，宜后下。腹痛胀满，胃呆食滞等宜生用；妊娠恶阻、胎动不安、腹痛泄泻、小便频数等宜盐炙用。

注意事项

阴虚有热者忌用。

疗疾验方

治疗妊娠呕吐

砂仁10克，粳米30克，生姜自然汁10毫升。砂仁、粳米加水煮成粥后，每小碗加生姜汁10毫升，顿服。（《老老恒言》）

治疗胎动不安

砂仁、料酒各适量。砂仁去皮，炒后研细末，以热料酒送下，每服3～6克。适用于孕妇因跌仆所致胎动不安。（中医验方）

治疗呃逆、呕吐

砂仁2克，细嚼后咽下。每日3次。（中医验方）

治疗病毒性肝炎

大蒜瓣250克（去皮），西瓜1个，砂仁30克。将西瓜开一小盖，去瓜瓤，留瓜皮，再把砂仁、大蒜放入，用黄泥涂西瓜，如泥球，在日光下晒干，置木柴火炉上，忌用煤炭，徐徐烘干后去泥，研面装瓶内备用。每日早晚送服1.5克。（中医验方）

治疗骨鲠在喉

砂仁煎汤，频频饮下。（中医验方）

保健药膳

砂仁煲猪肚

配方：砂仁10克，猪肚1个，姜10克，葱15克，料酒15克，盐3克。

制作： ❶ 将砂仁打成细粉；猪肚洗净，切成4厘米见方的块；姜拍破，葱切段。

❷ 将猪肚、姜、葱、料酒和砂仁放入锅内，加水适量，置武火上烧沸，再倒入瓷煲内，用文火煲50分钟，加入盐搅匀即成。

功效： 暖胃，止痛，止呕，对寒邪犯胃之胃溃疡病患者尤佳。

砂仁鸡肉粥

配方：砂仁6克，鸡肉100克，大米150克，盐3克，料酒6克，味精3克。

制作： ❶ 将鸡肉洗净，切成2厘米见方的块，用料酒、盐腌渍；砂仁打成细末。

❷ 大米淘洗干净，放入锅内，加水适量，置武火上烧沸，下入鸡肉、砂仁末，再用文火煮40分钟，加入味精搅匀即成。

功效： 补虚损，助消化，对消化不良性肠炎患者尤佳。

砂仁煮大虾

配方：虾仁50克，砂仁6克。

制作： ❶ 将虾仁洗净；砂仁烘脆，研成细粉。

❷ 将虾仁放入锅内，加水300毫升，砂仁粉撒入锅内，置武火上烧沸，再用文火煮20分钟即成。

功效： 补肾壮阳，温胃行气，适用于久病肾阳虚明显者。

砂仁粥

配方：砂仁15克，粳米100克，白糖20克。

制作： ❶ 砂仁打成粉末；粳米淘洗干净。

❷ 将粳米放入锅内，加水适量，置武火上烧沸，加入砂仁末，再用文火煮成粥，加入白糖搅匀即成。

功效： 暖脾胃，助消化，调中气，增食欲。对胃酸过少、食欲不振、消化不良者尤佳。

荔枝砂仁瘦肉汤

配方：荔枝干30克，砂仁15克，猪瘦肉400克，盐5克。

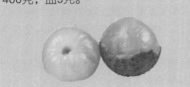

制作：❶ 荔枝干去核，充分浸泡；砂仁洗净，打碎。

❷ 猪瘦肉洗净，与经充分浸泡的荔枝干一同剁烂。

❸ 将清水800毫升放入瓦煲内，煮沸后放入剁好的荔枝干、猪瘦肉和砂仁，煲滚10分钟，加盐调味即可。

功效：提高食欲和免疫力，可以显著减轻胃溃疡症状。

注意：外感发热、胃热、湿热泄泻者慎用。

砂仁鲫鱼汤

配方：砂仁6克，鲫鱼250克，姜10克，葱10克，料酒30克，盐6克。

制作：❶ 将砂仁打成细粉；鲫鱼去鳞、内脏及鳃；姜切片，葱切段。

❷ 将锅置武火上烧热，加入植物油，烧至六成热时，下入姜、葱爆锅，加入清水烧沸，下入鲫鱼、料酒、姜、葱、砂仁粉、盐，煮熟即成。

功效：行气利水，健脾补胃，胃酸过少者食用尤佳。

砂仁炒鱼片

配方：砂仁10克，鲤鱼500克，淀粉30克，料酒15克，盐3克，酱油10克，鸡蛋清适量，姜5克，葱10克，植物油50克。

制作：❶ 将砂仁去壳，打成细粉；姜切

片，葱切段。

❷ 鲤鱼宰杀后，去鳞、鳃、肠杂和骨，切薄片，用酱油、淀粉、蛋清抓匀；

❸ 将炒锅置武火上，下入植物油，烧至六成热时，下入姜、葱爆香，再下入鱼片、料酒、砂仁粉、盐、味精，炒熟即成。

功效：消食开胃，行气化湿，温脾止泻，温胃止呕，安胎，适用于高血压、脘腹胀痛、食欲不振、恶心呕吐、胎动不安等症。

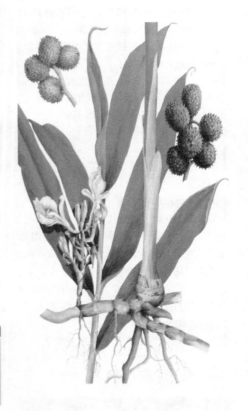

利水渗湿常用药

分类

利水消肿药：以通利小便，消除水湿为主要功效，常用以治疗水肿及其他多种水湿病证的药物。

利尿通淋药：以利尿通淋为主要功效，常用以治疗淋证的药物。

利湿退黄药：以清泄湿热、利胆退黄为主要功效，常用以治疗湿热黄疸的药物。

功效

中医论点：利水渗湿药以甘淡为主，具有利水消肿、利尿通淋和利湿退黄等功效。适用于水湿停于体内所致的水肿、小便不利，以及湿邪或湿热所致的淋证、泄泻、湿疮、带下、黄疸、湿温、湿痹等病证。

现代药理：本类药物具有利尿、抗病原体、利胆保肝等药理作用。

应用

使用本类药物时，应根据不同病证选用恰当的药物，并作合理的配伍。如水肿骤起兼有表证者，配宣肺解表药；水肿日久，兼有脾肾阳虚者，配温补脾肾药；湿热合邪者，配清热燥湿药；寒湿并重者，配温里祛寒药；热伤血络而尿血者，配凉血止血药；至于泄泻、黄疸、湿温、痰饮等，则应分别与健脾、清热或利胆退黄药配伍。此外，气行则水行，气滞则水停，故利水渗湿药还常与行气药配伍，以提高疗效。

禁忌

1.利水渗湿药为渗利之品，易耗伤津液，故凡阴液亏虚者当慎用。

2.本类药物又具降泄滑利之性，故肾气不固的滑精、遗尿、小便量多者，也不宜用。

利水消肿药

利水消肿药性味多甘淡而平，其中兼能清热者为寒性。主要归肾、膀胱、小肠经。本类药具有利水消肿的功效。所谓利水消肿，就是通利水道，使小便排泄畅利，尿量增多，排出停蓄在体内的水湿，以消退水肿的作用。通过利小便，又能排出水湿邪气。本类药适用于水湿为患的水肿、小便不利、泄泻、痰饮、带下等症，而其他各种与水湿有关的病症也可选用。

茯苓

茯苓为寄生在松科植物赤松或马尾松等树根上的多孔菌科植物茯苓的干燥菌核。又名松薯、云苓、伏苓、茯灵、茯菟。野生或人工培植。野生茯苓常在7月间至次年3月间采挖，人工种植者于7～9月间采挖。去皮切片，生用。

利水消肿药

【产地溯源】

主产于安徽、湖北、河南、云南等地。

【性味归经】

味甘、淡，性平。归心、脾、肾经。

【本草语录】

主胸胁逆气，忧恚惊邪恐悸，心下结痛，寒热烦满，咳逆，口焦舌干，利小便，久服安魂养神，不饥延年。——《神农本草经》

主大腹淋沥，膈中痰水，水肿淋结。开胸腹，调脏气，伐肾邪，长阴，益气力，保神守中。——《名医别录》

补五劳七伤，安胎，暖腰膝，开心益智，止健忘。——《日华子本草》

功效主治

本品利水渗湿，健脾安神，主要适用于如下病证：

水湿证

小便不利、水肿等症均可应用，常与泽泻、猪苓等配伍。湿热者，可与车前子、木通等合用；寒湿者，可与附子、干姜等合用。

脾虚湿盛

证见脘腹胀满、食少便溏，可与党参、白术等配伍。

心悸，失眠

可与酸枣仁、远志等合用。

选购要点

以体重坚实、外皮呈褐色而略带光泽、皱纹深、断面白色、粘牙力强者为佳。

贮藏方法

置于通风干燥处，防潮。

用法用量

煎汤，9～15克；或入丸、散剂。治水湿证、脾虚证宜生用；治心悸、失眠宜用朱砂拌。

注意事项

虚寒滑精或气虚下陷者忌服。

 疗疾验方

治疗心神不定，恍惚健忘
茯苓60克（去皮）、沉香15克，共研为末，炼蜜为丸，如小豆大。每服30丸，饭后以人参汤送下。(《本草纲目》)

治疗小便频多
茯苓（去皮）、干山药（去皮）在明矾水中渍过，焙干等分，共研为末。每服6克，米汤送下。(《本草纲目》)

治疗滑痢不止
白茯苓30克、木香（煨）15克，共研为末。每服6克，紫苏木瓜汤送下。(《本草纲目》)

治疗脱发
茯苓500～1000克。研细末，每次6克，白开水冲服，每日3次，1个月为1疗程。(中医验方)

保健药膳

茯苓糕
配方：茯苓50克，面粉450克。

制作：❶ 把茯苓烘干，打成粉，与面粉混匀。

❷ 把茯苓、面粉混匀，加入发酵粉，用清水揉和成面团发酵，发好后制成5厘米见方的糕状。

❸ 把茯苓糕上笼用武火大气蒸熟即成。

功效：健脾渗湿，宁心安神。适用于高血压属气虚湿阻者。

茯苓炒虾仁
配方：茯苓20克，鲜虾仁200克，莴苣100克，料酒10克，姜10克，葱10克，盐3克，味精3克，植物油50克。

制作：❶ 将茯苓研成细粉；虾仁洗净，去壳；莴苣去皮洗净，切丁；姜切片，葱切段。

❷ 将炒锅置武火上，下入植物油，烧至六成热，下入姜、葱爆香，加入虾仁、料酒，炒变色，放入莴苣、盐、味精、茯苓粉，炒熟即成。

功效：渗湿利水，益脾和胃，宁心安神。适用于上中消型糖尿病患者。

茯苓粉蒸排骨
配方：茯苓20克，排骨500克，大米100克，料酒15克，酱油15克，盐6克，白糖10克，八角10克，花椒6克，姜6克，葱15克。

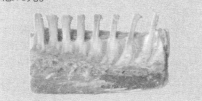

制作：❶ 将茯苓烘干，打成粗粉；大米、八角、花椒炒香，打成粗粉；姜、葱洗净，姜切粒，葱切花。

❷ 排骨洗净，剁成3厘米长的段。

❸ 将排骨放入蒸盆内，放入大米、八角、花椒、茯苓粉、料酒、酱油、盐、味精、白糖、姜粒、葱花，抓匀。

❹ 将蒸盆置武火大气蒸笼内，蒸45分钟即成。

功效：补气血，健脾胃，渗湿利水。适用于气血两亏，脾胃虚弱，水肿，小便不畅，更年期综合征等。

泽泻

泽泻为泽泻科草本植物泽泻的块茎，又名水泻、芝芋、泽芝、鹄泻、及泻、芒芋、禹孙等。冬季茎叶开始枯萎时采挖，洗净，除去须根及粗皮，以水润透切片，晒干。麸炒或盐水炒用。

利水消肿药

【产地溯源】
主产于福建、四川、江西等地。

【性味归经】
味甘、淡，性寒。归肾、膀胱经。

【本草语录】
主风寒湿痹，乳难，消水，养五脏，益气力，肥健。——《神农本草经》

治五劳七伤，主头旋，耳虚鸣，筋骨挛缩，通小肠，止遗沥，尿血。——《日华子本草》

补虚损五劳，除五脏痞满，起阴气，止泄精、消渴、淋沥，逐膀胱、三焦停水。——《名医别录》

渗湿热，行痰饮，止呕吐、泻痢、疝痛、脚气。——《本草纲目》

功效主治
本品利水渗湿，泄热，主要适用于如下病证：

水湿停滞
治小便不利、水肿，配猪苓、茯苓等；治湿盛泄泻，配茯苓、白术等；治痰饮、水湿上犯所致的眩晕，常与白术同用。

淋浊带下，肾阴虚火旺
小便淋涩及湿热带下，配薏苡仁、土茯苓等；若治肾阴虚，相火妄动的遗精、腰痛，配熟地、山药、知母等。

现代研究
泽泻的化学成分主要为三萜类物质，此外还包括挥发油、生物碱、胆碱、卵磷脂、甲硫氨酸、甲酰四氢叶酸、维生素 B_{12}、生物素和豆固醇等。具有以下方面的生理作用：

❶ 显著的利尿作用，能增加尿量、尿素及氯化物的排泄。

❷ 降低血清总胆固醇及三酰甘油含量，减缓动脉粥样硬化形成。

❸ 可使肝中的脂肪含量降低，因而具有保肝作用。

❹ 降血压、降血糖及抗菌等。

❺ 泽泻及其制剂现代还用于治疗内耳眩晕症、血脂异常、遗精、脂肪肝及糖尿病等。

选购要点
以个大质坚、色黄白、粉性足者为佳。

贮藏方法
置干燥处，防潮，防蛀。

法用量

煎汤，6～12克；或入丸、散剂。

注意事项

肾虚滑精、无湿热者禁服。

疗疾验方

治疗水湿肿胀

泽泻、白术各30克，共研为末。每服9克，茯苓汤送下。（《本草纲目》）

治疗暑天吐泻（头晕，渴饮，小便不利）

泽泻、白术、茯苓各9克，加水1碗、姜5片、灯芯10根，煎取八成，温服。（《本草纲目》）

治疗眩晕

泽泻汤：泽泻15克，白术15克，水煎服。（《金匮要略》）

保健药膳

泽泻蒸鲫鱼

配方：泽泻15克，鲫鱼1条（300克），料酒10克，盐3克，鸡精3克，姜5克，葱10克。

制作： ❶ 将泽泻研成粉；鲫鱼宰杀后，去鳞、鳃及肠杂；姜切片，葱切段。

❷ 将鲫鱼身上抹泽泻粉、盐、鸡精、料酒、姜、葱，腌渍30分钟后，除去姜、葱，将鲫鱼放入蒸盘内，置武火大气蒸笼内蒸9分钟即成。

功效： 渗湿利水，开胃暖中，适用于体胖、腹胀、四肢无力等。

泽泻香菇木耳汤

配方：泽泻15克，香菇150克，木耳50克，姜5克，葱10克，料酒10克，盐2克，鸡精2克，鸡油20克。

制作： ❶ 将泽泻研成粉；香菇洗净，切成薄片；木耳泡发后，去蒂头，撕成瓣状；姜切片，葱切段。

❷ 将泽泻、香菇、木耳、姜、葱、料酒同放锅内，加水800毫升，置武火上烧沸，再用文火煮30分钟，加入盐、鸡精、鸡油即成。

功效： 渗湿利水，开胃止血，祛脂减肥，适用于麻疹、癌症、肠风、痔疮、脂肪肝等症。

泽泻粥

配方：泽泻15克，大米150克。

制作： ❶ 将泽泻碾成细粉；大米淘洗干净，去泥沙。

❷ 将大米、泽泻粉同放锅内，加水600毫升，置武火上烧沸，再用文火煮35分钟即成。

功效： 利水渗湿，健脾养胃，止渴除烦，固肠止泻，适用于小便不利、眩晕、尿路感染等症。

泽泻益肾乌发汤

配方：泽泻10克，熟地15克，怀山药15克，丹皮6克，山茱萸15克，何首乌20克，当归6克，红花6克，菟丝子50克，天麻15克，侧柏叶6克，黑豆60克，黑芝麻50克，核桃肉5个，羊肉500克，羊头1个，羊骨500克，生姜10克，葱白20克，胡椒粉6克，味精3克，盐4克，料酒15克。

制作： ❶ 将羊肉、羊头（敲破）、羊骨（敲破）用清水洗净；羊肉片去筋膜，入沸水锅内氽去血水，同羊头、羊骨一起放入锅中（羊骨垫底）。

❷ 将熟地、泽泻等11味中药用纱布袋装好，扎紧口放入锅中；生姜拍松，葱切段，二者同时下锅，加入清水3000毫升，再放入料酒。

❸ 将炖锅置武火上烧沸，打去浮沫，捞

出羊肉，切2厘米宽4厘米长的块，再放入锅中，用文火炖1小时。捞出药袋不用，在汤内加入盐、味精、胡椒粉，搅匀即成。

功效： 温补肾阳，壮腰益精，适用于肾虚腰酸、阳痿遗精、阳虚泄泻等症。

泽泻蒸冬瓜

配方： 泽泻15克，冬瓜300克，料酒10克，姜5克，葱10克，盐3克，鸡精2克，香油25克。

制作： ❶ 将泽泻研成粉；冬瓜去皮，洗净，切3厘米见方的块；姜切片，葱切段。

❷ 将冬瓜、泽泻粉、料酒、姜、葱、盐、鸡精、香油同放蒸盘内，拌匀腌渍30分钟，除去姜、葱，上武火大气蒸笼内蒸30分钟即成。

功效： 渗湿利水，化痰减肥，适用于慢性胃炎、肾炎、小便不利、中暑高烧、昏迷等症。

泽泻蒸扇贝

配方： 泽泻15克，扇贝500克，料酒10克，姜5克，葱10克，盐3克，鸡精2克，鸡油20克。

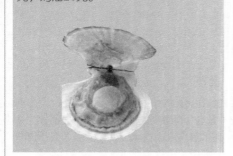

制作： ❶ 将泽泻研成细粉；扇贝洗净，剥开，在贝肉上抹上盐、鸡精；姜切片，葱切段。

❷ 将泽泻粉抹在扇贝上，再放上姜、葱，整齐摆在蒸盘上，置武火大气蒸笼内蒸7分钟即成。

功效： 渗湿利水，软坚散结。适用于消渴、痔疮、水肿、痰饮等症。

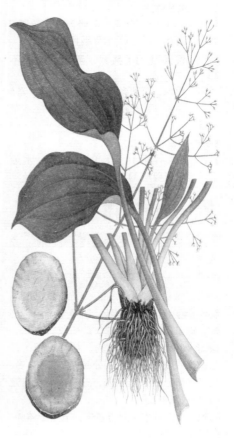

【产地溯源】

主产福建、河北、辽宁等地。习惯认为产于福建、河北者品质最优，分别称"蒲米仁""祁苡仁"。

【性味归经】

味甘、淡，性微寒。归脾、胃、肺经。

【本草语录】

主筋急拘挛，不可屈伸，风湿痹，下气。——《神农本草经》

健脾益胃，补肺清热，祛风利湿。炊饭食，治冷气，煎饮，利小便热淋。——《本草纲目》

除筋骨邪气不仁，利肠胃，消水肿，令人能食。——《名医别录》

主肺痿肺气，吐脓血，咳嗽涕唾上气。——《药性论》

功效主治

本品利水渗湿，健脾除痹，清热排脓，主要适用于如下病证：

风湿痹痛，四肢拘挛

可与竹叶、滑石等合用；若风湿身痛，可与麻黄、杏仁等合用。

水湿证

可与茯苓、白术等配伍。

脾虚泄泻

可与白术、山药等合用。

肺痈，肠痈

治肺痈，可与苇茎、冬瓜仁等配伍；治肠痈，可与败酱草等配伍。

现代研究

本品的化学成分包括蛋白质、脂类、碳水化合物，薏苡多糖 A、薏苡多糖 B、薏苡多糖 C，少量 B 族维生素以及多种氨基酸、三萜化合物等，具有以下方面的生理作用：

❶ 解热、止痛、消炎、排脓等。

❷ 减少肌肉之挛缩，减轻疲劳。

❸ 抗癌，对癌细胞有抑制作用，明显延长存活时间。

❹ 能使血清钙、血糖下降。

❺ 现代临床可用于坐骨神经痛、扁平疣、霉菌性肠炎、传染性软疣等。

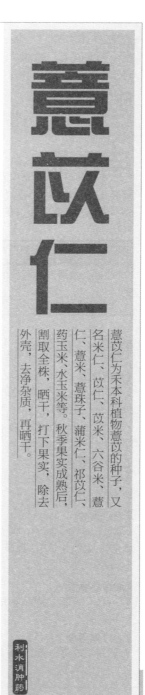

薏苡仁

薏苡仁为禾本科植物薏苡的种子，又名米仁、苡仁、苡米、六谷米、薏仁、薏米、薏珠子、蒲米仁、祁苡仁、药玉米、水玉米等。秋季果实成熟后，割取全株，晒干，打下果实，除去外壳，去净杂质，再晒干。

利水消肿药

选购要点
以粒大、饱满、色白、完整者为佳。

贮藏方法
贮于有盖容器中，置于通风干燥处，防潮，防蛀。

用法用量
煎服，9～30克。清利湿热宜生用，健脾止泻宜炒用。本品力缓，用量宜大。除入汤、丸、散剂外，亦可煮粥食用，为食疗佳品。

注意事项
1. 薏苡仁性滑利，所含的薏苡仁油有收缩子宫作用，故孕妇慎用。
2. 津液不足者慎用。

 疗疾验方

治疗咳嗽
薏苡仁汤：薏苡仁90克，甘草60克，桔梗30克。上剉如麻豆大。每服15克，水煎，入糯米为引，米软为度。饭后服。（《儒门事亲》）

治疗风湿痹痛、水肿
薏苡仁粉末煮粥，每日食用。（中医验方）

治疗唇肿
薏苡仁30克，防风、赤小豆各6克，水煎去渣。每次20毫升，温服，每日3次。（中医验方）

治疗荨麻疹
薏苡仁15克，蜜枣30克。酒煎服。（中医验方）

治疗扁平疣
薏苡仁30克，紫草15克，煎汤代茶常饮。（中医验方）

治疗风湿身疼
麻黄90克，杏仁20枚，甘草、薏苡仁各30克，加水800毫升，煮取400毫升，分2次服。（《本草纲目》）

治疗沙石热淋
取薏苡仁（子、叶、根皆可）水煎热饮（夏季冷饮），以通为度。（《本草纲目》）

治疗消渴
用薏苡仁煮粥吃。（《本草纲目》）

治疗肺痿咳嗽，有脓血
薏苡仁300克，捣破，加水600毫升，煎取200毫升，以酒少许送服。（《本草纲目》）

治疗虫牙疼痛
将薏苡仁、桔梗生用研末，点服。（《本草纲目》）

 保健药膳

苡仁冬瓜鲍鱼汤
配方：薏苡仁30克，鲍鱼50克，冬瓜200克，料酒10克，盐4克，味精3克，姜4克，葱8克，胡椒粉3克，鸡油20克。

制作：❶ 将薏苡仁淘洗干净；鲍鱼洗净，切成薄片；冬瓜洗净，切2厘米宽、4厘米长的块；姜切片，葱切段。

❷ 将薏苡仁、鲍鱼、冬瓜、姜、葱、料酒同放炖锅内，加水800毫升，置武火上烧沸，再用文火炖35分钟，加入盐、味精、胡椒粉即成。

功效： 消肿、利水、减肥。

核桃苡仁粥
配方：核桃仁30克，薏苡仁50克，白糖25克。

制作：❶ 将薏苡仁、核桃仁洗净，置于锅内，加水适量。

❷ 将锅置武火上烧沸，再用文火煮，待

薏苡仁烂熟后，加入白糖搅匀即成。

功效：健脾除湿，健脑益智，润肠通便。适用于脾胃虚弱、风湿性关节炎、水肿、扁平疣、脑力衰退、便秘等症。

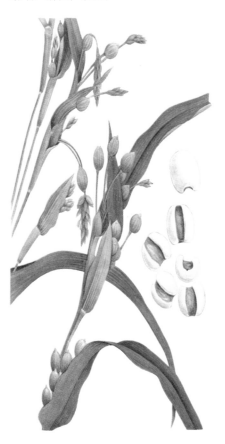

薏苡仁白鸭汤

配方：薏苡仁20克，白鸭1只，料酒10克，盐4克，味精3克，姜5克，葱10克，胡椒粉3克。

制作： ❶ 将白鸭宰杀后，去毛桩、内脏及爪；薏苡仁去泥沙，淘洗干净；姜拍松，葱切段。

❷ 将白鸭、薏苡仁、姜、葱、料酒同放炖锅内，加清水3000毫升，置武火上烧沸，再用文火炖45分钟，加入盐、味精、胡椒粉即成。

功效：利水，消肿，祛疣，减肥。

党参苡仁猪爪汤

配方：党参15克，薏苡仁30克，猪爪2只，姜5克，葱10克，盐5克。

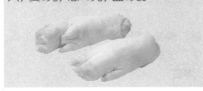

制作： ❶ 把党参洗净，切片；薏苡仁去杂质，洗净；猪爪除去毛，一切两半；姜切片，葱切段。

❷ 把猪爪、党参、薏苡仁同放炖锅内，加水1000毫升。

❸ 将炖锅置武火上烧沸，加入姜、葱、盐，再用文火煮1小时即成。

功效：补气血，除风湿。

苡仁麦冬炖萝卜

配方：薏苡仁30克，麦冬30克，萝卜300克，猪瘦肉50克，料酒10克，盐4克，味精3克，胡椒粉3克。

制作： ❶ 将薏苡仁淘洗干净，去泥沙；麦冬去内梗，洗净，萝卜洗净，去皮，切2厘米宽、4厘米长的块；猪瘦肉洗净，切3厘米见方的块；姜切片，葱切段。

❷ 将麦冬、薏苡仁、猪瘦肉、冬瓜、料酒、姜、葱同放炖锅内，加水1200毫升，置武火上烧沸，再用文火炖35分钟，加入盐、味精即成。

功效：消积，减肥。

利尿通淋药

利尿通淋药，味多甘淡，其次为苦，药性寒凉，甘淡能利水渗湿，苦能泄降，寒凉则能清热。淋证病变部位在膀胱，故本类药主要归膀胱经。所谓利尿通淋，就是通过清利湿热，恢复膀胱气化，使小便排泄通畅，消除淋沥涩痛的作用，主要适用于湿热蕴结膀胱，膀胱气化失司的湿热淋证，证见小便频数、短赤不利、淋沥涩痛等。此外，本类药还可用于湿热为患的其他病症。

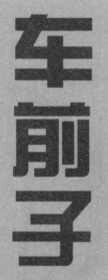

车前子

车前子为车前科多年生草本植物车前或平车前的成熟种子。又名车前头、猪耳穗子、凤眼前仁。夏、秋二季种子成熟时采收。生用或盐水炙用。

【产地溯源】

主产于黑龙江、辽宁、河北等地。

【性味归经】

味甘，性寒，归肾、肝、肺经。

【本草语录】

主气癃，止痛，利水道小便，除湿痹。——《神农本草经》

导小肠热，止暑湿泻痢。——《本草纲目》

男子伤中，女子淋沥，不欲食，养肺强阴益精……明目疗赤痛。——《名医别录》

功效主治

本品利尿通淋，渗湿止泻，清肝明目，清肺化痰，主要适用于如下病证：

湿热下注的水肿、淋证
可与滑石、栀子等合用。

湿盛泄泻
可与白术、茯苓等合用。

目疾
如目赤肿痛，视物昏花，白内障等。属肝火上炎者，可与龙胆草、菊花等合用；属阴虚内热者，可与枸杞子、熟地等合用。

肺热咳嗽，痰多黄稠
常与栝楼、浙贝母、黄芩等清肺化痰药同用。

选购要点

以籽粒饱满、质坚硬、色棕红者为佳。

贮藏方法

置于通风干燥处，防潮，防蛀。

利尿通淋药

用法用量

煎汤，9～15克；或入丸、散剂。外用适量，水煎洗或研末调敷，本品含黏液质，故煎时以纱布包煎为宜。

注意事项

1. 无湿热者及孕妇慎用。
2. 肾虚精滑者慎用。

疗疾验方

治疗水臌（周身肿胀，按之如泥）

决流汤：车前子30克，牵牛子、甘遂各6克，肉桂0.9克。水煎服。（《石室秘录》）

治疗虚劳梦泄

鹿角胶散：鹿角胶（研碎，炒令黄燥）、车前子、覆盆子各30克。共研为末，每服6克，饭前温酒调下。（《太平圣惠方》）。

治疗高血压

每日取车前子9～18克，水煎2次，代茶饮。（中医验方）

治疗新生儿脐炎

车前子适量，洗净焙干或炒干，研成极细粉末。用生理盐水将患儿脐部洗净，取车前子粉撒脐上，以覆盖创面为宜，并用无菌纱布包扎，隔日换药1次。（中医验方）

治疗小儿泄泻

车前子10克，炒麦芽20克，红高粱糠（炒）20克。煎浓汁，口服。（中医验方）

治疗阴囊冷痛

车前子研细，每服1匙，水送下，1日服2次。（《本草纲目》）

治疗体虚目暗（肝肾均虚，眼发黑或生障翳、迎风流泪）

驻景丸：车前子、熟地（酒蒸后火焙）各90克，菟丝子（酒浸）150克，共研为末，炼蜜为丸，如梧桐子大。每服30丸，温酒送下，1日2次。（《本草纲目》）

治疗小便血淋作痛

车前子晒干为末，每服6克，车前叶煎汤送服。（《普济方》）

治疗老人淋病（证见身体发热）

用车前子100毫升，煮汁去渣，用汁煮米粥吃，有效，常服此方，亦可明目。（中医验方）

保健药膳

车前子红枣田螺汤

配方： 车前子30克，红枣10枚，活田螺1000克。

制作： ❶ 先用清水静养田螺1～2天，经常换水以漂去污泥。

❷ 将田螺去壳，收拾干净；红枣去核，洗净。

❸ 用纱布包车前子，与红枣、田螺一齐放入锅内，加清水适量，武火煮沸后，文火煲2小时，饮汤吃螺肉。

功效： 利水通淋，清热祛湿，多用于泌尿系感染、前列腺炎、泌尿系结石等证属湿热者。

车前子茶

配方： 车前子30克，白糖25克。

制作： ❶ 将车前子洗净，放入炖杯内，加水300毫升。

❷ 将炖杯置武火上烧沸，再用文火煎煮25分钟，停火，滤去渣，在药液内加入白糖，搅匀即成。

功效： 止疼痛，止泄泻，对腹泻肠炎患者有一定疗效。

滑石

滑石为硅酸盐类矿物滑石的块状体。又名番石、脱石、脆石、留石、画石、液石、共石、高岭石。全年可采。采得后，去净泥土、杂石或将滑石块刮净，用粉碎机粉碎过筛后即成滑石粉。

利尿通淋药

【产地溯源】

主产于山东、江西、山西等地。

【性味归经】

味甘、淡，性寒。归胃、膀胱经。

【本草语录】

主身热泄澼，女子乳难，癃闭，利小便，荡胃中积聚寒热，益精气。——《神农本草经》

通九窍六腑津液，去留结，止渴，令人利中。——《名医别录》

疗黄疸，水肿脚气，吐血衄血，金疮血出，诸疮肿毒。——《本草纲目》

功效主治

本品利水通淋，清热解暑，收湿敛疮，主要适用于如下病证：

湿热淋证

证见小便不利、淋沥涩痛及尿闭等，常与清利湿热、利尿通淋之车前子、木通等药配伍；治石淋，则与金钱草、海金沙等利尿通淋排石药配伍。

暑湿，湿温

暑湿证见身热烦渴、小便短赤者，可与甘草配伍；治湿温之发热身重、胸闷不饥，常与黄芩、通草等清热利湿药配伍；若治湿热、暑湿泄泻，可与车前子、薏苡仁、茯苓等清热利湿药同用。

湿疹，湿疮

可单用，或与黄柏、煅石膏、枯矾等清热解毒、收湿敛疮药配伍，外敷或撒布于患处。

痱子

可配制成痱子粉使用，常与薄荷、甘草等药同用。

现代研究

本品含硅酸镁、氧化铝、氧化镍等，具有以下方面的生理作用：

❶ 对伤寒杆菌与副伤寒杆菌有抑制作用。

❷ 保护皮肤和黏膜：能吸着大量化学刺激物或毒物，撒布于发炎或破损的组织表面时，可有保护作用，并能吸收分泌物，促进结痂。

❸ 内服除保护发炎的胃肠黏膜而发挥镇吐、止泻作用外，还能阻止毒物在胃肠道中的吸收。

❹ 现代临床可用于前列腺肥大、腋臭、皮炎、牙周炎等。

选购要点
以整洁、色青白、滑润、无杂石者为佳，习惯认为江西所产之"西滑石"品质最优。

贮藏方法
贮于有盖容器中，置于通风干燥处，防潮。

用法用量
煎服，9～15克，宜用布包。外用适量。

注意事项
脾虚、滑精、热病伤津者及孕妇忌用。

 疗疾验方

治疗伏暑吐泄（尿赤，心烦，口渴）
玉液散：优质滑石（烧过）120克、藿香3克、丁香3克，共研为末。每服6克，米汤送下。（《本草纲目》）

治疗小便不通
取滑石粉适量，加车前草汁调匀，涂在脐的周围，药干即换。冬天没有车前草汁，可用水代。（《本草纲目》）

治疗小儿胃热流涎
滑石、生石膏各18克，甘草3克。每日1剂，水煎服。（中医验方）

治疗粉刺
滑石15克，黄蜡3克，30克。上药共研为细末，每用少许，洗面，每日1次。（中医验方）

 保健药膳

滑石黄芪炖乌鸡

配方：滑石、黄芪各30克，菟丝子25克，肉苁蓉、茯苓各20克，楮实、车前子、扁豆花、穿山甲各15克，王不留行12克，甘草5克，乌鸡1只（750克），料酒10克，盐5克，味精3克，胡椒粉3克，姜5克，葱10克，上汤2800毫升。

制作：❶ 将前11味药物洗净，装入纱布袋内，扎紧口；乌鸡宰杀后，去毛桩、内脏及爪；姜拍松，葱切段。

❷ 将药袋、乌鸡、姜、葱、料酒同放炖锅内，加入上汤，置武火上烧沸，再用文火炖35分钟，加入盐、味精、胡椒粉即成。

功效：补气血，滋阴，除湿热，适用于气血两亏，湿热型不射精症。

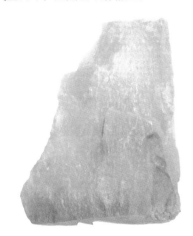

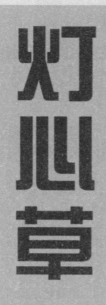

灯心草

灯心草为灯心草科草本植物灯心草的茎髓。又名灯心、灯草、赤须、碧玉草、铁灯芯、猪矢草、曲屎草、老虎须。夏、秋二季采收。晒干。生用。

利尿通淋药

【产地溯源】

全国各地均产，主产于江苏、四川、云南等地。

【性味归经】

味甘、淡，性微寒。归心、肺、小肠经。

【本草语录】

降心火，止血，通气，散肿，止渴。——《本草纲目》

通阴窍涩，利小水，除水肿闭，治五淋。——《医学启源》

治急喉痹，小儿夜啼。——《本草衍义补遗》

功效主治

本品利尿通淋，清心除烦。主要适用于如下病证：

湿热淋

证见小便不利、短赤涩痛，常与滑石、木通、冬葵子等利尿通淋药配伍。

水肿

证见小便不利，可单用本品煎服，也可与茯苓、猪苓、泽泻等利水消肿药同用。

心烦不眠，小儿夜啼

可单用，也可与栀子、淡竹叶、蝉蜕、钩藤等清心除烦及息风止痉药配伍。

喉痹

本品煅存性研末，吹喉，可治喉痹。

现代研究

灯心草含纤维、脂肪油、蛋白质，尚含有多聚糖。具有以下方面的生理作用：

❶ 利尿。

❷ 止血。

❸ 其乙醇提取物有抗氧化和抗微生物等作用。

❹ 朱砂拌制后能引药入肝，有清肝凉血的作用。

❺ 现代临床可用于鼻衄、上呼吸道感染、慢性肾小球肾炎等。

选购要点

以条长、粗细均匀、色白、有弹性者为佳。

贮藏方法

贮于有盖容器内，置于通风干燥处，防潮，防蛀。

用法用量

煎服，1.5 ～ 2.5 克，或入丸、散剂。

注意事项

下焦虚寒，小便不禁者忌服。

疗疾验方

治疗小便不通，浮肿气喘
灯心草6克，红高粱根60克，萹蓄草30克。水煎服。（中医验方）

治疗口疮
灯芯炭适量，研末，涂抹患处。（《本草纲目》）

治疗伤口流血
灯心草嚼烂敷患处。（《本草纲目》）

治疗喉痹
灯心草1把，瓦上烧存性，加炒盐1匙，每取少许吹入喉中。（《本草纲目》）

治疗失眠
灯心草煎水代茶饮。（《本草纲目》）

治疗湿热黄疸
灯心草根120克，加酒、水各半，煮半日，放置一夜，温服。（《本草纲目》）

治疗膀胱炎、尿道炎
灯心草15克，盐黄柏12克，盐知母12克。水煎服。（中医验方）

治疗急性咽炎
灯心草3克，麦冬9克。水煎服。（中医验方）

治疗慢性肾小球肾炎
鲜灯心草60克，豆腐300克，水煎连汤带豆腐同服，每日1剂，连服30剂为1疗程。（中医验方）

治疗鼻衄
灯心草、仙鹤草、铁苋菜各10克，蔗糖50克，水煎至60毫升后过滤，加入蔗糖。每次20毫升，每日3次。（中医验方）

治疗心热型小儿夜啼
灯心草2克，雪梨汁30毫升，冰糖10克。先将灯心草煎汁与雪梨及冰糖混匀，再隔水蒸化。1次服完，每日1次，连服5 ～ 7日。（中医验方）

保健药膳

鲫鱼灯芯粥

配方：鲫鱼1条（300克），灯心草6棵，粳米100克，盐、香油、味精各适量。

制作：❶ 先将鲫鱼去鳞、鳃及内脏，用清水洗净，切成小块。

❷ 灯心草去杂质，用清水洗净，剪成小段。

❸ 将粳米淘洗干净。

❹ 把煮锅刷净，加水适量，置于武火上煮沸，放鲫鱼、灯心草入锅，煮成浓汤，去渣，再加粳米一同煮成粥，放入盐、香油、味精调味即成。

功效：益气健脾，清热利水，适用于烦热、口渴、瘀血、骨质疏松等症。

柿饼灯心草汤

配方：柿饼2个，灯心草6克，白糖适量。

制作：❶ 灯心草用净布包好；柿饼洗净，切小块。

❷ 将灯心草放入锅中加水先煎，10分钟后放入柿饼，煎成汤后饮用。

功效：清热利尿，通淋止血，适用于尿道炎、膀胱炎及尿血等症。

海金沙

海金沙为海金沙科蕨类植物海金沙的成熟孢子。亦名海金砂、竹园荽等。秋季孢子未脱落时采割藤叶，晒干，搓揉，打下孢子，除去藤叶。生用。

【产地溯源】

主产于广东、浙江、江苏、湖南等地。

【性味归经】

味甘，性寒。归膀胱、小肠经。

【本草语录】

治湿热肿满，小便热淋，膏淋，血淋，石淋，茎痛，解热毒气。——《本草纲目》

主通利小肠，得栀子、马牙硝、硼砂共疗伤寒热狂，或丸或散。——《嘉祐本草》

利水通淋，治男子淫浊，女子带下。——《本草正义》

功效主治

本品利尿通淋，主要适用于如下病证：

湿热淋

治石淋，常与金钱草等利尿通淋排石之品同用；治血淋，常与石韦、小蓟等利尿通淋、凉血止血之品同用；治膏淋，常与利尿通淋、祛湿浊之滑石等药配伍；治热淋，常与车前草、栀子等利尿通淋、清热解毒之品配伍。

水肿，小便不利

以治湿热肿满、小便不利者为宜，多与泽泻、猪苓、防己、木通等利水消肿之品同用。

选购要点

置干燥处，防潮。

贮藏方法

以身干、粒细、质轻、能浮于水、燃之爆响者为佳。

用法用量

煎服，6～12克，宜包煎。

注意事项

肾阴亏虚者慎服。

疗疾验方

治疗热淋急痛

将海金沙阴干，研末。每次取6克，煎生甘草汤调服。药中加滑石亦可。（《本草纲目》）

治疗血淋

海金沙研为末。每服3克，红糖水送下。（《本草纲目》）

第九章

化痰止咳平喘常用药

含义

化痰药和止咳平喘药的合称。化痰药多兼止咳、平喘之功，止咳平喘药常兼化痰之效，因此将两者合称为『化痰止咳平喘药』。

分类

化痰药：能祛除或减少痰涎，以治疗"痰证"为主要功效的药物。

止咳平喘药：以减轻或制止咳嗽和喘息为主要功效的药物。

功效

中医论点：化痰药因药性的不同有温燥与凉润之别，分为温化寒痰药与清化热痰药。止咳平喘药，适用于外感、内伤所致各种咳嗽和喘息。

现代药理：本类药物主要具有化痰和镇咳平喘作用，有些药物还有镇吐和抑菌消炎等作用。适用于外感、内伤所致各种咳喘痰多、咳嗽气喘、咯痰不爽及因痰所致的惊厥、癫痫、眩晕、中风、瘰疬、瘿瘤、阴疽流注等证。

应用

临证应用本类药物时，除应根据各药的特点加以选择外，还须根据病因、病证不同，针对性选择不同的化痰药及止咳、平喘药，再则应根据治病求本，标本兼顾的原则，灵活配伍：如兼有外感表证者，当配以解表散邪药；兼里热者，应配清热泻火药；兼有里寒者配温里药；虚劳内伤者当配补益药。此外，如癫痫、惊厥、眩晕、昏迷者则当配伍平肝息风、开窍、安神药；瘿瘤瘰疬痰核者宜配伍软坚散结药。

禁忌

1.本类药物中有些温燥之性烈的化痰药，凡痰中带血等有出血倾向者，宜慎用。

2.对麻疹初期有表邪之咳嗽者，宜疏解清宣为主，不宜单投止咳药，以免碍邪而致久咳不已，影响麻疹透发。

化痰药

温化寒痰药，药性多温燥，有温肺祛寒、燥湿化痰之功；清化热痰药，药性多寒凉，以清化热痰为主，部分药物甘味质润，能润燥化痰，或有咸味，能软坚散结。化痰药主要用于痰多咳嗽、咳痰不爽、痰饮眩悸，以及病机上与痰有关的癫痫惊厥、瘰瘤、瘰疬、阴疽流注、中风痰迷等证。

温燥之性的化痰药，不宜于热痰、燥痰证；药性寒凉的化痰药，不宜于寒痰与湿痰证。

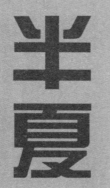

半夏

半夏为天南星科多年生草本植物半夏的块茎，又名地交、水玉、三叶半夏等。2～9月间采挖，洗净泥土，除去外皮，晒干或烘干。

【产地溯源】

主产于四川、湖北、江苏等地，以四川产者量大、质量好。

【性味归经】

味辛，性温。有毒。归脾、胃、肺经。

【本草语录】

消心腹胸膈痰热满结，咳嗽上气，心下急痛，坚痞，时气呕逆，消痈肿。——《名医别录》

治面上黑气，焙研醋调服。——《本草纲目》

以生姜等分制而用之，能消痰涎，开胃健脾，止呕吐，去胸中痰满，下肺气，主咳结。——《药性论》

功效主治

本品内服燥湿化痰，降逆止呕，消痞散结；外用消肿止痛，主要适用于如下病证：

寒痰，湿痰
常与陈皮、茯苓同用。

各种呕吐症
胃寒呕吐，常与生姜同用；胃热呕吐，常与黄连、竹茹同用；妊娠呕吐，常与生姜、灶心土同用。

痰湿内阻所致胸脘痞闷
若属寒热互结，常与黄连、干姜同用；若为痰气互结之梅核气，常与紫苏、厚朴、茯苓、生

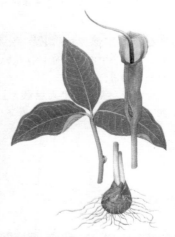

姜同用。

痈疽发背，无名肿毒，毒蛇咬伤
以半夏之生品研末调敷或鲜品捣敷。

现代研究
半夏的化学成分包括挥发油，少量脂肪、淀粉、烟碱、黏液质、天门冬氨酸、谷氨酸、精氨酸、β－谷甾醇、胆碱，又包括类似原白头翁素刺激皮肤的物质，具有以下方面的生理作用：
❶ 抑制呕吐中枢，起镇吐作用。
❷ 抑制咳嗽中枢，解除支气管痉挛，并能使支气管分泌物减少。
❸ 降压、解毒、抗早孕等。
❹ 抗肿瘤。

选购要点
以个大、皮净、色白、质坚实、粉性足者为佳。

贮藏方法
置于通风干燥处，防潮，防蛀。

用法用量
煎服，3～9克。内服宜炮制后用。生品外用适量。

注意事项
1. 半夏有毒，内服切不可用生品（生半夏）。
2. 不宜与乌头配伍。
3. 本品性温燥，阴虚燥咳、血证、痰热者慎用。

疗疾验方

治疗暑疟
玉龙丸：制半夏不拘多少，研为细末，生姜自然汁为丸，如梧桐子大。每服30丸，于未发之先以白汤送下。（《海上方》）

治疗痰热咳嗽
小黄丸：制半夏、天南星各30克，黄芩

30克半，共研为末，加姜汁浸，蒸饼做成丸，如梧桐子大。每服50～70丸，饭后以姜汤送下。（《本草纲目》）

治疗鸡眼
生半夏10克，研成粉末，敷患处，用胶布固定7日。（中医验方）

治疗眉毛不生
生半夏、芥子各15克，研成细末，用生姜汁调敷眉毛部。每日数次。（中医验方）

治疗眶上神经痛
制半夏、白芷各10克。水煎服，每日2次。（中医验方）

治疗重症妊娠恶阻
清半夏、山药末各30克。先用文火煎半夏45分钟，然后去渣调入山药末，再煎三四沸后调入适量白糖服，每日1剂。亦可随证加减。

保健药膳

薯蓣半夏粥
配方： 生山药30克，制半夏30克，白糖适量。

制作： ❶ 将制半夏用温水洗5次，去矾味，倒入锅内，置文火上煎熬，取汁2杯；生山药切碎，研成细末，然后将半夏汁倒入山药粉中，拌匀。
❷ 将拌匀的山药粉放入锅中，加水适量，置文火上熬煮3～5分钟即成。

功效： 健胃和中，降逆止呕，适用于脾胃虚弱、气逆上冲、呕吐、骨质疏松等症。

半夏粥
配方： 制半夏6克，黄芩6克，干姜5克，大枣6枚，炙甘草5克，黄连5克，人参5克，白糖20克，大米100克。

制作：❶ 将前 7 味药物放入药罐内，加水适量，煎煮 20 分钟，去渣留汁液。

❷ 将药液放入锅内，大米淘洗干净，放入药汁内，再加清水适量，置武火上煮 30 分钟，加入白糖即成。

功效： 止呕吐，止下痢，消炎，适用于恶心、呕吐、下痢肠炎患者。

栝楼半夏蒸乳鸽

配方： 制半夏6克，栝楼10克，薤白10克，乳鸽1只，料酒10克，葱10克，姜5克，盐3克，鸡汤300毫升。

制作：❶ 把制半夏、栝楼、薤白洗净，放入炖杯内，加清水 500 毫升，在中火上煮沸 25 分钟，去渣留汁。

❷ 乳鸽宰杀后，去毛桩、内脏和爪；姜拍松，葱切段。

❸ 把乳鸽放入蒸杯内，加入料酒、盐、葱、药汁和鸡汤。

❹ 把乳鸽蒸杯置蒸笼内，用武火大气蒸 35 分钟即成。

功效： 活血化瘀，祛痰通络，适用于痰瘀互阻型冠心病患者。

天南星

天南星为天南星科草本植物天南星、异叶天南星或东北天南星的块茎。秋、冬二季茎叶枯萎时采挖，除去须根及外皮，晒干，即生南星；用姜汁、明矾炮制，为制南星。

化痰药

【产地溯源】

天南星主产于河南、河北、四川等地，异叶天南星主产于江苏、浙江等地，东北天南星主产于辽宁、吉林等地。

【性味归经】

味苦、辛，性温。有毒。归肺、肝、脾经。

【本草语录】

主中风，除痰，麻痹，下气，破坚积，消痈肿，利胸膈，散血堕胎。——《开宝本草》

治惊痫，口眼㖞斜，喉痹，口舌疮糜，结核，解颅。——《本草纲目》

南星专主经络风痰，半夏专主肠胃湿痰，功虽同而用有别也。但阴虚燥痰服之为切忌耳。——《本草求真》

功效主治

本品内服燥湿化痰，祛风解痉；外用消肿止痛，主要适用于如下病证：

顽痰阻肺，壅塞不去

多加半夏、陈皮、茯苓等治疗。若痰多质稀，兼有寒象，多加干姜、细辛等药物；若痰黄质稠，兼有热象，多加黄芩、知母等药物。

风痰证

风痰上扰，头晕目眩，可配伍半夏、天麻；风痰阻络，半身不遂，口眼㖞斜，可配伍半夏、白附子；破伤风，可配伍天麻、防风等。

痈疽，瘰疬，毒蛇咬伤等

生天南星亦类似于生半夏，外用有攻毒消肿、散结止之效，可单用或配伍应用。

代研究

本品主要含皂苷、安息香酸、生物碱及多种氨基酸等成分。具有以下方面的生理作用：

❶ 抗惊厥。

❷ 镇静与镇痛。

❸ 祛痰，抗心律失常。

❹ 抑制肿瘤。

❺ 现代临床还可用于宫颈癌、冠心病、面肌痉挛、血管神经性头痛等。

选购要点

以身干、色白、体坚实、粉性大、有侧芽者为佳。

贮藏方法

置通风干燥处，防霉，防蛀。

用法用量

制天南星煎服，3～9克，外用生品适量。

注意事项

1. 本品温燥毒烈之性强，故阴虚燥咳者及孕妇忌用。

2. 本品皮肤接触、误食或过量可致不良反应，甚则中毒。

疗疾验方

治疗口眼㖞斜

将天南星（生）研为末，用姜汁调匀。病在左，敷右侧；病在右，敷左侧。（《本草纲目》）

治疗吐泄不止，四肢厥逆

回阳散：将制天南星研为末，每次取9克，加枣2枚，水2盏，煎取八成，温服，无效可再服。（《本草纲目》）

治疗乳痈将成

消毒膏：妇人乳赤肿，欲作痈者，天南星为末，以生姜汁调涂之，有预防之功。（《魏氏家藏方》）

治疗身面疣子

用醋调天南星末涂搽患处。（《本草纲目》）

治疗带状疱疹

生南星10克，山慈姑12克，蚤休10克。将上等好酒200毫升放入粗碗内，再用上药磨酒，磨完后用药汁搽患处。每日3次，连用3～7日。

保健药膳

皂荚南星酒

配方：皂荚、制天南星各50克，白酒500毫升。

制作：❶ 将前2味切碎，置容器中，加入白酒，密封。

❷ 隔水煮沸后，浸泡7日，过滤去渣即成。

功效： 祛风痰，利湿毒，适用于中风口眼㖞斜、头痛、头风、咳嗽痰喘、肠风便血、风湿等症。

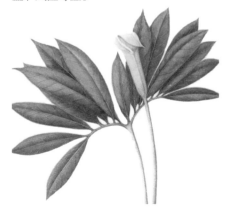

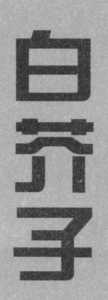

白芥子

白芥子为十字花科草本植物白芥的种子。

又名辣菜子等。夏末秋初果实成熟时采收。晒干后打下种子，生用或炒用。

【产地溯源】

主产于安徽、河南等地。

【性味归经】

味辛，性温。归肺、胃经。

【本草语录】

利气豁痰，除寒暖中，散肿止痛，治喘嗽反胃，痹木脚气，筋骨腰节诸痛。——《本草纲目》

白芥子味极辛，气温，能搜剔内外痰结及胸膈寒痰，冷涎壅塞者殊效。然而肺经有热，与夫阴虚火炎咳嗽生痰者，法在所忌。——《本草经疏》

功效主治

本品温肺化痰，利气散结，主要适用于如下病证：

寒痰壅盛

寒痰壅肺，咳嗽气短，痰多清稀，多加苏子、莱菔子等；痰饮停滞胸膈，胸满胁痛，多加甘遂、大戟等。

痰湿阻络，阴疽流注

前者可见肢体麻木，关节肿痛，可与没药、肉桂、马钱子配伍；若为痰湿流注，阴疽肿毒，可与肉桂、炮姜等配伍；肿毒初起，也可单用本品研末，醋调外敷。

现代研究

本品含芥子苷、芥子酶、芥子碱及脂肪酸、氨基酸、生物碱等成分，具有以下方面的生理作用：

❶ 祛痰，助消化。

❷ 抑制真菌。

❸ 芥子苷水解后生成的白芥子油有较强刺激作用，可致皮肤充血、发泡。

❹ 小剂量止呃，大剂量可致呕吐。

❺ 现代临床亦可用于慢性支气管炎、支气管哮喘、百日咳、肺结核、面神经麻痹、小儿口疮、肥胖、近视眼等。

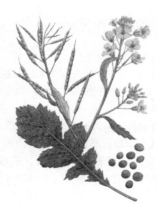

选购要点

以个大、饱满、色白、纯净者为佳。

藏方法

置干燥处，密封保存。

用法用量

煎服，3～6克。外用适量，研末调敷。本品曾有"煎汤不宜太熟，熟则力减"之说。现代研究亦认为，沸水能抑制芥子酶的活性，而使芥子苷不能释出，影响疗效，可见本品不宜久煎。

注意事项

1. 肺虚久咳、消化道溃疡、出血者忌用。
2. 内服对胃黏膜亦有刺激作用，过量易致腹痛、腹泻、呕吐等，故用量不宜过大。
3. 外敷能使皮肤起泡，皮肤过敏者不宜使用。

疗疾验方

治疗风寒型感冒
白芥子末适量，将药填脐内，以热水袋隔衣熨之，取汗。（中医验方）

治疗二便不通
白芥子30克，研末以白酒调成糊状，敷脐，胶布固定。（中医验方）

治疗腹痛
取白芥子末1.5克，以温开水调成糊状，直接敷于脐上，胶布固定，再将盐炒热，用布包裹，趁热熨于脐上。（中医验方）

治疗腰痛、四肢关节痛
白芥子50克，研末，用凉开水调湿，加醋调成糊状，摊于洁布上，敷盖患处，3小时取下。3～5日做1次。（中医验方）

治疗支气管哮喘
白芥子、麻黄、吴茱萸各15克，生姜汁适量。先将前3味药共研末，装瓶备用。用时取药末，用姜汁调敷脐孔，以胶布固定，2日换1次，6次为1疗程。（中医验方）

【产地溯源】

白花前胡主产于浙江、湖南、四川等地；紫花前胡主产于江西、安徽等地。

【性味归经】

味苦、辛，性微寒。归肺经。

【本草语录】

清肺热，化痰热，散风邪。——《本草纲目》

主疗痰满，胸胁中痞，心腹结气，风头痛，去痰实，下气，治伤寒寒热。——《名医别录》

其功长于下气，故能治痰热喘嗽，痞膈诸疾，气下则火降，痰亦降矣，为痰气之要药，治伤寒寒热及时气内外俱热。——《本经逢原》

功效主治

本品降气化痰，宣散风热，主要适用于如下病证：

热痰阻肺，肺气上逆
证见咳嗽、痰黄稠黏、胸闷气急等，常与杏仁、桑白皮、贝母等同用。

湿痰、寒痰所致咳喘痰多
可与半夏、紫菀等温肺化痰、燥湿化痰之品配伍。

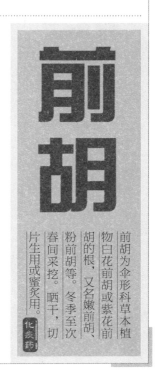

前胡

前胡为伞形科草本植物白花前胡或紫花前胡的根，又名嫩前胡、粉前胡等。冬季至次春间采挖。晒干，切片生用或蜜炙用。

化痰药

外感风热

证见发热、咳嗽，常与牛蒡子、薄荷、桔梗等疏散风热药同用。

外感风寒

证见咳嗽咯痰，宜与羌活、紫苏等发散风寒药配伍。

选购要点

以身干、饱满、质嫩而坚、断面黄白色、香气浓者为佳。

贮藏方法

置阴凉干燥处，防霉，防蛀。

用法用量

内服水煎，6～10克。风热咳嗽多痰者多生用，燥邪伤肺之咳嗽宜蜜炙用。

注意事项

阴虚咳喘者忌用。

疗疾验方

治疗伤风咳嗽

前胡、苏叶、薄荷各9克，金钱草15克。水煎服。（中医验方）

治疗烂疮

野前胡适量。加甜酒捣烂，敷患处。（中医验方）

桔梗

桔梗为桔梗科多年生草本植物桔梗的干燥根。又名苦梗、梗草、卢如、大药、苦桔梗、土人参、包袱花、北桔梗、南桔梗。春、秋二季采挖，趁鲜剥去外皮或洗净，除去须根，不去外皮，切片，晒干。生用。

化痰药

【产地溯源】

主产于安徽、湖北、辽宁等地，习惯认为以华东地区所产之南桔梗质量最佳。

【性味归经】

味苦、辛，性平，归肺经。

【本草语录】

利五脏肠胃，补血气，除寒热、风痹，温中消谷，疗喉咽痛，下蛊毒。——《名医别录》

治下痢，破血，去积气，消积聚痰涎，主肺气，气促嗽逆，除腹中冷痛，主中恶及小儿惊痫。——《药性论》

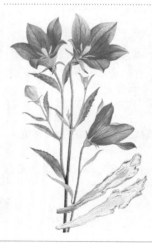

功效主治

本品宣肺祛痰，利咽排脓，主要适用于如下病证：

各种咳嗽痰多症

风寒咳嗽，常与紫苏、杏仁、半夏等同用；风热咳嗽，常与桑叶、菊花、杏仁等同用。

咽痛失音

常与牛蒡子、薄荷、蝉蜕、甘草等同用。

肺痈

证见胸痛、咳吐脓血等，常与薏苡仁、鱼腥草、芦根等同用。

选购要点

以身干、条长肥大、质坚实、色白、味苦者为佳。

贮藏方法

置于通风干燥处，防潮，防蛀。

用法用量

煎汤，3～10克；或入丸、散剂。外用适量，烧灰研末敷。

注意事项

1. 气机上逆，呕吐、呛咳、眩晕，以及阴虚火旺咳血等不宜用。

2. 本品含皂苷，对胃黏膜有刺激作用，用量不宜过大，过量易致恶心呕吐。

 疗疾验方

治疗痰嗽喘急

桔梗30克，研细，用童便500毫升，煎取400毫升，去渣后温服。（《本草纲目》）

治疗肺痈咳嗽

桔梗汤：桔梗30克、甘草60克，加水3升，煮取1升，分次温服。吐出脓血，是病渐愈之象。（《金匮要略》）

治疗细菌感染型肺炎

桔梗15克，鱼腥草36克。水煎至200毫升，每日3～4次。（中医验方）

治疗急性腰扭伤

单味桔梗30克，研为细末，分2次用料酒冲服。每日1次，重症每日2次。服后卧床休息，使局部微汗出。（中医验方）

治疗鼻衄不止或吐血下血

将桔梗研细，加水调匀。每服1茶匙，每日4次。药中加入人工生犀牛角屑亦可。（《本草纲目》）

 保健药膳

桔梗粥

配方：桔梗25克，大米150克。

制作：❶ 将桔梗润透，切片；大米去泥沙，淘洗干净。

❷ 将桔梗、大米同放锅内，加入清水800毫升，置武火上烧沸，再用文火煮35分钟即成。

功效：宣肺祛痰，祛脂减肥。适用于口干、口渴、肠胃不和、暑月吐泻、小便不畅、烦渴等症。

桔梗蒸鱼肚

配方：桔梗20克，鱼肚250克，料酒10克，姜3克，葱10克鸡汤150毫升，鸡油25克。

制作：❶ 将桔梗润透，切片；鱼肚发好，切2厘米宽、4厘米长的条块；姜切片，葱切段。

❷ 桔梗、鱼肚放入蒸盘内，加入姜、葱、盐、鸡精、鸡油、鸡汤，置武火大气蒸笼内蒸30分钟即成。

功效：宣肺祛痰，补肾益精，适用于肾虚、遗精、吐血、崩漏、创伤出血等症。

桔梗大枣炖鹌鹑

配方：桔梗15克，大枣7枚，鹌鹑2只，料酒10克，姜5克，葱10克，盐3克。

制作：❶ 桔梗洗净、切片；大枣去核；鹌鹑宰杀后，去毛桩、内脏及爪；姜切片，葱切段。

❷ 把鹌鹑放入炖杯内，加入料酒、盐、姜、葱，再加清水400毫升，放入桔梗和大枣。

❸ 把炖杯置武火上烧沸，再用文火炖45分钟即成。

功效：宣肺化饮，祛痰止咳。适用于肺

心病饮邪恋肺患者。

疮便血、目赤肿痛等症。

桔梗蒸田螺

配方：桔梗20克，田螺300克，料酒10克，姜5克，葱10克，盐3克，鸡精3克，香油30克。

制作：❶ 将桔梗润透，切片；田螺去壳，取出肉，洗净；姜切片，葱切段。

❷ 将桔梗、田螺肉、盐、料酒、姜、葱、鸡精、香油同放碗内，腌渍30分钟，取出姜、葱不用，然后置武火大气蒸笼内蒸28分钟即成。

功效：宣肺祛痰，清热利水。适用于热结小便不通、黄疸、脚气、水肿、消渴、痔

桔梗煮羊心

配方：桔梗50克，羊心2个，料酒10克，姜5克，葱10克，盐2克，鸡精2克，鸡油25克。

制作：❶ 将桔梗润透，切薄片；羊心洗净，切片；姜切片，葱切段。

❷ 将羊心、桔梗、料酒、姜、葱同放炖杯内，加水600毫升，置武火上烧沸，再用文火煮30分钟，加入盐、鸡精、鸡油即成。

功效：强心止咳，调节血糖，适用于三消型糖尿病患者。

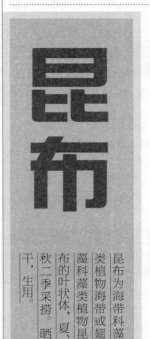

昆布

昆布为海带科藻类植物海带或翅藻科藻类植物昆布的叶状体，夏、秋二季采捞。晒干，生用。

化痰药

【产地溯源】

我国山东、辽宁、浙江、福建等沿海地区均有分布。

【性味归经】

味咸，性寒。归肝、肾经。

【本草语录】

主十二种水肿，瘿瘤聚结气，瘘疮。——《名医别录》

利水道，去面肿，治恶疮鼠瘘。——《药性论》

主顽痰积聚。——《本草从新》

昆布下气，久服瘦人。——《食疗本草》

功效主治

本品消痰软坚，利水消肿，主要适用于如下病证：

痰滞经络，郁结成块诸证

治瘿瘤，常与海藻相须为用，并配伍消痰散结药以增强疗效；治痰火郁结之瘰疬，常与夏枯草、玄参等清热解毒散结之品同用。

睾丸肿痛

常与橘核、川楝子等疏肝行气散结之品配伍。

水肿、脚气浮肿

常与薏苡仁、泽泻等利水渗湿之品同用。

选购要点

以身干、整齐、质厚、无杂质、青绿色、无泥沙者为佳。

贮藏方法

置干燥处，防潮。

用法用量

内服水煎，6～12克。

注意事项

脾胃虚寒蕴湿者忌用。

 疗疾验方

治疗瘿气结核，瘰疬肿硬

昆布30克，洗去咸汁，晒干研为末。每取3克，以棉裹好，放醋中浸后取出，口含咽汁，味尽即换。（《本草纲目》）

治疗项下渐肿成瘿

昆布、海藻各等分，共研为末，炼蜜为丸，如杏核大。随时含咽。（《本草纲目》）

治疗甲状腺肿大

昆布、海藻、龙胆草、炒麦芽各15克，夏枯草12克。上药共研细末，每服6克，每日2次，白开水送下。（中医验方）

保健药膳

昆布炖鹌鹑

配方：昆布300克，鹌鹑2只，料酒10克，姜5克，葱10克，盐2克，鸡精2克，鸡油25克。

制作：❶将昆布漂洗干净，切成丝；鹌鹑宰杀后，去毛桩、内脏及爪；姜切片，葱切段。

❷将昆布、鹌鹑、料酒、姜、葱同放炖锅内，加水1200毫升，置武火上烧沸，再用文火炖30分钟，加入盐、鸡精、鸡油即成。

功效：消痰软坚，泄泻利水，适用于疝气下坠、痈肿、小便不畅、血脂异常等症。

昆布煮冬瓜

配方：昆布300克，冬瓜300克，料酒10克，姜5克，葱10克，盐3克，鸡精2克，鸡油25克。

制作：❶将昆布漂洗干净，切成丝；冬瓜去皮，洗净，切2厘米宽、4厘米的块；姜切片，葱切段。

❷将昆布、冬瓜、料酒、姜、葱同放炖锅内，加水1200毫升，置武火上烧沸，再用文火煮30分钟，加入盐、鸡精、鸡油即成。

功效：消痰软坚，清热解毒，适用于血脂异常等症。

麦冬昆布煲乌鸡

配方：麦冬15克，昆布100克，乌鸡1只（500克），姜5克，葱10克，盐5克，上汤400毫升，植物油30克。

制作：❶把麦冬洗净，去杂质；昆布洗净，切4厘米长的段；乌鸡宰杀后去毛桩、内脏及爪，用沸水焯透，切成3厘米见方的块。

❷炒锅置武火上，加入植物油，烧至六成热时，下入姜、葱爆香，加入乌鸡、盐、昆布、麦冬、鸡汤，用文火煲1小时即成。

功效：滋阴补肾，适用于高血压属肾阴亏损者。

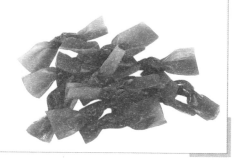

昆布炒黑木耳

配方：昆布300克，黑木耳（干品）30克，料酒10克，姜5克，葱10克，盐3克，鸡精2克。

制作：❶ 将昆布洗净，切4厘米长的丝；黑木耳用温水漂泡，洗净，去蒂头，撕成瓣状；姜切片，葱切段。

❷ 将炒锅置武火上，加入植物油，烧至六成热时，下入姜、葱爆香，随即加入昆布、黑木耳，炒熟，加入盐、鸡精即成。

功效：消痰软坚，凉血止血，调节血脂。适用于痔疮、崩漏、血淋、血痢、血脂异常等症。

昆布拌胡萝卜

配方：昆布300克，胡萝卜200克，姜5克，葱10克，醋10克，酱油10克，盐2克，鸡精2克，香油30克。

制作：❶ 将昆布漂洗净，煮熟，切4厘米长的丝；胡萝卜去皮，洗净，切4厘米长的丝；姜切丝，葱切丝。

❷ 将熟昆布丝、胡萝卜丝放入碗内，加入盐、醋、酱油、姜、葱、香油拌匀即成。

功效：消痰软坚，明目健脾，降低血脂。适用于消化不良、久痢、咳嗽、夜盲症等。

昆布煮山药

配方：鲜山药300克，昆布（发好）300克，料酒10克，姜5克，葱10克，盐3克，味精2克，鸡油30克。

制作：❶ 昆布发透，洗净，切成5厘米长的细丝；山药去皮，切成4厘米长的粗丝；姜切片，葱切段。

❷ 将昆布、山药、料酒、姜、葱同放炖锅内，加水1800毫升，置武火上烧沸，

再用文火煮45分钟，加入盐、味精、鸡油即成。

功效：健脾胃，消痰利水，适用于上消型糖尿病患者。

昆布煮芡实

配方：芡实30克，昆布500克，猪胫骨500克，料酒10克，姜5克，葱10克，盐3克，鸡精3克，鸡油30克，胡椒粉3克。

制作：❶ 将昆布发透，洗净，切成丝；芡实去泥沙，洗净；猪胫骨洗净，锤破；姜切片，葱切段。

❷ 将昆布、芡实、猪胫骨、姜、葱同放炖锅内，加入料酒，水2500毫升，置武火上烧沸，再用文火煮45分钟，加入盐、鸡精、鸡油、胡椒粉即成。

功效：补肾固精，消痰软坚，泄泻利水。适用于瘰疬、瘿瘤、疝气下坠、痈肿、小便不畅、骨折、骨质疏松等症。

香油拌昆布

配方：香油25克，大蒜15克，白糖10克，昆布300克，盐3克，鸡精3克。

制作：❶ 将昆布发好，洗去泥沙，切成5厘米长的丝；大蒜去皮，剁成蓉。

❷ 将昆布放入沸水锅内煮熟，捞起，沥干水分，放入拌碗内，加入盐、蒜蓉、鸡精、白糖，拌匀即成。每日1次，佐餐食用。

功效：润肠通便，消痰软坚，适用于便秘、瘰疬、瘿瘤、疝气下坠、痈肿、小便不畅等症。

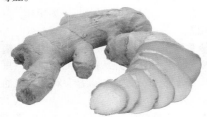

【产地溯源】

主产于四川、甘肃、青海、云南、西藏等地。

【性味归经】

味苦、甘，性微寒。归肺、心经。

【本草语录】

疗腹中结实，心下满，洗洗恶风寒，目眩项直、咳嗽上气，止烦热渴，出汗。——《名医别录》

主胸胁逆气，疗时疾黄疸，与连翘同主项下瘤瘿疾。——《药性论》

能散心胸郁结之气，治心中气不快，多愁郁者，殊有功。——《本草别说》

功效主治

本品清热化痰，润肺止咳，散结消肿，主要适用于如下病证：

肺热、肺燥
证见咳嗽、咯痰黄稠等，常与知母同用。

阴虚劳热
证见咳嗽、痰少咽干等，常与沙参、麦冬等同用。

痰热郁结所致瘰疬
常与玄参、牡蛎配伍。

热毒壅结所致疮痈、乳痈
常与蒲公英、天花粉、连翘等同用。

选购要点

以质坚实、粉性足、色白者为佳。

贮藏方法

贮于有盖容器内，置于干燥通风处，防潮，防蛀。

用法用量

煎服，3～6克；研末服，1～2克。

注意事项

1. 川贝母反乌头。
2. 寒痰、湿痰者不宜用。

疗疾验方

治疗哮喘
二母丸：川贝母、知母各60克，百药煎30克。共研细

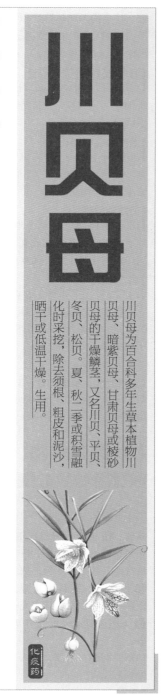

川贝母为百合科多年生草本植物川贝母、暗紫贝母、甘肃贝母或梭砂贝母的干燥鳞茎，又名川贝、平贝、冬贝、松贝。夏、秋二季或积雪融化时采挖，除去须根、粗皮和泥沙，晒干或低温干燥。生用。

化痰药

末，将乌梅肉蒸熟捣烂和之为丸，如梧桐子大。每服 30 丸，临卧或饭后用连皮姜汤送下。（《寿世保元》）

▌治疗乳汁不下
二母散：贝母、知母、牡蛎粉各等分，共研细末。每服 6 克，猪蹄汤调服。（《本草纲目》）

▌治疗乳头皲裂
川贝母 10 克，黑芝麻、白芝麻各 20 克。炒黄研细末，以香油调成糊状，外涂患处。（中医验方）

▌治疗百日咳
川贝母 15 克、甘草（半生半炙）6 克，共研为末，加红糖调成丸，如芡子大，每次以米汤化服 1 丸。（《本草纲目》）

▌治疗疟疾
白雪丹：川贝母 180 克，生半夏 120 克。研末，铜锅内微火炒至嫩黄色。每服 0.45 克，生姜汁二三匙调和，隔水炖热，于疟疾未发时先服 1 次，重者再服 1 次。（《良方合璧》）

▌治疗吐血、鼻衄不止
川贝母（炮过）研为细末。每服 6 克，温浆水送下。（《本草纲目》）

 ## 保健药膳

川贝炖雪梨
配方：川贝母 5 克，雪梨 2 个，糯米 50 克，陈皮 5 克，冬瓜 30 克。

制作：❶ 把川贝母打成细粉；雪梨去皮，切块；糯米淘洗干净；陈皮洗净切丝；冬瓜洗净，切 4 厘米长的块。

❷ 把冬瓜、陈皮、雪梨放入蒸碗底部，把糯米放在上面，加水淹过糯米。

❸ 把蒸碗置武火大气蒸笼内蒸 50 分钟即成。

功效：润肺，生津，止渴，适用于上消型糖尿病患者。

丹参川贝炖鸡
配方：川贝母 10 克，丹参 10 克，鸡肉 200 克，冬菇 20 克，料酒 10 克，盐 3 克，葱 10 克，姜 5 克，上汤 400 毫升。

制作：❶ 把鸡肉洗净，切成 4 厘米见方块；冬菇润透，洗净，切两瓣；丹参润透，切成 3 厘米长的段；姜拍松，葱切段。

❷ 把鸡肉、丹参、川贝母、冬菇、料酒、盐、姜、葱放入锅内，加入上汤，用武火烧沸，再用文火炖 1 小时即成。

功效：活血通阳，止咳化瘀，适用于痰瘀互阻型冠心病患者。

川贝鱼翅
配方：川贝母 10 克，鱼翅 50 克，大枣 10 枚，杏仁 10 克，姜 5 克，葱 10 克，盐 5 克，料酒 10 克，菜胆 50 克，鸡汤 500 毫升。

制作：❶ 把川贝母打粉；杏仁去皮、尖，打粉；大枣去核；鱼翅发透，撕条；姜切片，葱切花；菜胆洗净，切成 4 厘米长的段。

❷ 把鱼翅、料酒、葱、姜、川贝粉、杏仁粉、红枣放入炖杯内，加入鸡汤，再加入菜胆。

❸ 把炖杯置武火上烧沸，再用文火煮 35 分钟即成。

功效：祛痰止咳，润肺化饮。适用于肺心病身体虚弱者。

川贝沙参炖心肺
配方：川贝母 10 克，沙参 20 克，猪心、猪肺各 1 具，白萝卜 100 克，料酒 10 克，盐 3 克，味精 2 克，姜 3 克，葱 6 克，鸡油 25 克。

制作：❶ 将沙参润透，切成 3 厘米长的段；川贝母洗净，去杂质；猪心洗净，切成薄片；猪肺用水反复冲洗干净，切成 2 厘米宽、4 厘米长的块；白萝卜洗净，去皮，切成块状；姜拍松，葱切段。

❷ 将川贝母、沙参、白萝卜、猪心、猪肺、姜、葱、料酒同放炖锅内，加清水 2800 毫升，置武火上烧沸，再用文火炖 35 分钟，加入盐、味精、鸡油，搅匀即成。

功效： 润肺止咳，适用于肺心病咳喘患者。

川贝杏仁燕窝

配方： 川贝母10克，杏仁10克，燕窝10克，冰糖15克。

制作：❶ 把川贝母、杏仁打粉；燕窝发透，用镊子除去燕毛；冰糖打碎。

❷ 把燕窝、川贝母、杏仁、冰糖同放炖杯内，加清水 100 毫升。

❸ 把炖杯置中火上烧沸，再用文火炖 50 分钟即成。

功效： 滋阴润肺，祛痰止咳，适用于肺心病咳嗽患者。

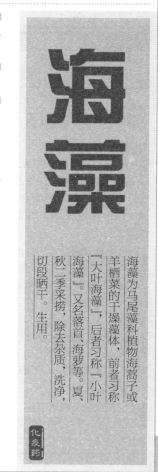

海藻为马尾藻科植物海蒿子或羊栖菜的干燥藻体，前者习称「大叶海藻」，后者习称「小叶海藻」。又名落首、海萝等。夏、秋二季采捞，除去杂质，洗净，切段晒干。生用。

化痰药

【产地溯源】

主产于辽宁、山东、福建、浙江、广东等沿海地区。

【性味归经】

味咸，性寒。归肝、肾经。

【本草语录】

主瘿瘤气，颈下核，破散结气，痈肿，癥瘕坚气，腹中上下鸣，下十二水肿。——《神农本草经》

疗疝气下坠疼痛，核肿。——《药性论》

功效主治

本品性能、功效均与昆布类似，可消痰软坚，利水消肿。主要适用于如下病证：

瘰疬、瘿瘤
可与夏枯草、玄参等配伍。

脚气浮肿、水肿
常与茯苓、车前子等配伍，以利水渗湿。

睾丸肿痛
可与橘核、昆布、川楝子等疏肝行气、解郁散结之品同用。

现代研究

本品含藻胶酸、甘露醇、碘及多糖等成分，具有以下方面的生理作用：

❶ 抑制病毒、杆菌及真菌等。

❷ 抗凝，外用可止血。

❸ 抗甲状腺肿，抑制甲状腺功能亢进和基础代谢率增高。

④ 降血脂，降血压。

⑤ 抗肿瘤。

⑥ 海藻及其制剂现代还用于治疗单纯性肥胖、颈淋巴结结核、甲状腺良性肿瘤等。

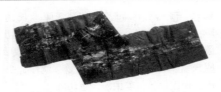

选购要点

以干燥、色黑褐、盐霜少、枝嫩、无泥沙等杂质者为佳。

贮藏方法

置干燥处，防潮。

用法用量

煎服，10～15克。

注意事项

1. 海藻反甘草。

2. 气虚、阴虚、脾胃虚寒者忌用。

疗疾验方

治疗项下瘰疬

海藻酒：用海藻500克，装薄布袋中，以清酒2升浸泡，春季浸3日。每服20毫升，每日3次。药渣晒干，研为末，每服1匙。连服几剂，即消瘰疬。（《本草纲目》）

治疗蛇盘瘰疬，头项交接

海藻（荞面炒）、白僵蚕（炒）各等分，共研为末，加白梅汤调成丸，如梧桐子大。每服60丸，米汤送下。（《本草纲目》）

治疗水肿、睾丸肿痛等

海藻15克，水煎服，1日2次，或用海藻晒干研末为丸，每服5克，1日2次。（中医验方）

防治高血压、动脉硬化

海藻适量，水煎服。（中医验方）

治疗疝气

海藻30克，炒橘核12克，小茴香10克，水煎或制丸服。又方：海藻、海带各15克，小茴香30克，水煎服。（中医验方）

治疗淋巴结核

海藻、生牡蛎各30克，玄参15克，夏枯草10克；或海藻、夏枯草、香附、浙贝母各10克，水煎服。（中医验方）

治疗甲状腺肿

海藻、昆布各15克，黄药子、柴胡各10克，夏枯草18克，生牡蛎30克，水煎服。（中医验方）

辅助治疗食道癌、直肠癌

海藻、黄药子各30克，水蛭6克，共研细末。每次6克，每日两次，料酒冲服。（中医验方）

保健药膳

海藻粥

配方：海藻30克，大米100克。

制作：❶ 将海藻洗净，去泥沙。

❷ 大米淘洗干净，放入锅内，加入海藻，加水800毫升，置武火上烧沸，再用文火煮35分钟即成。

功效：软坚消痰，利水降压，适用于痰多咳嗽、肠胃不和、暑月吐泻、小便不畅、烦渴等症。

海藻煮冬瓜

配方：海藻30克，冬瓜300克，料酒10克，姜5克，葱10克盐3克，鸡精3克，鸡油30克。

制作：❶ 海藻洗净，去泥沙；冬瓜去皮，洗净，切2厘米宽、4厘米长的块；姜切片，葱切段。

❷ 将海藻、冬瓜、姜、葱、料酒同放锅内，加水 1200 毫升，置武火上烧沸，再用文火煮 30 分钟，加入盐、鸡精、鸡油即成。

功效：软坚消痰，利水降压，清热解毒。适用于慢性胃炎、肾炎小便不利、中暑高烧昏迷等症。

淡菜海藻豆芽汤

配方：淡菜50克，海藻50克，黄豆芽200克，姜5克，葱10克，盐5克，植物油50克。

制作：❶ 淡菜洗净；海藻洗净；黄豆芽洗净，去须根；姜切片，葱切段。

❷ 把炒锅置武火上，加入植物油，烧至六成热时，加入姜、葱爆香，加清水1000毫升，用武火烧沸，文火煮45分钟即成。

功效：滋阴补肾，降低血压，适用于高血压属阴阳两虚者。

海藻浸酒

配方：海藻、赤茯苓、防风、独活、制附子、白术各90克，鬼箭羽、当归各60克，大黄（醋炒）120克，白酒3000毫升。

制作：❶ 将前9味捣碎，入布袋，置容器中，加入白酒，密封。

❷ 浸泡 5～7 日后，过滤去渣即成。

功效：补脾肾，祛风湿，活血散结，理气消肿。适用于风湿等症。

海鲜炖黑豆

配方：海藻50克，海带50克，海参50克，黑豆200克，盐5克。

制作：❶ 把海藻洗净；海带切丝；海参发透，顺切长条藻片；黑豆洗净，去泥沙。

❷ 把海藻、海带、海参、黑豆共置炖锅内，

加入清水 1000 毫升。

❸ 把炖锅置武火上烧沸，再用文火炖90分钟，加盐即可。

功效：补气血，降血压，为高血压患者常食菜肴。

百合海藻汤

配方：百合50克，海藻30克，海带15克，葱、姜丝适量，盐、味精各少许。

制作：❶ 百合用温水浸泡回软后，洗净切成片；海藻用温水浸泡后洗净，用手撕成碎块。

❷ 海带洗净，入笼屉内用武火蒸约30分钟，再捞出放入水中浸泡4小时，洗净，切成小碎片。

❸ 锅内加入清水适量，倒入百合、海藻、海带，用武火烧沸，撇去浮沫，再改用文火煮30分钟，加盐、味精、葱、姜丝调味即成。

功效：清热解毒，明目，养颜，祛痘。

参藻乌鸡汤

配方：乌鸡肉450克，水发海参150克，海藻100克，猴头菇50克，绿豆100克，蜜枣4枚，香油、盐各适量。

制作：❶ 乌鸡宰杀干净后，斩成大块；海参洗净，切成中块，连同乌鸡肉一同用开水烫煮一下，漂洗干净。

❷ 猴头菇、海藻、绿豆、蜜枣分别用温水洗净。

❸ 煲内倒入3000毫升清水，烧至水开，将以上用料放入，至煲内水再开后用小火煲3小时即可。

❹ 煲好后，去除药渣，加入适量香油、盐即可服用。

功效：疏风清热，可疏通脑部血液、松弛肌肉、缓解压力，并可镇痛止疼。

注意：脾胃虚弱、腹泻患者不宜服用。

止咳平喘药

止咳平喘药，多为辛宣苦降之品，分别具有宣肺祛痰、润肺止咳、降气平喘等功效，主要用于外感内伤，肺失宣降，证见气喘咳嗽、呼吸困难的病症。

咳喘之证，有外感内伤之别，寒热虚实之异，病情复杂多变，临证时应审证求因，随证选用与配伍相应的药物。个别麻醉镇咳定喘药，因易成瘾，易恋邪，用之宜慎。

苦杏仁

苦杏仁为蔷薇科落叶小乔木杏或山杏等味苦的干燥种子，又名杏子、山杏仁、北杏仁、光杏仁、杏核仁、杏梅仁、术落子。夏季果实成熟时采摘，除去果肉及核壳，取种仁，晾干。生用或炒用，用时捣碎。

止咳平喘药

【产地溯源】

主产于我国东北、华北、西北以及长江流域。

【性味归经】

味苦，性微温。有小毒，归肺、大肠经。

【本草语录】

止咳嗽，消痰润肺，润肠胃，消面粉积，下气。——《滇南本草》

主咳逆上气，雷鸣，喉痹，下气，产乳，金疮，寒心，奔豚。——《神农本草经》

除肺热，治上焦风燥，利胸膈气逆，润大肠气秘。——《珍珠囊》

功效主治

本品止咳平喘，润肠通便，主要适用于如下病证：

各种原因引起的咳嗽

治风热咳嗽，多与菊花、桑叶同用；治风寒咳嗽，多与麻黄、甘草同用；治肺热咳嗽，多与石膏等同用；治燥热咳嗽，多与贝母、桑叶、沙参同用。

肠燥便秘

多与柏子仁、郁李仁等同用。

选购要点

以颗粒均匀、饱满肥厚、味苦、不发油者为佳。

贮藏方法

贮于有盖容器内，防蛀，防泛油。

用法用量

煎服，4.5～9克。宜打碎入煎。苦杏仁炒用，可去小毒。制霜后（去油脂），无滑肠作用，且可破坏酶活性，便于贮存。

注意事项

1. 苦杏仁有小毒，内服用量不宜过大，否则容易引起中毒，成人服 60 克便可能致死。
2. 婴幼儿慎用。

 疗疾验方

治疗支气管炎

苦杏仁 10 克，大鸭梨 1 个，冰糖少许。先将苦杏仁去皮尖，打碎。鸭梨去核，切块，加适量水同煎。待熟入冰糖令溶，代茶饮用，不拘时。

治疗受寒所致咳嗽气喘

苦杏仁 9 克，麻黄 3 克，甘草 6 克。用水煎服，每日 1 剂，分 2 次服下。（中医验方）

治疗脓疱疮

苦杏仁（去皮、尖）60 克，烧炭后研末，加香油调成稀糊，涂患处，每日 2 次。（中医验方）

【产地溯源】

　　主产于安徽、河南、浙江等地。

【性味归经】

　　味甘，性寒，归肺经。

【本草语录】

　　去肺中水气，唾血，热渴，水肿腹满胪胀，利水道，去寸白。——《名医别录》

　　治肺气喘满，水气浮肿。——《药性论》

功 效主治

　　本品泻肺平喘，利水消肿，主要适用于如下病症：

肺热喘咳

常与黄芩、地骨皮等同用。

痰热阻肺，喘息胸闷

宜与杏仁、葶苈子、栝楼等化痰、行气、止咳平喘之品同用。

咳喘痰鸣兼有风寒表证

宜与麻黄、杏仁、苏子等解表散寒、宣肺平喘药同用。

水肿

证见面目肌肤浮肿、上气喘急、小便不利等，常与茯苓、大腹皮等利水消肿药配伍。

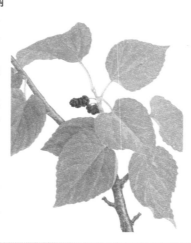

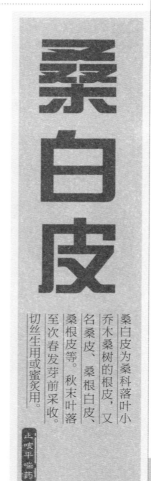

桑白皮

桑白皮为桑科落叶小乔木桑树的根皮，又名桑根皮、桑根白皮、桑根皮等。秋末叶落至次春发芽前采收。切丝生用或蜜炙用。

止咳平喘药

现代研究

本品含多种黄酮衍生物、东莨菪素、挥发油、谷甾醇、果胶、软脂酸等成分。具有以下方面的生理作用：

❶ 利尿和导泻。

❷ 降压。

❸ 镇静，镇痛，安定，降温。

❹ 抗惊厥，抑菌，抗癌。

❺ 现代临床可用于支气管扩张、肺炎、糖尿病、慢性肾炎合并胸腔积液、鼻衄等。

选购要点

以无栓皮、色白、皮肉厚、质柔韧、嚼之有黏性可成丝团者为佳。

贮藏方法

置通风干燥处，防潮，防蛀。

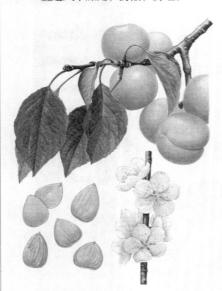

用法用量

煎服，5～15克。利水及清肺平喘宜生用，肺虚咳喘宜蜜炙用。

注意事项

1. 风寒咳嗽和水肿属寒者不宜用。

2. 小便清长频数者忌用。

 疗疾验方

治疗哮喘

桑白皮、苦杏仁各15克，猪肺250克。先将猪肺切片，挤洗干净，与桑白皮、杏仁加水同炖至烂熟。饮汤食猪肺。（中医验方）

治疗流行性乙型脑炎

桑白皮15克，赤小豆50克。上药水煎，代茶饮。（中医验方）

治疗肾炎

桑白皮、桑椹、糯米各150克。将桑白皮切碎，以水2000毫升，煮汁1000毫升，入桑椹再煮，取500毫升，与糯米同酿酒。适量饮用。（《普济本事方》）

 保健药膳

米花桑白皮汤

配方：桑白皮30克，糯米花50克。

制作：❶ 把糯米花放入烧杯内，加水300毫升；桑白皮洗净，也放入烧杯内。

❷ 把烧杯置武火上烧沸，再用文火煎煮25分钟即成。

功效：清肺止渴，适合上下消型糖尿病患者多尿期饮用。

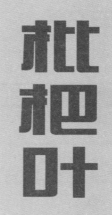

枇杷叶

枇杷叶为蔷薇科常绿小乔木枇杷的干燥叶，又名杷叶、巴叶、苏杷叶、广杷叶、芦橘叶、无忧扇。全年均可采收，晒干，刷去绒毛，切丝。生用，或蜜炙用。

【产地溯源】

主产于广东、江苏、浙江等地。

【性味归经】

味苦，性微寒。归肺、胃经。

【本草语录】

和胃降气，清热解暑毒，疗脚气。——《本草纲目》

主咳逆不下食。——《新修本草》

治肺气热嗽及肺风疮，胸面上疮。——《食疗本草》

功效主治

本品清肺化痰止咳，降逆止呕，主要适用于如下病症：

各种咳喘

治肺热咳喘，多与桑叶、前胡等同用；治燥热咳喘，多与知母、沙参、桑白皮等同用；治肺虚久咳，多与阿胶、百合等养阴润肺药同用。

胃热呕吐

胃热口渴，呕哕，多与橘皮、竹茹等同用；湿热中阻之呕吐者，可与黄连等清热燥湿类药配伍；中寒呃逆者，宜与生姜、陈皮等温胃散寒药同用。

现代研究

本品主含皂苷、熊果酸、苦杏仁苷、鞣质、维生素、山梨醇、挥发油等成分，有止咳平喘、祛痰等作用。具有以下方面的生理作用：

❶ 止咳，平喘，祛痰。

❷ 对革兰氏阳性球菌有抑制作用。

❸ 消炎，降血糖。

❹ 现代临床可用于百日咳、慢性支气管炎、痤疮、酒渣鼻等。

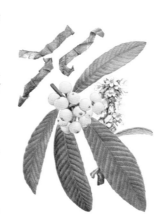

选购要点

以叶大、色灰绿、不破碎者为佳。

贮藏方法

贮于有盖容器内，

止咳平喘药

防潮，防蛀。

用法用量

煎服，5～10克。止咳宜炙用；止呕宜生用。枇杷叶蜜炙之后，可以增强润肺止咳的作用。

注意事项

枇杷叶清泄苦降，故寒咳及胃寒呕逆者慎用。

疗疾验方

治疗粉刺
枇杷叶240克，黄芩120克，甘草30克，天花粉120克，共研为细末。每服用4.5克，饭后睡前用茶汤送下，忌食酒、煎炒等食品。（中医验方）

治疗酒渣鼻
枇杷叶去毛，焙后研末。每次3～6克，用茶送服，每日2次。（中医验方）

治疗痘疮溃烂
枇杷叶500克，煎汤，药液洗患处。每日数次。（中医验方）

治疗上呼吸道感染之感冒咳嗽
枇杷叶、车前子、甘草各500克，南天竹400克。加水6000毫升，煎取2000毫升。每次15毫升，小儿每次3～5毫升，每日3次。（中医验方）

治疗痤疮
枇杷叶、桑白皮、黄柏各9克，黄连、人参、甘草各6克，水煎服。每次20毫升，每日2次。（中医验方）

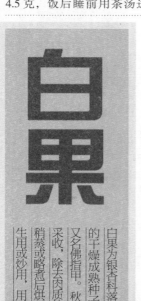

白果

白果为银杏科落叶大乔木银杏的干燥成熟种子，学名银杏，又名佛指甲。秋季种子成熟时采收，除去肉质外种皮，洗净，稍蒸或略煮后烘干。除去硬壳，生用或炒用，用时捣碎。

止咳平喘药

【产地溯源】
主产于广西、四川、河南等地。

【性味归经】
味甘、苦、涩，性平。有毒。归肺经。

【本草语录】
清肺胃浊气，化痰定喘，止咳。——《医学入门》
白果熟食温肺益气，定喘嗽，缩小便，止白浊。生食降痰，消毒杀虫。——《本草纲目》

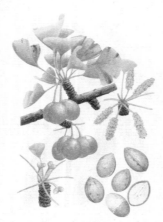

功效主治

本品敛肺定喘，止带缩尿，主要适用于如下病证：

咳喘痰多
可与麻黄、甘草等合用；若发热痰黄者，可加黄芩、桑白皮等药物治疗。

带下量多，小便白浊
带下清稀，可与莲子、芡实等合用；带下色黄，可与黄柏、车前子等合用。

中草药鉴别与应用

194

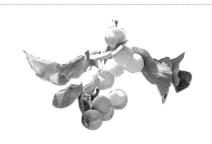

小便频数，遗尿
多与熟地、山茱萸、覆盆子等同用。

代研究
本品含蛋白质、脂肪、淀粉、氰苷、维生素及多种氨基酸。具有以下方面的生理作用：

❶ 祛痰，平喘。

❷ 对多种革兰阴性菌及革兰氏阳性菌有抑制作用。

❸ 抗癌。

选购要点
以粒大、壳色黄白、种仁饱满、断面色淡黄者为佳。

贮藏方法
贮于有盖容器中，置于通风干燥处，防潮，防蛀。

用法用量
捣碎煎服，4.5～9克。炒用可降低其毒性，故宜炒用。

注意事项

本品有毒（含银杏毒），若服用过量，轻者出现消化道症状，重者致呼吸麻痹而死亡，故不可过量。小儿慎用。

疗疾验方

治疗哮喘痰嗽
鸭掌散：白果5颗，麻黄7.5克，炙甘草6克。加水一杯半，煎取八分，临睡前服。（《本草纲目》）

治疗赤白带下
白果、莲肉、糯米各15克，胡椒4.5克。共研为末，以乌骨鸡1只，去肠填药，瓦器煮烂，空腹服下。（《本草纲目》）

治疗遗尿
白果煨熟后，去皮、心。每岁服1颗，最多不超过20颗。每晚1次，10日为1疗程。（中医验方）

治疗神经性头痛
带壳生白果60克，捣裂放入砂锅里，加水500毫升，文火煎至300毫升，取药液于1日内分2次服完。1剂可连煎3次，服3日。（中医验方）

治疗手足皲裂
将生白果嚼烂，每夜涂搽患处。（《本草纲目》）

治疗虫牙
取生白果每餐饭后嚼1～2个，有效。（《本草纲目》）

保健药膳

白果绿豆煮猪肺

配方：白果15克，绿豆50克，猪肺1具，料酒10克，姜5克，葱10克，盐5克，上汤1500毫升。

制作： ❶ 白果去壳及心；绿豆洗净去杂质；猪肺洗净，切成4厘米见方的小块；姜拍松，葱切段。

❷ 把猪肺放入炖锅内，加入上汤1500毫升，放入料酒、姜、葱、盐、白果、绿豆。

❸ 把炖锅置武火上烧沸，打去浮沫，再用文火煮1小时即成。

功效： 敛肺气，定痰喘，化水饮，适用于肺心病饮邪恋肺患者。

白果炒鸡蛋

配方：白果15克，鸡蛋2个，盐3克，味精3克，植物油50克。

制作：❶ 将白果去壳，用温水浸泡一夜，捞起，除去白果心（因白果心含有毒物质），剁成细末。

❷ 鸡蛋打入碗内，放入白果末、味精、盐，搅匀。

❸ 将炒锅置武火上，下入植物油，烧至六成热时，改用中火，然后用筷子边搅动鸡蛋，边徐徐往锅内倒入蛋液，待一面煎黄后，翻转过来，再将另一面煎黄即成。

功效：敛肺气，止带浊，适用于高血压、哮喘、痰嗽、白带、白浊、遗精、淋病、小便频数等症。

白果莲子羹

配方：白果30克，干莲子300克，京糕25克，桂花1克，碱2克，盐2克。

制作：❶ 在锅内放入碱，加开水少许，将莲子、白果倒入锅内，白果去心，用刷子将莲子刷净，见亮光为止，接着用清水冲洗2～3次，倒入碗中，加开水以淹过莲子、白果为宜，上屉蒸50分钟左右，取出后，再用开水冲洗2次，凉凉后放入冰箱待用。

❷ 把炖锅置武火上，注入清水750克，水开后，放入盐；将莲子、白果倒入海碗；将京糕切成小丁，撒在莲子、白果上，加入桂花，再把盐水倒在海碗内即成。

功效：清心安神，降低血糖。适用于各型糖尿病患者。

附 银杏叶

银杏叶

银杏叶为银杏树的叶，性味苦、涩，平。功能敛肺平喘，活血止痛。用治肺虚咳喘，以及高血压、血脂异常、冠心病心绞痛、脑血管痉挛等。煎服，5～10克；或制成片剂。

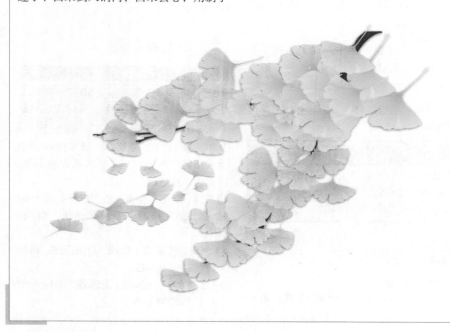

第十章

安神

常用药

分类

养心安神药：以植物（尤其是植物种子）入药，质润滋养，有养心安神作用。

重镇安神药：以矿石、化石入药，质重沉降，有重镇安神作用。

功效

中医论点：心藏神，肝藏魂。人体神志的变化多与心、肝的功能活动有关，故安神药多入心、肝经，有宁心安神之功效，主治"心主神明"的功能活动受影响而引起的心神不宁之证。

现代药理：本类药物具有镇静、催眠、镇痛、抗惊等作用，与现代医学中的镇静药、抗焦虑药的作用大致相同，适用于心神不宁、惊悸、失眠、健忘、多梦及惊风、癫痫、癫狂等病证。

应用

1.应用本类药物时，应根据引起心神不安的病因病机选择相应的药物，并适当进行配伍。如心火亢盛或邪热内扰的躁动不安、惊悸失眠，应配伍清心降火药；痰热扰心者，应配伍清热、化痰药；肝阳上亢者，当配伍平肝潜阳药；惊风癫狂者，则多配化痰开窍或平肝息风药；阴血亏虚者，当配补血养阴药。

2.本类药物多为治标之品，应注意与消除病因的药物配伍使用。

3.安神药用以治疗失眠时，宜于睡前0.5～1小时服用。

禁忌

本类药物中的矿石类安神药，如做丸、散服，易伤脾胃，故不宜长期服用，并须酌情配伍养胃健脾之品；入煎剂服，应打碎煎、久煎；部分药物有毒性，更须慎用，以防中毒。

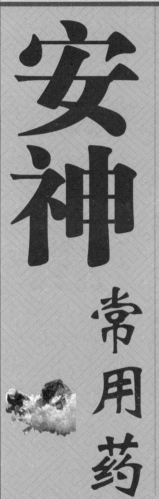

含义

凡能安定神志，以治疗心神不安、神志失常病症为主的药物，称为『安神药』。

养心安神药

养心安神药均为植物药，且以种子、种仁等入药为多，有补益、滋养之长，故能滋养心肝，益阴补血，交通心肾，而收养心安神之功效。主要用于阴血不足，心失所养以及心脾两虚，心肾不交等引发的虚证心神不宁，心悸怔忡，虚烦不眠，多梦健忘，遗精盗汗等证。

远志

远志为远志科植物远志或卵叶远志的根，又名小草、细草、棘菀等。春季出苗前或秋季地上部分枯萎后采集，除去须根和泥沙，晒干。生用或蜜炙用。

【产地溯源】

主产于河北、陕西、吉林等地。

【性味归经】

味苦、辛，性微温。归心、肾、肺经。

【本草语录】

主咳逆伤中，补不足，除邪气，利九窍，益智慧，耳目聪明，不忘，强志倍力。——《神农本草经》

凡痰涎沃心，壅塞心窍，致心气实热，为昏愦神呆，语言謇涩，为睡卧不宁，为恍惚惊怖，为健忘，为梦魇，为小儿客忤，暂以此豁痰利窍，使心气开通，则神魄自宁也。——《药品化义》

治心神健忘，安魂魄，令人不迷。——《药性论》

功效主治

本品宁心安神，祛痰开窍，消散痈肿，主要适用于如下病证：

心血不足、心肾不交

症见惊悸、失眠、健忘等，常与牡蛎、酸枣仁、茯苓、地黄等同用。

咳嗽痰多、稠黏不爽等

常与桔梗、杏仁等同用。

痰迷心窍

症见神昏、精神错乱、癫痫等，常与菖蒲、郁金、天竺黄等同用。

痈疽肿痛

本品无论内服、外敷，均有消散痈肿功效，单用或配伍清热解毒之品均可。

养心安神药

选购要点

以皮厚、条粗者为佳。

贮藏方法

置于通风干燥处，防潮，防蛀。

用法用量

煎服，5～10克。治痈疽，单用研末，料酒送服，并外用适量调敷患处。远志用甘草汤浸泡炮制，可降低远志皂苷对胃黏膜的刺激，同时甘草可增强远志豁痰镇咳之效；用蜂蜜炙制可增强其润肺止咳作用。

注意事项

1.本品易引起恶心，胃溃疡、胃炎患者慎用。

2.心肾有火，阴虚阳亢者忌服。

疗疾验方

治疗各种痈疽

远志放入淘米水中浸洗，捶去心，研细。每服9克，以温酒一杯调末，澄清片刻，饮汁，药渣外敷患处。(《本草纲目》)

治疗喉痹作痛

远志肉研为末，吹入喉中，以涎出为度。(《本草纲目》)

治疗小便赤浊

远志（甘草水煮过）250克，茯神、益智仁各60克，共研为末，加酒、糊做成丸，如梧桐子大。每服50丸，空腹以枣汤送服。(《本草纲目》)

治疗胃痛

远志汤：远志（去心）、菖蒲各30克，共研为末。每用6克，水煎去渣服。(《圣济总录》)

治疗健忘症

远志研为末，冲服。(《本草纲目》)

治疗胸痹心痛（气逆膈中，饮食不下）

小草丸：远志、肉桂、干姜、细辛、蜀椒（炒）各90克，附子0.6克（炮），一起捣细，加蜜和成丸，如梧桐子大。每服3丸，米汁送下。1日服3次。如不见效，可稍增加药量。忌食猪肉、冷水、生葱、生菜。(《本草纲目》)

治疗脑风头痛

把远志末吸入鼻中。(《本草纲目》)

治疗吹乳肿痛

远志焙干研细，酒冲服6克，药渣敷患处。(《本草纲目》)

 ## 保健药膳

锁阳远志炖乌鸡

配方：远志5克，锁阳20克，煅龙骨12克，煅牡蛎12克，党参25克，金樱子12克，砂仁6克，黄柏6克，生甘草6克，五味子6克，炙黄芪30克，乌鸡1只，料酒10克，盐5克，味精3克，胡椒粉3克，姜5克，葱10克，上汤2800毫升。

制作：❶ 将前11味药物洗净，放入纱布袋内，扎紧口；乌鸡宰杀后，去毛桩、内脏及爪；姜拍松，葱切段。

❷ 将乌鸡、药包、姜、葱同放炖锅内，加入料酒、上汤，置武火上烧沸，再用文火炖35分钟，加入盐、味精、胡椒粉即成。

功效：滋阴，补肾，止遗精，适用于梦遗、滑精、失眠、头晕等症。

远志还丹酒

配方：远志、石菖蒲、补骨脂、熟地、地骨皮、牛膝各30克，白酒500毫升。

制作：将前6味共研细末，置容器中，加入白酒，密封，浸泡5日后即可饮用。每次空腹服10毫升，每日早、午各服1次。

功效：理气活血，聪耳明目，轻身延年，安神益智，适用于老年人五脏不足、精神恍惚、耳聋耳鸣、少寐多梦、食欲不振等症。

定志酒

配方：远志、石菖蒲各40克，人参30克，茯神、柏子仁各20克，朱砂10克，米酒1000毫升。

制作：❶将朱砂研成细末，其余药材加工成粗末，同装入细纱布袋，置于容器中，倒入米酒，密封。

❷经常晃动，浸泡14日后开封，将药袋绞取汁，混入药酒，过滤去渣，装瓶。每日早、晚各服1次，每次空腹服15毫升。

功效：补益心脾，安神定志，明目，适用于心悸健忘、体倦神疲。

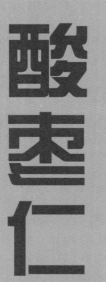

酸枣仁

酸枣仁为鼠李科落叶灌木或小乔木酸枣的成熟种子，又名枣仁、山酸枣、酸枣核、山枣仁、调睡参军。秋末冬初果实成熟时采收，把果实浸泡一宿，除去果肉，碾碎果核，取出种子，晒干。生用或炒用，用时打碎。

养心安神药

【产地溯源】

主产于河北、河南、北京、陕西、山西、山东、辽宁、甘肃等地。

【性味归经】

味甘、酸，性平，归心、肝、胆经。

【本草语录】

主心腹寒热，邪结气聚，四肢酸痛，湿痹。久服安五脏、轻身延年。——《神农本草经》

（主）烦心不得眠……久泄，虚汗烦渴，补中，益肝气，坚筋骨，助阴气，令人肥健。——《名医别录》

其仁甘而润，故熟用疗胆虚不得眠，烦渴虚汗之证。——《本草纲目》

功效主治

本品养心益肝，安神，敛汗，主要适用于如下病症：

失眠、惊悸、怔忡

一般可与当归、何首乌等合用，肝阴不足而虚烦不眠，可与知母、茯苓等合用；心肾不交而虚烦不眠、心悸，可与玄参、柏子仁等合用。

自汗、盗汗

表虚不固，自汗出者，宜与黄芪、白术等益气固表之品配伍；阴虚潮热盗汗者，宜与山茱萸、五味子等养阴敛汗之品配伍。

现代研究

本品含大量脂肪、蛋白质、维生素C及甾醇等成分，具有以下方面的生理作用：

❶酸枣仁煎剂有镇静、催眠作用，能对抗咖啡因引起的兴奋状态。

❷抗心律失常，提高抗缺氧能力。

③ 降血压，降血脂，防治动脉硬化。

④ 治疗烧伤，减轻烫伤局部的组织水肿。

⑤ 镇痛、降温、抗惊厥、兴奋子宫等。

⑥ 现代临床可用于神经衰弱、不射精症及半夜子时发病的多种虚证等。

选购要点

以粒大、饱满、有光泽、外皮红棕色、无核壳者为佳。

贮藏方法

贮于有盖容器中，防潮，防蛀。

用法用量

煎服，10 ～ 20 克。研末吞服，每次 1.5 ～ 3 克。生用偏泻肝胆虚火，安神之力较强；炒用偏于养肝血，用于脾胃虚弱消化不良者。

注意事项

实邪郁火及素有滑泄症者慎服。

疗疾验方

治疗盗汗

酸枣仁、人参、茯苓各等分，共研细末。每用 6 克，米汤调服。(《普济方》)

治疗小儿夜啼

酸枣仁 10 ～ 20 克，水煎服（可加适量白糖）。或将酸枣仁研末，每次 1.5 ～ 3 克，睡前服。(中医验方)

治疗失眠

清晨 8 时前冲泡绿茶 15 克，8 时后忌饮茶水，晚上就寝前冲服酸枣仁粉 10 克。(中医验方)

治疗不射精症

酸枣仁 30 克，细茶 60 克，共研末。以人参须 6 克煎汤送服 6 克，每日 2 次。(中医验方)

治疗神经衰弱

酸枣仁 20 粒，黄花菜 20 根。上 2 味炒

至半熟，捣碎研成细末。温水冲服，睡前 1 次服完，连服 10 ～ 15 日。(中医验方)

治疗胆虚不眠（心多惊悸）

酸枣仁 30 克炒香，捣为散。每服 6 克，竹叶汤调下。又方：再加人参 30 克、朱砂 15 克、乳香 7.5 克，炼蜜为丸服。(《本草纲目》)

治疗振悸不眠

酸枣仁汤：酸枣仁 150 克，茯苓、白术、人参、甘草各 60 克，生姜 180 克，加水 1600 毫升，煮取三成，分次服。(《本草纲目》)

治疗虚烦不眠

酸枣仁汤：酸枣仁 150 克，知母、干姜、茯苓、川芎各 60 克，炙甘草 30 克，先以水 2000 毫升煮枣仁，得汁 1400 毫升，再放入其余各药同煮，最后得汁 600 毫升，分次服。(《本草纲目》)

治疗骨蒸不眠

酸枣仁 30 克，加水 2 碗，研绞取汁，下粳米 300 克煮粥。粥熟后，再下地黄汁 20 毫升，煮匀食用。(《本草纲目》)

保健药膳

酸枣仁炖金龟

配方：酸枣仁（炒）9 克，生地 20 克，黄连 6 克，当归 15 克，人参 10 克，远志 6 克，茯苓 15 克，石莲肉 10 克，金龟 1 只（300 克），甘草 3 克，料酒 8 克，姜 4 克，葱 6 克，盐 4 克，味精 3 克，胡椒粉 3 克，鸡油 25 克，上汤 1800 毫升。

制作：❶ 将以上药物洗净，装入纱布袋内，扎紧口；金龟宰杀后，去头、尾及肠杂，留龟壳及龟板；姜拍松，葱切段。

❷ 将金龟、药包、姜、葱、料酒同放炖锅内，加入鸡油、上汤，置武火上烧沸，

再用文火炖 35 分钟，加入盐、味精、胡椒粉即成。

功效：滋阴，养心，固精，适用于火扰精泄之遗精症。

酸枣仁蒸牛心

配方：酸枣仁20克，牛心400克，料酒10克，盐5克，酱油10克，味精3克，姜5克，葱10克，五香粉5克，白糖15克，香菜30克。

制作：❶ 将酸枣仁炒香，研成细粉；牛心洗净血水，切成4厘米长的薄片；香菜洗净，切2厘米长的段；姜切片，葱切段。

❷ 将牛心片放入碗内，加入酸枣仁粉、姜、葱、料酒、盐、酱油、五香粉、白糖，抓匀，置武火大气蒸笼内，蒸35分钟，停火；取出蒸碗，撒上香菜即成。

功效：养肝，宁心，安神，适用于虚烦不眠、惊悸怔忡、烦渴虚汗、更年期综合征等。

酸枣仁饮

配方：酸枣仁30克，绿茶60克。

制作：❶ 将酸枣仁炒香与茶叶共研成细末。

❷ 每次饮用时，取6克水泡，加入白糖或不加糖饮用。

功效：宁心，安神，补肾。适用于不射精症患者。

酸枣仁粥

配方：酸枣仁60克，大米400克。

制作：❶ 将酸枣仁炒熟，放入锅内，加水适量煎熬，取其药液。

❷ 将大米淘洗干净，放入锅内，再把药液倒入煎煮，米熟即成。每次食粥一小碗，每日 3 次。

功效：养阴，补心，安神，适用于心脾两虚的心烦不眠等症。

酸枣仁炒猪舌

配方：酸枣仁15克，猪舌1条，嫩竹笋50克，料酒15克，盐5克，味精3克，姜5克，葱10克，植物油50克。

制作：❶ 将酸枣仁放入锅内炒香，加 100 毫升清水煎煮 10 分钟，滤取汁液。

❷ 将猪舌用沸水煮至六成熟捞起，刮去舌苔，切成薄片；竹笋洗净，切成薄片；姜切片，葱切段。

❸ 将炒锅置武火上，下入植物油，烧至六成热时，下入姜、葱爆香，随即下入舌片、药液、竹笋片、料酒、盐、味精，炒熟即成。

功效：养肝，宁心，安神，敛汗，适用于虚烦不眠、惊悸怔忡、烦渴虚汗、更年期综合征等。

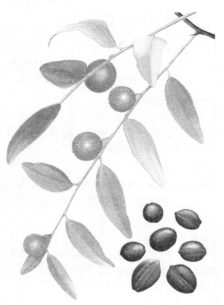

【产地溯源】

主产于山东、河南、河北，陕西、云南、湖北、甘肃等地亦产。

【性味归经】

味甘，性平。归心、肾、大肠经。

【本草语录】

主惊悸，安五脏，益气，除风湿痹。——《神农本草经》

柏子仁性平而不寒不燥，味甘而补，辛而能润，其气清香，能透心肾，益脾胃。——《本草纲目》

功效主治

本品养心安神，润肠通便，主要适用于如下病证：

阴血不足

症见虚烦失眠、心悸怔忡等，常与酸枣仁、生地等同用。

肠燥便秘

治老人、体虚者之肠燥便秘，常与郁李仁、杏仁等润肠通便药配伍。

现代研究

本品含脂肪油、挥发油、皂苷、植物甾醇、维生素 A 样物质及蛋白质等成分，具有以下方面的生理作用：

❶ 改善记忆，对损伤所致的记忆障碍有明显改善作用。

❷ 有良好的镇静作用。

❸ 因含大量脂肪油，故有润肠通便作用。

❹ 现代临床可用于病毒性心肌炎恢复期、习惯性流产、斑秃、口舌生疮等。

选购要点

以粒大、饱满、色黄白、油性大而不泛油、无皮壳杂质者为佳。

贮藏方法

置阴凉干燥处，防热，防蛀。

用法用量

煎服，3～9 克。外用适量，便溏者制霜用。

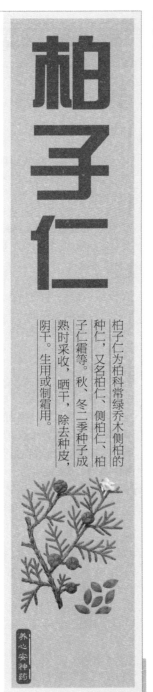

柏子仁

柏子仁为柏科常绿乔木侧柏的种仁，又名柏仁、侧柏仁、柏子仁霜等。秋、冬二季种子成熟时采收，晒干，除去种皮，阴干。生用或制霜用。

养心安神药

大便溏泄者不宜生用。

 疗疾验方

治疗老人体虚便秘

通便丸：柏子仁、麻子仁、松仁各等份，同研为末，制丸如梧桐子大。每服20～30丸，饭前服。（《本草衍义》）

治疗斑秃

柏子仁、当归各500克，共研细末，炼蜜为丸如黄豆粒大。每服9克，每日3次，饭后服。（中医验方）

治疗失眠

柏子仁10克，猪心1个。先将猪心用清水洗净血污，再把洗净的柏子仁放入猪心内，二者放入瓷碗中，加少量水上锅隔水蒸至肉熟。加食盐调味，每日分2次食完。（中医验方）

治疗肠风下血

柏子仁14粒。燃破，纱囊贮，以好酒三盏，煎至八成服之，初服反觉下血加重，再服立止。非饮酒而致斯疾，以艾叶煎汤服之。（《世医得效方》）

治疗劳欲过度所致心血亏损（精神恍惚，怔忡惊悸，健忘遗泄）

柏子养心丸：柏子仁（蒸晒去壳）120克，枸杞子（酒洗晒）90克，麦冬（去心）、当归（酒浸）、石菖蒲（去毛，洗净）、茯神（去皮、心）各30克，玄参、熟地（酒蒸）各60克，甘草（去粗皮）15克。先将柏子仁、熟地蒸过，石器内捣如泥，余药研末和匀，炼蜜为丸，如梧桐子大。每服四五十丸，早晚灯心汤或圆眼汤送下。常服能宁心定志，补肾滋阴。（《体仁汇编》）

治疗盗汗

柏子仁丸：新柏子仁（研）、半夏曲各60克，牡蛎（蚶埚内火煅，用醋淬7次，焙）、人参（去芦）、白术、麻黄根（慢火炙，拭去汗）、五味子各30克，净麸15克（慢火炒）。上8味共研为末，枣肉为丸如梧桐子大。空心米饮下三五十丸，日2服。作散调亦可。（《普济本事方》）

 保健药膳

柏子仁蒸羊心

配方：柏子仁20克，羊心400克，料酒10克，酱油10克，盐5克，味精3克，白糖10克，五香粉5克，姜5克，葱10克，香菜30克。

制作：❶ 柏子仁洗净，研成细粉；羊心洗净，切3厘米长的薄片；香菜洗净，切2厘米长的段；姜切片，葱切段。

❷ 将羊心片放入碗内，加入盐、味精、料酒、酱油、白糖、五香粉、姜、葱，抓匀，腌渍35分钟。

❸ 将羊心片放入蒸碗内，加入柏子仁粉，拌匀，置武火大气蒸笼内，蒸35分钟，停火；取出蒸碗，撒上香菜即成。

功效：养心安神，适用于心悸、心烦、失眠、心脏病、更年期综合征等。

柏子仁猪心汤

配方：柏子仁10克，大枣10枚，山药10克，猪心1个，料酒10克，姜5克，葱10克，盐3克，鸡汤500毫升。

制作：❶ 柏子仁洗净；大枣去核；山药切片；猪心洗净，用沸水焯一下，捞起切片；姜拍松，葱切花。

❷ 把猪心片装入碗内，加入料酒、姜、葱、盐，腌渍30分钟。

❸ 把鸡汤放入锅内，置武火上烧沸，放入柏子仁、大枣、山药片，用文火煎煮25分钟，再放入猪心片，煮10分钟即成。

功效：滋补气血，养心安神，适用于心气不足型冠心病患者。

柏子仁蒸子鸡

配方：柏子仁10克，麦冬10克，党参15克，子鸡1只，料酒10克，酱油10克，姜5克，葱10克，盐3克，上汤300毫升。

制作：❶ 把子鸡宰杀后，去毛桩、内脏及爪；麦冬洗净去心；党参切片。

❷ 把鸡放入蒸盆内，加入料酒、酱油、盐、姜、葱、柏子仁、麦冬、党参，再加入上汤300毫升。

❸ 把蒸盆置武火大气蒸笼内，蒸50分钟即成。

功效：滋阴补气，宁心安神。适用于心气不足、阴亏肝郁型冠心病患者。

二仁茯神舌片

配方：柏子仁9克，酸枣仁9克，大枣6枚，茯神6克，猪舌1条，西芹200克，料酒10克，姜5克，葱10克，酱油10克，盐3克，植物油50克。

制作：❶ 把柏子仁、酸枣仁、大枣、茯神洗净；猪舌用沸水焯透，刮去舌的表皮（根部白色一层）；姜切片，葱切段。

❷ 把猪舌同四味中药放入锅内，加入清水500毫升，用武火烧沸，再用文火煮35分钟，除去药渣，捞起猪舌，沥干水分，把猪舌切成薄片。

❸ 西芹洗净，切成4厘米长的段。

❹ 把炒锅置武火上，加入植物油，烧至六成热时，加入姜、葱爆香，放入猪舌片、料酒、酱油、盐和西芹，炒熟即成。

功效：补心气，宁心神，适用于心律不齐、气虚、失眠、心悸患者。

柏子仁粥

配方：柏子仁25克，粳米100克，蜂蜜15克。

制作：❶ 粳米淘洗干净，用冷水浸泡半小时，捞出，沥干水分。

❷ 将柏子仁拣净，拍碎。

❸ 取锅放入冷水、粳米、柏子仁，先用旺火煮沸，再改用小火熬煮至粥成，调入蜂蜜搅匀，再沸即可。

功效：改善睡眠，增强精力，调经止痛。

柏仁煮花生米

配方：柏子仁30克，花生米500克，盐、葱段、姜片、花椒、桂皮各适量。

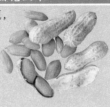

制作：❶ 花生米去杂洗净，放入锅内。

❷ 柏子仁拣净，用净布包好，放锅内。

❸ 坐锅，放柏子仁，加葱段、姜片、花椒、桂皮，再加适量清水，旺火烧沸后，改为小火焖烧至熟，加入盐再烧片刻即可。

功效：镇静催眠，缓解紧张情绪。

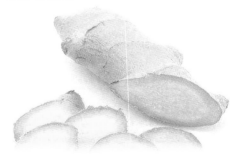

重镇安神药

重镇安神药，多为矿石、化石类药物，具有质重沉降之性，服后能重镇安神、平惊定志、平肝潜阳，故有安神宁心等作用。用于心火炽盛、痰火扰心、惊吓等引起的心神不宁、心悸失眠及惊痫、癫狂、肝阳上亢等证。

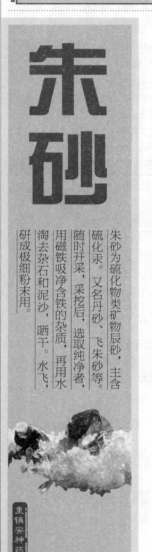

朱砂

朱砂为硫化物类矿物辰砂，主含硫化汞。又名丹砂、飞朱砂等。

随时开采，采挖后，选取纯净者，用磁铁吸净含铁的杂质，再用水淘去杂石和泥沙，晒干。水飞，研成极细粉末用。

重镇安神药

【产地溯源】

主产于贵州、湖南、四川、云南等地。

【性味归经】

味甘，性微寒。有毒，归心经。

【本草语录】

养精神，安魂魄，益气明目。——《神农本草经》

治惊痫，解胎毒痘毒，驱邪疟。——《本草纲目》

泻心经邪热，镇心定惊……解毒，定癫狂。——《本草从新》

功效主治

本品清心镇惊，安神，解毒，主要适用于如下病症：

心神不安，惊悸失眠

治心火亢盛所致的心神不宁、烦躁不眠，多配黄连等，以清心降火；治心血亏虚所致的心神不宁，配当归、地黄等；治阴血亏虚所致的惊悸失眠，配酸枣仁、柏子仁等；治癫痫、癫狂，配磁石、胆南星等。

疮疡肿痛

治一般疮疡，常配雄黄、山慈姑等；治咽喉肿痛、口舌生疮，配冰片、硼砂等。

选购要点

以色鲜红、有光泽、体重、质脆者为佳。

贮藏方法

置有盖容器内，密封防尘，防潮。

用法用量

内服，入丸、散剂或研末冲服，每次 0.1 ~ 0.5 克。还可与茯苓、麦冬等拌制后用。外用适量。

第十一章

平肝息风常用药

含义

凡以平肝潜阳、息风止痉为主要作用，主治肝阳上亢或肝风内动病症的药物，均称「平肝息风药」，又称「平肝药」。

分类

平肝潜阳药：以平抑肝阳，治疗肝阳上亢为主的药物。

息风止痉药：以平息肝风止痉为主要作用，主治肝风内动以及痉挛抽搐的药物。

功效

中医论点： 本类药物性味多咸、寒或凉，多为介类、昆虫等动物及矿物药，皆入肝经，具有平肝潜阳、息风止痉及镇静安神等功效。

现代药理： 本类药物具有降压、镇静、催眠、抗癫痫、抗惊厥等药理作用，适用于头晕头痛、烦躁易怒、痉挛抽搐、癫痫等肝阳上亢或肝风内动所致的各种病证。

应用

应用平肝息风药时，应根据引起肝风内动或肝阳上亢的不同病因、病机和兼证，予以相应的配伍。如治疗肝肾阴虚所致的肝阳上亢，多配伍滋养肝肾之阴的药物，益阴以制阳；肝阳上亢兼肝热者，配清肝泻火药；肝阳上亢兼心悸、失眠者，配镇心安神或养血安神药；肝阳化风致肝风内动，应将息风止痉药与平肝潜阳药并用；热极生风者，配清热泻火药；因阴虚血亏，肝失濡养致筋惕者，配滋阴养血药；兼痰致癫痫者，又当配伍祛痰药。此外，肝风内动若兼窍闭神昏，当配伍开窍药。

禁忌

本类药物性有寒温之异，应注意区别使用。凡药性偏于寒凉者，肝经热盛者用之相宜，脾虚慢惊则不宜用；少数药物性偏于温燥，阴虚血亏者又当忌用。

平肝潜阳药

平肝潜阳药，多为质重之介类或矿石类药物，性味咸寒，具有平肝潜阳以及清肝热、安心神之功效，服后能使肝阳得平、肝火得清。用于肝阳上亢之头晕目眩、头痛、耳鸣和肝火上攻之面红耳赤、头痛头昏、烦躁易怒等症。另外，常与息风止痉药配伍，治疗肝风内动痉挛抽搐；与安神药配伍，治疗浮阳上扰之烦躁不眠。

石决明

石决明为鲍科动物杂色鲍（光底石决明）、皱纹盘鲍（毛底石决明）、羊鲍、澳洲鲍、耳鲍或白鲍的贝壳。夏、秋二季捕捉。去肉，洗净，除去附着的杂质，晒干。生用或煅用，用时打碎。

【产地溯源】

主产于广东、广西、福建、辽宁、山东等地。

【性味归经】

味咸，性寒，归肝经。

【本草语录】

主目障翳痛，青盲，久服益精。——《名医别录》

味微咸，性微凉，为凉肝镇肝之要药。肝开窍于目，是以其性善明目，研细水飞作敷药，能除目外障，作丸散内服，能消目内障。为其能凉肝，兼能镇肝，故善治脑中充血作疼眩晕，因此证多系肝气肝火挟血上冲也。——《医学衷中参西录》

功效主治

本品平肝潜阳，清肝明目，主要适用于如下病证：

头晕目眩

属肝阳上亢证，可加生地、牡蛎等治疗；属肝火上炎证，可加夏枯草、钩藤等治疗。

目疾

症见目赤肿痛、视物昏花、目生翳障等。属肝火上炎者，可加夏枯草、菊花等治疗；属风热上扰者可加蝉蜕、菊花等治疗；属肝血亏虚者，可与熟地、枸杞子等同用。

选购要点

以壳厚，内表面彩光明亮，外表面洁净无苔藓、泥沙等杂质者为佳。

贮藏方法

置干燥处，防潮。

用 法用量

煎服，3 ~ 15 克。宜打碎先煎，清肝平肝宜生用；外用于眼疾宜煅用。

注意事项

脾胃虚寒者不宜服用。

🍵 疗疾验方

治疗肝虚目翳
石决明（烧成灰）、木贼（焙）各等分，共研为末。每取 6 克，与姜、枣同用水煎，连渣服下。每日 3 次。（《本草纲目》）

治疗痘后目翳
石决明火煅，研为末，加谷精草等分，共研细，烤猪肝蘸食。（《本草纲目》）

治疗淋症
石决明去粗皮，研为末，水飞过。每服 6 克，开水送下。每日 2 次。（《本草纲目》）

治疗畏光症
石决明、黄菊花、甘草各 3 克，水煎，冷却后饮服。（《本草纲目》）

治疗雀目（夜盲症）
石决明 30 克（烧存性）、苍术 90 克（去皮），共研为末。每取 9 克，放入切开的猪肝中，扎定，加水煮熟，趁热熏目，待转温后，食肝饮汁。（《本草纲目》）

【产地溯源】
主产于广东、福建、山东等地。

【性味归经】
味咸、涩，性微寒。归肝、胆、肾经。

【本草语录】
化痰软坚，清热除湿，止心脾气痛，痢下赤白浊，消疝瘕积块，瘿疾结核。——《本草纲目》

止汗，心痛气结，止渴，除老血，涩大小肠，止大小便，疗泄精，喉痹，咳嗽，心胁下痞热。——《名医别录》

粉身，止大人小儿盗汗；和麻黄根、蛇床子、干姜为粉，去阴汗。——《本草拾遗》

牡蛎入足少阴，咸为软坚之剂，以柴胡引之，故能去胁下之硬；以茶引之，能消结核；以大黄引之，能除股间肿；以地黄为之使，能益精收涩，止小便。本肾经血分之药也。——《汤液本草》

功 效主治

本品平肝潜阳，软坚散结，收敛固涩，主要适用于如下病证：

肝肾阴虚，肝阳上亢
症见头晕、目眩、耳鸣、烦躁易怒、心悸失眠等，宜与龟甲、龙骨等滋阴潜阳之品配伍。

热盛阴伤，虚风内动
症见虚烦脉弱，手足抽搐等，常与生地、鳖甲等滋阴药物

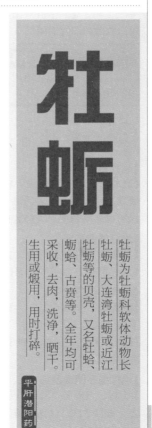

牡蛎

牡蛎为牡蛎科软体动物长牡蛎、大连湾牡蛎或近江牡蛎等的贝壳，又名牡蛤、蛎蛤、古贲等。全年均可采收，去肉，洗净，晒干。生用或煅用，用时打碎。

平肝潜阳药

配伍。

体虚

症见自汗、遗精、带下等，常与龙骨等同用。

瘰疬、瘿瘤等

常与玄参、贝母等同用。

选购要点

以只大，整齐，内面光洁，无泥沙、杂质者为佳。

贮藏方法

置干燥处，防潮。

用法用量

煎服，10～30克。入丸、散剂，每次1～3克。平肝潜阳、软坚散结宜生用；收敛固涩宜煅用。

注意事项

本品性寒，寒证患者慎用，必要时应与其他药物配伍使用。

疗疾验方

治疗胃脘痛

乳蛎散：乳香（研细）15克，牡蛎（火煅）30克。上为末，和匀。每服9克，温酒或沸汤调下。（《经验良方》）

治疗气虚盗汗

牡蛎粉、杜仲各等分，共研为末。每次1匙，酒送下。（《本草纲目》）

治疗小便白浊

牡蛎散：厚朴（去皮，姜制）、牡蛎、白术各15克。共研细末。每服6克，每日2～3次，空心米饮调下。《鸡峰普济方》

治疗男子阴囊湿痒

牡蛎、干姜各9克。共研为末，以粉敷之。每日2次。（《医心方》）

治疗痈肿初起

用牡蛎粉末调水涂搽，药干即换。（《本草纲目》）

治疗梦遗便溏

牡蛎粉加醋做成丸，如梧桐子大。每服30丸，米汤送下。每日2次。（《本草纲目》）

治疗疟疾寒热

牡蛎粉、杜仲各等分，共研为末，炼蜜为丸，如梧桐子大。每服50丸，温水送下。（《本草纲目》）

治疗心脾气痛（气实有痰者）

牡蛎煅成粉，酒送服6克。（《本草纲目》）

治疗产后盗汗

牡蛎粉、麦麸（炒黄）各等分，和匀。每服3克，猪肉汤调下。（《本草纲目》）

治疗消渴多饮

用黄泥封固牡蛎，煅赤，研为末。每服3克，活鲫鱼煎汤调下。（《本草纲目》）

治疗病后常流鼻血

牡蛎30克，石膏15克，共研为末。每服1匙，酒送下。亦可加蜜做丸服用，1日3次。（《本草纲目》）

治疗小便淋闭（服止血药无效者）

牡蛎粉、黄柏（炒）各等分，共研为末。每服3克，小茴香汤送下。（《本草纲目》）

治疗阴囊水肿

牡蛎煅粉60克，干姜（炮）30克，共研为末，冷水调糊敷于患处。不久，囊热如火，药干即换，至小便通畅则愈，小儿不用干姜。（《本草纲目》）

保健药膳

干姜牡蛎炖雄鸡

配方：牡蛎粉15克，雄鸡1只（1000克），干姜15克，料酒10克，盐4克，味精3克，胡椒粉3克，姜5克，葱10克，上汤2800毫升。

制作：❶ 将干姜洗净，切片；牡蛎煅后，研成粉；鸡宰杀后，去毛桩、内脏及爪；姜切片，葱切段。

❷ 将干姜、牡蛎粉、鸡、姜葱、料酒、上汤同放炖锅内，置武火上烧沸，再用文火炖45分钟，加入盐、味精、胡椒粉即成。

功效：补肾壮阳，适用于阳虚、阳痿、精冷、阴冷等症。

【产地溯源】

主产于山西、山东、河南等地。

【性味归经】

味苦，性寒。归肝、心经。

【本草语录】

代赭入手少阴足厥阴经，怯则气浮，重所以镇之。代赭之重以镇虚逆，故张仲景治伤寒吐下后心下痞鞕噫气不除者，旋覆代赭汤主之。——《汤液本草》

能生血兼能凉血，而其质重坠，又善镇逆气，降痰涎，止呕吐，通燥结，用之得当，能建奇效"治吐衄之证，当以降胃为主，而降胃之药，实以赭石为最效。——《医学衷中参西录》

功效主治

本品平肝潜阳，重镇降逆，凉血止血，主要适用于如下病证：

肝阳上亢

症见头痛、眩晕、耳鸣等，常与龙骨、牡蛎、白芍、牛膝等同用。

气逆不降

症见嗳气、呕吐、呃逆等，常与旋覆花、半夏、生姜等同用。

气逆喘息

虚喘可与党参、山茱萸、山药等同用，实喘可与苏子等配伍。

血热妄行

症见吐血、衄血等，常与生地、茜草等同用。

选购要点

以色棕红、断面显叠层状、每层有钉头者为佳。

贮藏方法

置干燥处，防潮。

用法用量

煎服，10～30克，宜打碎先煎。入丸、散剂，每次

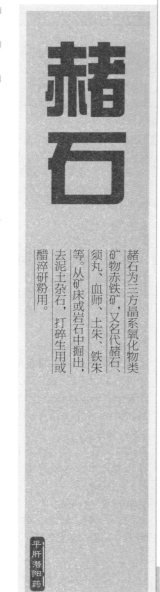

赭石

赭石为三方晶系氧化物类矿物赤铁矿，又名代赭石、须丸、血师、土朱、铁朱等。从矿床或岩石中掘出，去泥土杂石，打碎生用或醋淬研粉用。

平肝潜阳药

1～3克。赭石经火煅醋淬后，可增效减毒，因此以炮制后入药为佳。

注意事项

1. 因含微量砷，故不宜长期服用。
2. 本品苦寒重坠，寒证及孕妇忌用。

疗疾验方

治疗哮喘，睡卧不得
赭石研末，米醋调服，宜常服用。(《本草纲目》)

治疗伤寒无汗
赭石、干姜各等分，共研为末，热醋调匀搽在两手心上，然后紧握双拳夹在大腿间。盖被静卧，汗出病愈。(《本草纲目》)

治疗小肠疝气
将赭石(火煅、醋淬)研细，每服6克，白开水送下。(《本草纲目》)

治疗吐血、衄血
赭石30克，火煅、醋淬多次，研细。每服3克，开水送下。(《本草纲目》)

治疗呃逆
生赭石30克，沉香、法半夏各15克。上药共研细末，装瓶备用。用时取药末20克，以生姜汁调匀成膏，贴敷中脘、肚脐上，外以纱布盖上，胶布固定，每日换药1次。(中医验方)

治疗青年脱发
生赭石3克，研细末，白开水送服，每日2次。或装入胶囊服，连用2～3个月。(中医验方)

治疗急、慢惊风
赭石(火煅、醋淬10次)研细，水飞后晒干。每服1.5～3克，真金汤调下。连

进三服，如脚胫上出现红斑，即是邪出病愈之征。(《本草纲目》)

治疗妇女血崩
赭石火煅醋淬7次，研细。每服6克，开水送下。(《本草纲目》)

治疗各种疮疖
赭石、铅丹、牛皮胶各等分，共研为末，冲入一碗热酒，澄清后，取酒服。沉渣敷患处，药干则换。(《本草纲目》)

治疗呕吐
桂圆干7个，干姜3克，煅赭石15克。将桂圆干连核放入炉中，煅炭存性，研为细末，分4次服，用干姜、煅赭石煎汤送下。(中医验方)

治肠风血痢久不愈
赭石60克(火烧、醋淬2次)，柿饼1个(煮烂)。捣丸如梧桐子大。每早服6克，白汤送服。(《方脉正宗》)

保健药膳

旋覆花赭石鱼肚汤

配方：赭石、旋覆花各15克，人参15克，半夏9克，炙甘草5克，姜10克，大枣6枚，鱼肚250克，葱10克，料酒10克，盐6克，味精3克。

制作：❶将赭石、旋覆花、人参、半夏、炙甘草、姜、葱装入纱布袋内；鱼肚洗净，发胀，切成4厘米长、2厘米宽的条。
❷将鱼肚、药包、葱、姜、料酒加入炖锅内，加水适量，置武火上烧沸，再用文火炖30分钟，加入盐搅匀，除去药袋即成。

功效：补脾胃，增食欲，消癌肿，对幽门癌患者尤佳。

息风止痉药

息风止痉药，主入肝经，有息肝风、止痉挛抽搐之功效。适用于温热病热极动风、肝阳化风及血虚生风等所致之眩晕欲仆、项强肢颤、痉挛抽搐；或风阳挟痰，痰热上扰之癫痫、惊风抽搐；或风毒侵袭引动内风之破伤风痉挛抽搐、角弓反张等。

另外，其中有些药物兼有平肝潜阳，或清泻肝火的作用，亦用于肝阳上亢所致头晕目眩及肝火目赤肿痛等。

【产地溯源】

我国南、北各地均有分布，主产于云南、贵州、四川等地。

【性味归经】

味甘，性平。归肝经。

【本草语录】

治风虚眩晕头痛。——《珍珠囊》

主诸风湿痹，四肢拘挛，小儿风痫惊气，利腰膝，强筋力。——《开宝本草》

益气长阴，助阳强筋。——《本草纲目》

治冷气痹痛，瘫痪不遂，语多恍惚，多惊失志。——《药性论》

功效主治

本品息风止痉、平抑肝阳、祛风通络，主要适用于如下病证：

头痛、眩晕

肝阳上亢之头痛、眩晕，多与钩藤、石决明、牛膝等同用；风痰上扰之头痛、眩晕，多与半夏、茯苓、白术等同用。

风湿痹痛

症见关节屈伸不利，多与羌活、秦艽、桑枝等祛风湿药同用。

破伤风

症见痉挛抽搐、角

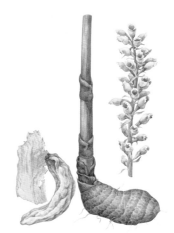

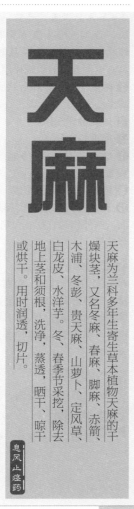

天麻

天麻为兰科多年生寄生草本植物天麻的干燥块茎，又名冬麻、春麻、脚麻、赤箭、木浦、冬彭、贵天麻、山萝卜、定风草、白龙皮、水洋芋。冬、春季节采挖，除去地上茎和须根，洗净，蒸透、晒干、烘干或烘干。用时润透，切片。

弓反张，多与白附子、防风、天南星等同用。

小儿惊风
治小儿急惊风，多与羚羊角、钩藤、全蝎等同用；治小儿脾虚慢惊风，多与人参、白术、白僵蚕等同用。

风中经络
症见手足不遂、肢体麻木、痉挛抽搐等，多与川芎同用。

现代研究
本品含香荚兰醇、香荚兰醛、黏液质、苷类、维生素 A 类物质、结晶性中性物质、微量生物碱及微量元素等成分。具有以下方面的生理作用：
❶ 降低外周血管和冠状血管阻力，降压，减慢心率。
❷ 抑制癫痫发作。
❸ 促进胆汁分泌。
❹ 增强机体免疫功能，抗缺氧，延缓衰老。
❺ 镇静、镇痛、抗惊厥、降压等。
❻ 天麻及其制剂现代还用于治疗神经衰弱、脑外伤综合征、头痛、偏头痛和面部痉挛等。

选购要点
以肥厚体大、色黄白、质地坚实沉重、有鹦哥嘴、断面明亮、无空心者为佳。冬季茎枯时采挖之天麻，名"冬麻"，质量优良；春季发芽时采挖者，名"春麻"，质量较差。

贮藏方法
贮于有盖容器内，防潮，防蛀。

用法用量
煎服，3～9克。研末冲服，每次

1～1.5克。

> ## 注意事项
> 本品性平，祛风而偏温燥，凡阴血虚少而虚风内生者不宜单用，应与养血药并用。

疗疾验方

治疗风痰眩晕、心悸怔忡等
天麻丸：天麻15克，川芎60克。共研为末，炼蜜为丸，如芡实大。每日饭后嚼1丸，茶酒任下。(《普济方》)

治疗阳痿
取天麻末，蜜和为丸，如梧桐子大，日服10丸。亦可捣取汁，酒送服。(《黑帝要略方》)

治疗妇女风痹，手足活动不遂
天麻酒：天麻（切）、牛膝、杜仲、附子各60克。共研细末，用生绢袋盛后放3000毫升酒内浸7日，每次温服1小盏。(《近时十便良方》)

保健药膳

天麻蒸鸡蛋

配方：天麻10克，鸡蛋1个，盐3克，香油5克，酱油10克，葱5克。

制作：❶ 把鸡蛋打入蒸盆内；葱切花；天麻烘干，打成细粉。
❷ 把葱花、天麻粉、盐、香油放入鸡蛋蒸盆内，拌匀，加适量清水。
❸ 把蒸盆置武火大气蒸笼内蒸15分钟即成。

功效：补养肝肾，养心安神。

【产地溯源】

分布于长江中下游以南至福建、广东、广西等地。

【性味归经】

味甘，性微寒，归肝、心包经。

【本草语录】

大人头旋目眩，平肝风，除心热，小儿内钓腹痛，发斑疹。——《本草纲目》

（主）小儿寒热，十二惊痫。——《名医别录》

功效主治

本品息风止痉，清热平肝。主要适用于如下病证：

惊痫抽搐

癫痫抽搐，可加黄连、蝉蜕等；热极生风，可加龙胆草、菊花等；小儿惊风，可加天麻、全蝎；破伤风，可加南星、防风。

眩晕、头痛、目赤

属肝阳上亢者，可加天麻、石决明等；属肝火上炎者，可加夏枯草、黄芩等。

现代研究

钩藤含吲哚生物碱类，有钩藤碱、异钩藤碱、柯楠因碱、柯诺辛因碱、卡丹宾碱等，还含黄酮类化合物（如金丝桃苷）和鞣质等，具有以下方面的生理作用：

❶ 有中枢性降压作用，抑制血管运动中枢，扩张周围血管，使血压下降。

❷ 有明显的镇静作用，但无明显催眠作用，对顽固抑郁症有明显的改善效果。

❸ 有一定的解痉作用，平喘，制止癫痫发作。

❹ 减慢心率，抑制心肌收缩力，降低心肌耗氧量，抗心律失常。

❺ 有刺激免疫系统及保肝的作用。

❻ 钩藤及其制剂现代用于治疗高血压、偏头痛、百日咳及小儿夜啼等。

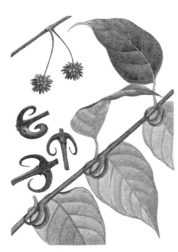

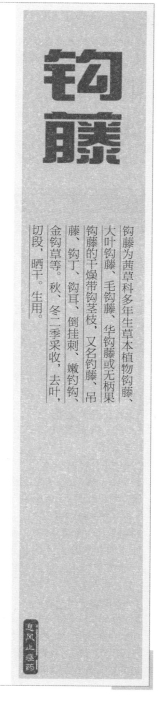

钩藤为茜草科多年生草本植物钩藤、大叶钩藤、毛钩藤、华钩藤或无柄果钩藤的干燥带钩茎枝，又名钓藤、吊藤、钩丁、钩耳、倒挂刺、嫩钓钩、金钩草等。秋、冬二季采收，去叶，切段，晒干。生用。

息风止痉药

购要点

以双钩齐、茎细、钩大而结实、光滑、色紫红、无枯枝钩者为佳。

藏方法

贮于有盖容器内，防潮，防蛀。

法用量

煎服，3～12克。其有效成分钩藤碱加热后易被破坏，因此入汤剂宜后下且不宜久煎。

注意事项

无风热和实热证者慎用。

疗疾验方

治疗小儿惊热
延龄散：钩藤 30 克，芒硝 15 克，甘草（炙）0.3 克，共研为末。每服 1.5 克，温水服，每日 3 次。（《本草纲目》）

治疗斑疹
钩藤钩子、紫草茸各等分，共研为末。每服 1～1.5 克，温酒送下。（中医验方）

治疗外感风热证
钩藤、薄荷各 10 克，冲泡代茶饮。（中医验方）

治疗小儿惊风夜啼
钩藤、蝉蜕各 3 克，薄荷 1 克。水煎服，每日 1 剂。（中医验方）

治疗流行性感冒
钩藤、蜂蜜各 15 克，绿茶 1 克。钩藤加水 500 毫升，煮沸 3 分钟，去渣，加入蜂蜜与绿茶。日服 1 剂，分 3 次温服。（中医验方）

治疗风痰上扰之青光眼
钩藤 50 克，白术 30 克，冰糖 20 克。白术加水 300 毫升，文火煎煮半小时，加入钩藤（先用水泡透），煎煮 10 分钟，去渣取汁约 100 毫升，加入冰糖搅化，顿服。本方有凉肝息风、健脾化湿之功。（中医验方）

保健药膳

三藤祛风酒
配方：钩藤 7 克，常春藤、白风藤各 15 克，白酒 500 毫升。

制作：❶ 将前 3 味切碎，置容器中，加入白酒，密封。

❷ 浸泡 10～20 日后，过滤去渣即成。

功效：祛风止痉。适用于口眼㖞斜（面瘫）、风湿等症。

息风止痉酒
配方：钩藤、天麻各 15 克，羌活、防风各 10 克，黑小豆 30 克，料酒（或米酒）2000 毫升。

制作：❶ 将前 5 味研为粗末，置容器中，加入料酒，密封。

❷ 将容器置火上，候沸即止，过滤去渣，候温即成。

功效：息风止痉，适用于面瘫，并治中风口噤、四肢强直、角弓反张、肌肤麻木不仁、风湿等症。

金樱白凤汤
配方：钩藤 15 克，金樱子 15 克，鸡血藤 15 克，枸杞子 15 克，狗脊 9 克，松节 9 克，乌鸡 1 只（500 克），姜 15 克，葱 15 克，盐 15 克，料酒 15 克，花椒 3 克，胡椒粉 3 克。

制作：❶ 前 6 味中药用纱布袋装好，扎紧袋口；乌鸡宰杀后，去毛桩及内脏，洗净；姜切片，葱切段。

❷ 乌鸡肉放入炖锅内，放入药袋、姜、葱、盐、花椒、料酒，注入清水 1500 毫升。

❸ 将锅置旺火上烧沸，再用文火炖 1 小时，加入胡椒粉即成。

功效：滋阴补肾，补益气血，适用于性功能减退、阳痿、早泄、滑精等症。

【产地溯源】

主产于浙江、江苏、四川等地。

【性味归经】

味咸、辛，性平，归肝、肺、胃经。

【本草语录】

治小儿惊痫，夜啼，去三虫，灭黑䵟，令人面色好，疗男子阴疡病。——《神农本草经》

散风痰结核，瘰疬，头风，风虫齿痛，皮肤风疮，丹毒作痒……一切金疮，疗肿风痔。——《本草纲目》

治中风失音，头风齿痛，喉痹咽肿，是皆风寒内入，结而为痰。——《本草求真》

功效主治

本品息风止痉，祛风止痛，化痰散结，主要适用于如下病证：

惊痫抽搐

小儿惊风，可与天麻、天南星等配伍；中风口眼㖞斜，可与白附子、全蝎等配伍；破伤风，可与天南星、蝉蜕等配伍。

风热头痛，咽喉肿痛

前者可与桑叶、荆芥等配伍；后者可与桔梗、防风等配伍。

风疹瘙痒

单用研末服，或与蝉蜕、薄荷等祛风止痒药同用。

瘰疬痰核

可与清热化痰散结之浙贝母、夏枯草等配伍。

现代研究

本品含蛋白质、脂肪、草酸铵、白僵蚕黄色素、溶纤维蛋白酶等成分，具有以下方面的生理作用：

❶ 雄性激素样作用。

❷ 催眠、抗凝、抗惊厥、抑菌、抗肿瘤等。

❸ 现代临床可用于支气管炎、三叉神经痛、多发性疖肿、乳腺炎、糖尿病、痔疮等疾病。

选购要点

以虫体条粗、质硬、色白、断面光亮者为佳。表面无白色粉霜、中空者不可入药。

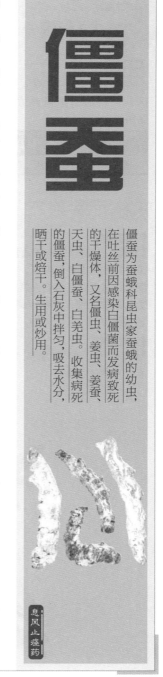

僵蚕

僵蚕为蚕蛾科昆虫家蚕蛾的幼虫，在吐丝前因感染白僵菌而发病致死的干燥体，又名僵虫、姜虫、姜蚕、天虫、白僵蚕、白羌虫。收集病死的僵蚕，倒入石灰中拌匀，吸去水分，晒干或焙干。生用或炒用。

息风止痉药

贮藏方法

贮于有盖容器中，置于通风干燥处，防潮，防蛀。

用法用量

煎服，5～9克。研末吞服，每次1～1.5克。散风热宜生用，其他多制用。

注意事项

因虚而动风者不宜使用。

疗疾验方

治疗牙痛

僵蚕、生姜、皂角各适量。生姜切片与僵蚕共炒，赤黄色为度，去姜不用，研为细末。每用取皂角剥去黑皮，以手指蘸水于皂角荚上擦，取汁，调僵蚕末搽痛处。（中医验方）

治疗哮喘

僵蚕7条，焙黄为末，米汤或茶酒送下。（《串雅内编》）

治疗百日咳（痉咳期）

僵蚕、地龙各10克，钩藤（后下）、甘草各12克，蝉衣6克，蜈蚣（研末冲服）1克。水煎服，每日1剂，分3～4次服。（中医验方）

治疗小儿惊风

僵蚕、甘草各5克，绿茶1克，蜂蜜25克。僵蚕、甘草加水400毫升，煮沸10分钟，加入绿茶、蜂蜜。分3～4次徐徐饮下，可加开水复泡再饮，每日1剂。（中医验方）

保健药膳

僵蚕酒

配方：僵蚕、全蝎、白附子各30克，白酒250毫升。

制作： ❶ 将前3味捣碎，置容器中，加入白酒，密封。

❷ 浸泡3～7日，过滤去渣即成。

功效： 祛风通络，化痰止痉，适用于中风后口眼㖞斜及风湿等症。

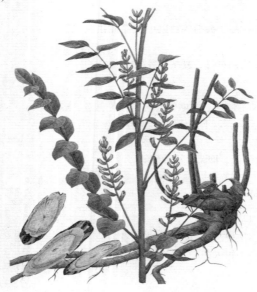

活血祛瘀常用药

分类

活血止痛药：以活血止痛为主要功效，常用以治疗多种瘀滞疼痛证的药物。

活血调经药：以活血调经为主要功效，常用以治疗妇科经产瘀滞证的药物。

功效

中医论点：活血祛瘀药多具有辛苦之性，主归肝、心经而入血分，善走散通行、消散瘀滞而活血化瘀，故有止痛、调经、破血消癥、疗伤消肿、活血消痈、通经利痹等作用。

现代药理：本类药物有扩张外周血管、增加器官血流量、改善微循环、抗血栓形成等作用，适用于血行失畅、瘀血阻滞之证。瘀血既是病理产物，又是多种疾病的致病因素，故本类药物主治范围较广。

应用

应用本类药物时，首先应根据病证的不同特点选用适当的药物；其次，应针对瘀血的不同病因病机进行合理配伍。如寒凝血瘀者，配温里散寒药；热灼营血，瘀血内阻者，配清热凉血药；风湿痹阻，经脉不通疼痛者，应配伍祛风湿药；癥瘕积聚，配软坚散结药；疮痈肿痛者，配伍清热解毒药；正气不足者，配伍相应的补虚药。根据人体气血的关系，气为血帅，气行则血行，气滞则血瘀，在使用活血化瘀药时，常配行气药，以增强活血化瘀的作用。

禁忌

活血化瘀药易耗血动血，故月经过多，出血而无瘀血现象者忌用，孕妇尤当慎用或忌用。

活血止痛药

活血止痛药，既能活血化瘀，又有较好的止痛作用，可以主治多种瘀血证，尤其适宜于瘀血疼痛的病症，如瘀血所致的头痛、胸胁痛、心腹痛、痛经、产后腹痛、痹痛及跌打损伤等。

活血止痛药各有其特点，有的辛温，有的辛寒，并多兼有行气作用。在应用时应根据病情的不同，选择相应的药物，并做适当配伍。

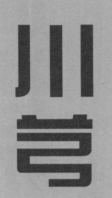

川芎

川芎为伞形科多年生草本植物川芎的根茎，又名香果、抚芎、西芎、胡芎、台芎、贯芎、杜芎、芎䓖、京芎、坎川芎、川芎䓖等。以小满后4～5日收采为佳，取根部，晒干或烘干，再去须根。用时切片。生用或酒炒。

【产地溯源】

主产四川、贵州、云南等地。川芎原名"芎䓖"，因四川为其道地药材产区，故自唐宋以来称其为川芎。

【性味归经】

味辛，性温。归肝、胆、心包经。

【本草语录】

补五劳，壮筋骨，调众脉，养新血，长肉。
——《日华子本草》

主中风入脑头痛，寒痹，筋挛缓急，金疮，妇人血闭无子。——《神农本草经》

芎䓖，血中气药也……辛以散之，故气郁者宜之。——《本草纲目》

芎䓖，上行头目，下调经水，中开郁结，血中气药……虽入血分，又能去一切风，调一切气。——《本草汇言》

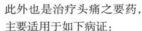

功效主治

本品活血行气，祛风止痛，为妇科活血调经之要药，此外也是治疗头痛之要药，主要适用于如下病证：

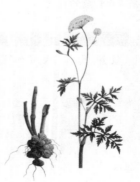

气滞血瘀

若胁肋疼痛，可与柴胡、郁金等配伍；经闭、经痛、月经不调，可与当归、香附等配伍；跌打损伤，可与乳香、红花等配伍；疮疡肿痛，可与白芷、金银花等配伍；胸痹胸痛，可与丹参、桂枝等配伍。

头痛

若为风寒头痛，可与防风、细辛等合用；
若为风热头痛，可与石膏、菊花等合用；
若为风湿头痛，可与羌活、防风等合用；
若为血虚头痛，可与当归、生地等合用。

风湿痹痛

可与羌活、独活等合用。

选购要点

以质坚实、断面黄色、形成层有明显环状、有特异清香气者为佳。

贮藏方法

贮于有盖容器内，置于干燥处，防蛀。

用法用量

内服煎服，3 ~ 9 克；或入丸、散剂。外用研末撒或调敷。风寒头痛、经闭、难产等宜生用；血瘀头痛、偏头痛等宜酒制用。

注意事项

1. 本品温燥，阴虚火旺者慎用。
2. 孕妇忌用。
3. 妇女月经过多者慎用。

疗疾验方

治疗痛经、闭经、月经不调

川芎 9 克，鸡蛋 2 个。加水同煮，蛋熟去壳，再煮片剂，吃蛋喝汤。（中医验方）

治疗头痛

川芎 15 克，白芷、细辛各 3 克。酒煮数沸，口服，一醉即愈。（中医验方）

治疗高血压眩晕

川芎、白芷、吴茱萸各等量，共研末，装瓶密封。每次取药末适量，以温开水调敷脐孔内，纱布覆盖，胶布固定，每日换药 1 次，10 次为 1 疗程。（中医验方）

治疗肾虚眩晕

川芎 30 克，远志、淫羊藿、当归各 25 克，鸡血藤 50 克，苍术 20 克。将诸药研末，装瓶密封。用时每次取 10 克药末，冲糖开水内服，每日 3 次。（中医验方）

治疗骨质增生

川芎末 9 克，以醋、少许凡士林调匀，涂敷患处，消毒纱布覆盖，胶布固定。2 日换药 1 次，10 次为 1 疗程。（中医验方）

治牙痛

川芎 30 克，鸡血藤 45 克，百里香 30 克。将诸药共研末，装瓶密封。取药末适量，每日多次抹搽于痛处。（中医验方）

治不孕症

川芎、知母各 6 克，鸡血藤 9 克，甘草、当归各 3 克，益母草 15 克，大枣 3 枚。将诸药共水煎，每日 1 剂，分 3 次温服。（中医验方）

保健药膳

川芎当归粥

配方：川芎、当归、人参、茯苓、白术、白芍、桂枝各5克，粟米50克。

制作：❶ 将前 7 味药物洗净；粟米淘洗干净，放入锅内，加水适量。

❷ 将锅置武火上烧沸，再用文火煮 30 分钟，去渣即成。

功效：消炎止泻，对直肠溃疡患者有一定疗效。

川芎红花炖乳鸽

配方：川芎10克，红花6克，天冬10克，麦冬10克，大枣10枚，乳鸽1只，料酒10克，姜5克，葱10克，盐3克，鸡汤600毫升。

制作：❶ 川芎洗净切片；红花洗净；天冬切片；麦冬洗净，去心；大枣去核；姜切片，葱切段。

❷ 乳鸽宰杀后，去毛桩、内脏及爪，用沸水焯透，抹上盐和料酒，同中药一起放

入炖锅内，加入鸡汤600毫升。

❸ 把炖锅置武火上烧沸，再用文火炖45分钟即成。

功效：祛瘀阻，补气血，适用于心律不齐，肝阴虚的心悸患者。

川芎当归炖子鸡

配方：川芎6克，当归6克，红花6克，子鸡1只，料酒10克，葱10克，姜5克，盐3克，上汤2000毫升。

制作：❶ 川芎切片；红花洗净；当归切片；子鸡宰杀后，去毛桩、内脏及爪。

❷ 把子鸡放入炖锅内，加入料酒、盐、葱、姜和上汤，再放入当归、川芎、红花。

❸ 把炖锅置武火上烧沸，再用文火炖1小时即成。

功效：活血化瘀，滋补气血。适用于心肌梗死患者。

延胡索

活血止痛药

延胡索为罂粟科草本植物延胡索的干燥块茎。又名延胡、玄胡索、玄胡、醋元胡、元胡等。夏初茎叶枯萎时采挖，除去须根，置沸水中煮至无白心时取出，晒干，切厚片或捣碎。生用或醋炙用。

【**产地溯源**】

主产于浙江、江苏、湖北、湖南等地，习惯认为浙江金华地区产者品质最优。

【**性味归经**】

味辛、苦，性温。归肝、脾、心经。

【**本草语录**】

延胡索，能行血中气滞，气中血滞，故专治一身上下诸痛。——《本草纲目》

主破血、产后诸病因血所为者。妇人月经不调，腹中结块，崩中淋露，产后血运，暴血冲上，因损下血，或酒摩及煮服。——《开宝本草》

治心痛欲死。——《雷公炮炙论》

功效主治

本品既能活血，又可行气，用于气滞血瘀所致的多种疼痛，具体如下：

脘腹疼痛
可与川楝子、丹参合用。

胸胁疼痛
常配瓜蒌、薤白。

寒疝腹痛
配小茴香、吴茱萸等。

痛经，产后瘀阻腹痛
配当归、香附、桃仁等。

肢体关节痛
可与桂枝、赤芍等配伍。

现代研究

本品主含生物碱（延胡索乙素、延胡索甲素、延胡索丙素等），并含挥发油、树脂、黏液质等，具有以下方面的生理作用：

❶ 有显著镇痛作用。

❷ 有镇静、催眠与安定作用。

❸ 明显扩张冠状动脉，增加冠脉血流，降血压。

❹ 解痉、抗溃疡及肌肉松弛等。

❺ 现代临床可用于局部麻醉、急慢性扭伤、失眠、内脏痉挛性或非痉挛性疼痛等。

 选购要点

以个大饱满、质坚硬而脆、断面黄色发亮、角质、有蜡样光泽者为佳。

贮藏方法

置于通风干燥处，防潮，防蛀。

用法用量

煎服，3 ~ 9 克；研末服，1.5 ~ 3 克。延胡索醋制后，可使其有效成分的溶解度大大提高，从而加强止痛药效。

注意事项

孕妇忌服。

 疗疾验方

治疗腰、体痛

延胡索、当归、桂心各等分，共研为末。每服 12 克，温酒送下。(《本草纲目》)

治疗疝气

延胡索（盐炒）、全蝎（去毒，生用）各等份，共研为末。每服 1.5 克，空腹以盐酒送下。(《本草纲目》)

治疗妇女痛经

延胡索（去皮，醋炒）、当归（酒浸，炒）各 30 克，橘红 60 克，共研为末，酒煮米糊和药制梧桐子大的药丸。每服 100 丸，空腹以艾醋汤送下。(《本草纲目》)

治疗下痢腹痛

延胡索 9 克，研末。米汤送下。(《本草纲目》)

治疗久患心痛，身热足寒

延胡索（去皮）、川楝子肉各等分，共研为末。每服 6 克，温酒或白开水送下。(《本草纲目》)

保健药膳

狗骨药酒

配方：狗胫骨500克，延胡索、当归、千年健、威灵仙、百步舒、杜仲、大枣（去核）、茜草各120克，制草乌、细辛各15克，三棱、莪术各30克，红花50克，川牛膝100克，白酒4000毫升。

制作：❶ 将前 15 味洗净，捣碎，余药切碎，置容器中，加入白酒，密封。

❷ 浸泡 20 ~ 30 日后，过滤去渣即成。

功效：祛风除湿，活血化瘀，舒筋壮骨，通络止痛，适用于坐骨神经痛等症。

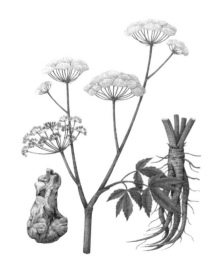

姜黄

姜黄为姜科多年生草本植物姜黄的干燥根茎，又名宝鼎香、黄姜等。冬季茎叶枯萎时采挖，洗净，煮或蒸至透心，晒干，除去须根，切厚片。生用。

活血止痛药

【产地溯源】

主产于四川、福建、江西，广西、湖北、陕西、台湾、云南等地亦产。

【性味归经】

味辛、苦，性温，归肝、脾经。

【本草语录】

主心腹结积，痊忤，下气，破血，除风热，消痈肿，功力烈于郁金。——《新修本草》

治癥瘕血块，痈肿，通月经，治扑损瘀血，消肿毒，止暴风痛，冷气，下食。——《日华子本草》

治风痹臂痛。——《本草纲目》

总其辛苦之力，破血除风热，消痈肿，其能事也。——《本草经疏》

诸疮癣初生痛痒，以姜黄敷之。——《千金方》

功效主治

本品活血行气，通经止痛，主要适用于如下病证：

气滞血瘀的各种疼痛

治心腹痛，可配当归、木香、乌药等；治胸胁痛，常配柴胡、白芍、香附；治经闭或产后瘀阻腹痛，可配当归、川芎、红花等；治跌打损伤痛，可配苏木、乳香等。

风湿痹痛

治寒凝血瘀的上肢及肩臂痛，配羌活、桂枝等，以祛风湿通络而止痛。

现代研究

姜黄含挥发油，其中主要成分为姜黄酮、水芹烯、姜黄素、姜烯、黄色素、脂肪油等，此外，姜黄尚含有β-谷甾醇、胆甾醇、豆甾醇等，具有以下方面的生理作用：

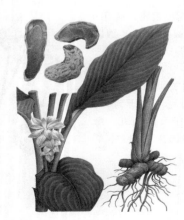

❶降脂，增加心肌血流量，增加纤溶酶活性，抑制血小板聚集。

❷ 利胆，增加胆汁分泌，促进胆囊收缩。

❸ 促子宫收缩，抗生育作用。

❹ 抗菌、抗炎、降血压、镇痛等。

❺ 现代临床可用于鼻炎、肩周炎、颈椎病、牙痛、痈肿疔毒、血脂异常等。

 选购要点

以圆柱形、外皮有皱纹、断面棕黄色、质坚实者为佳。

贮藏方法

置阴凉干燥处，防热、防潮。

用法用量

煎服，3～9克；研末服，2～3克；外用适量，研末调敷。

【产地溯源】

主产于浙江、四川、云南、江苏、广东、广西、福建等地。

【性味归经】

味辛、苦，性寒，归肝、胆、心经。

【本草语录】

治血气心腹痛，产后败血冲心欲死，失心癫狂。——《本草纲目》

行气，解郁，泄血，破瘀……凉心热，散肝郁……治妇人经脉逆行。——《本草备要》

功效主治

本品活血行气止痛，解郁清心，利胆退黄，凉血，主要适用于如下病证：

气滞血瘀诸证

证见胁肋疼痛、月经不调、痛经等。偏血瘀者，常与丹参、延胡索等活血药同用；偏气滞者，常与柴胡、香附、木香等行气药同用；治胁下症块，常与莪术、鳖甲等消癥软坚药同用。

血热瘀滞

症见吐血、衄血、尿血等。

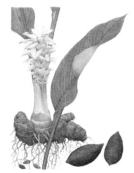

注意事项

1. 孕妇、月经过多、无瘀滞者忌用。

2. 阴虚、血虚者慎用。

疗疾验方

治疗闭经

鸡蛋2个，鲜姜黄20克，料酒50毫升。将鸡蛋煮熟，去皮壳，加入姜黄同煮20分钟即成。不食药汤，以料酒送服鸡蛋。每日1次，服食4～5日。（中医验方）

治疗扭伤、软组织挫伤

姜黄、丁茄、韭菜根各适量，共捣烂，外敷患处。（中医验方）

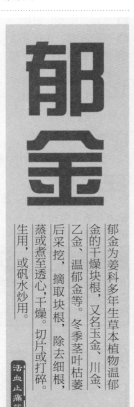

郁金

郁金为姜科多年生草本植物温郁金的干燥块根，又名玉金、川金、乙金、温郁金等。冬季茎叶枯萎后采挖，摘取块根，除去细根，蒸或煮至透心，干燥。切片或打碎。生用，或矾水炒用。

活血止痛药

常与生地、丹皮、栀子同用。

湿温病
治湿浊蒙蔽清窍、神志不清，常与菖蒲同用；治痰阻心窍而致惊痫、癫狂，则与白矾配伍。

湿热黄疸，结石
可与茵陈、金钱草、栀子等清热利湿退黄药同用。若已成胆石症，可与金钱草等利胆排石之品合用。

现代研究
本品主要含挥发油（桉叶素、松油烯、姜黄酮等），另含姜黄素、多糖等成分，具有以下方面的生理作用：

❶ 促进胆汁分泌、排泄。
❷ 降脂，防止动脉内膜斑块形成。
❸ 抗菌，抗炎，镇痛。
❹ 保护肝脏，防止肝损伤。
❺ 现代临床可用于早搏、痔疮肿痛等。

选购要点
以个大、质坚实、外皮皱纹细、断面色黄、气香者为佳。

贮藏方法
贮于有盖容器中，防潮，防蛀。

用法用量
煎服，3～9克；研末服，2～5克。排结石剂量可稍大。临床生用居多，经醋制后，疏肝止痛作用增强。

注意事项
1. 阴虚失血及无气滞血瘀者忌服。
2. 孕妇慎用。
3. 有"郁金畏丁香"之说，临床可参考。

 ## 疗疾验方

治疗尿血
郁金30克、葱白1把，加水1碗煎取300毫升，温服。每日3次。（《本草纲目》）

治疗衄血、吐血
郁金研细，以井水送服6克，病重者再服一次。（《本草纲目》）

治疗自汗
广郁金30克、五倍子9克，共研细末。每次10～15克，蜂蜜调成药饼2块，贴于两乳头，纱布固定，每日换药1次。（中医验方）

 ## 保健药膳

佩兰郁金饮
配方：佩兰叶10克，郁金10克，茯苓10克，竹茹10克，法半夏6克，陈皮5克，枳实5克，甘草2克，石菖蒲3克，滑石12克，白糖25克。

制作： ❶ 将以上药物装入锅内，加水适量。
❷ 将锅置武火上烧沸，再用文火煎煮25分钟，停火，滤去渣，在药液内加入白糖搅匀即成。

功效： 清热化湿，湿热内蕴之肠伤寒患者饮用尤佳。

厚朴郁金蛋汤
配方：厚朴12克，郁金、陈皮、苏梗各10克，大枣、红糖各30克，生姜2片，鸡蛋2个。

制作： ❶ 将鸡蛋洗净，在外壳上打一个洞，让鸡蛋清流出去，留蛋黄。
❷ 将厚朴、陈皮、郁金、苏梗、大枣、生姜全部装入纱布袋内，扎紧口。
❸ 再将药袋置大瓦罐内，加水适量，旺火煎20分钟。
❹ 将鸡蛋黄加入药汁中，加入红糖，改文火再煎30分钟，去药袋不用，吃蛋黄，喝汤。每日1剂，1次服完。

功效： 化瘀止血，适用于产妇恶露不止、体弱多病。

活血调经药

活血调经药具有活血祛瘀之功，又善调妇女经血，以影响月经的周期、经量及色质等，并具有行血而不峻猛，通瘀而不伤正的特点，适宜于妇人月经不调、经闭、痛经、产后恶露不尽、产后瘀阻腹痛等经产疾患，亦可用于血瘀所致胸腹疼痛、癥瘕积聚、跌打损伤、痈疮肿痛等。

活血调经药各有特点，如有的兼能凉血，有的兼能养血，有的兼能补肝肾，有的兼能止痛等。在应用时应根据病情的不同选择相应的药物，并做适当配伍。

【产地溯源】

全国大部分地区均产，主产于江苏、安徽、四川、山西、河北、福建等地。

【性味归经】

味苦，性微寒。归心、肝经。

【本草语录】

主心腹邪气……破癥除瘕，止烦满。——《神农本草经》

养神定志，通利关脉……止血崩带下，调妇人经脉不匀，血邪心烦，恶疮疥癣，瘿赘肿毒，丹毒。——《日华子本草》

丹参，降而行血，血热而滞者宜之，故为调经产后要药。——《重庆堂随笔》

功效主治

本品活血调经，凉血消痈，安神，主要适用于如下病证：

血瘀证

妇科诸疾，兼有血瘀时，常配合当归、益母草等药物治疗；胃脘疼痛、心腹疼痛，可与砂仁、檀香等配伍；跌打损伤，瘀滞疼痛，可与红花、乳香等配伍；关节红肿痹痛，可与秦艽、赤芍等配伍。

失眠，烦躁，心悸

若属血分有热者，可与玄参、丹皮等合用；若属心血不足者，

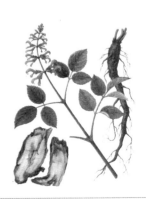

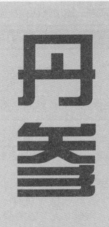

丹参为唇形科多年生草本植物丹参的根和根茎，又名赤参、红参、山参、壬参、红根、逐马、血参根、活血根、五风花、紫丹参、紫党参、夏丹参、四方梗、靠山红等。春、秋二季采挖，洗净，润透，晒干。生用或酒炙用。

可与柏子仁、酸枣仁等合用。

痈肿疮疡

可与乳香、金银花等配伍。

 选购要点

以紫红、条粗、质坚实、无断碎条者为佳。

贮藏方法

置于通风干燥处，防潮，防蛀。

用法用量

煎服，5～15克，或入丸、散剂。生品清心除烦之力强，酒炙后寒凉之性有所缓和，能增强活血祛瘀调经之力。

注意事项

1. 孕妇慎用。

2. 不宜与藜芦配伍。

3. 丹参不宜与牛奶、黄豆以及西药细胞色素同用，以免降低药效。

疗疾验方

治疗月经不调

丹参散：丹参洗净，切片，晒干，研细。每服6克，温酒调下。本方对产前胎动，产后恶血不下以及腰脊痛、骨节烦痛等症均有效。（《本草纲目》）

治疗寒疝腹痛（小腹和阴部牵引痛）

丹参30克，研细，每次用热酒调服6克。（《本草纲目》）

治疗神经衰弱、失眠

丹参30克，水煎服。每日1剂，分早、晚2次服，30日为1疗程。（中医验方）

治疗乳痈

丹参、白芷、芍药各6克，用口咬细，醋腌一夜，再加猪油500克，微火煎成膏。去渣，取浓汁敷乳上。（《本草纲目》）

治疗热油烫伤、火烧伤

丹参240克，刿碎，加水稍稍调拌，放入羊油1000克中煎过，取出涂搽伤处。（《本草纲目》）

保健药膳

丹参蒸龟肉

配方： 丹参15克，龟1只，料酒10克，姜5克，葱10克，盐、鸡精、鸡油、上汤各适量。

制作： ❶ 将丹参润透，切成3厘米长的段；龟宰杀后，去头、尾、内脏及爪；姜切片，葱切段。

❷ 将丹参、龟放在蒸盘内，加入料酒、姜、葱、盐、鸡精、鸡油、上汤少许，置武火大气蒸笼里蒸40分钟即成。

功效： 活血化瘀，滋阴补血，降低血脂，适用于血虚体弱、久咳咯血、久病肠风下血等症。

丹参赤豆鲤鱼

配方： 丹参10克，赤小豆50克，陈皮6克，鲤鱼1条（1000克），花椒6克，苹果6克，胡椒粉3克，姜、葱、食盐各适量，菜叶少许。

制作： ❶ 将鲤鱼去鳞、鳃、内脏，洗净。

❷ 将丹参、赤小豆、陈皮、花椒、苹果洗净后，塞入鱼腹内，再将鲤鱼放入盘子中，用姜、葱、胡椒粉、食盐调好味，灌入鸡汤，上笼蒸制。

❸ 蒸制约1.5小时，待鲤鱼熟后，出笼另加葱丝、菜叶略烫后，投入汤中即成。

功效： 活血化瘀，利水消肿，适用于消渴水肿、黄疸、脚气、小便频数、脑血管病等症。

丹参枸杞煮鸽蛋

配方： 丹参10克，枸杞子20克，鸽蛋10个，冰糖10克。

制作：❶ 把丹参润透，切片；枸杞子洗净，去杂质；冰糖打碎成屑。

❷ 把锅置中火上，加清水 200 毫升，放入丹参片、枸杞子，烧沸，用文火煮 25 分钟后，把鸽蛋一个一个地打入沸水中煮熟，加入冰糖屑，搅匀即成。

功效：补肝肾，填精髓，益气血，适用于心律失常属肾阴不足的患者。

丹参蒸鳝段

配方：丹参10克，当归5克，鳝鱼250克，火腿50克，味精2克，盐6克，料酒20克，胡椒粉2克，姜、葱各10克，鸡汤200毫升。

制作：❶ 将鳝鱼剖腹后，除去内脏，用清水洗净血污，放入沸水锅内稍烫后捞出，剁去头尾，再把鳝鱼剁成 6 厘米长的段；火腿切成大片；姜、葱洗净后，姜切片，葱切段。

❷ 鳝鱼段放入汤盘内，上面放火腿片、丹参、当归、姜、葱、料酒、胡椒粉、盐，灌入鸡汤，盖上盖子，用湿棉纸封口，上笼蒸约 1 小时，取出后启封，拣去姜、葱，加味精调好味即成。

功效：活血化瘀，补血祛湿，适用于湿痹、脑血管病等症。

【产地溯源】

全国各地多有栽培，主产于河南、四川、浙江、江苏等地。

【性味归经】

味辛，性温，归心、肝经。

【本草语录】

治口噤不语，血结，产后诸疾。——《新修本草》

活血润燥，止痛，散肿，通经。——《本草纲目》

红花，破留血，养血。多用则破血，少用则养血。——《本草衍义补遗》

功效主治

本品活血通络，祛瘀止痛，主要适用于如下病证：

▌血瘀证
经闭、痛经，可与桃仁、川芎等配伍；癥瘕积聚，可与三棱、莪术等配伍；胸痹胸痛，可与丹参、川芎等配伍。

▌跌打损伤，瘀血疼痛
可与乳香、没药等合用。

▌关节酸痛
可与川乌、草乌等合用。

▌热郁血瘀，斑疹色暗
常配紫草、大青叶、牛蒡子等凉血解毒之品同用。

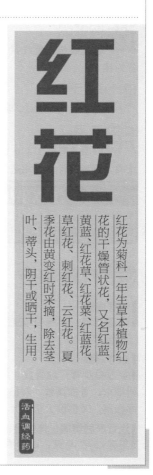

红花

红花为菊科一年生草本植物红花的干燥管状花，又名红蓝、黄蓝、红花草、红花菜、红蓝花、草红花、刺红花、云红花。夏季花由黄变红时采摘，除去茎叶、蒂头，阴干或晒干，生用。

活血调经药

229

现代研究

本品含红花醌苷、新红花苷和红花苷等苷类，又含红花黄色素、脂肪酸类、β–谷甾醇等，具有以下方面的生理作用：

❶ 兴奋心脏，增加冠脉血流量，减轻心肌缺血，减慢心率。

❷ 抑制血小板聚集，增加纤溶。

❸ 降压、降脂、抗炎、镇痛等。

❹ 兴奋子宫平滑肌。

❺ 现代临床可用于冠心病心绞痛、脑血栓、胃及十二指肠溃疡、神经性皮炎、扁平疣等。

选购要点

以花瓣长、色红黄、鲜艳、质柔软者为佳。

贮藏方法

置于通风干燥处，防潮，防蛀。

用法用量

内服水煎，3~9克；或入散剂或浸酒，鲜者捣汁，外用适量，研末撒。

注意事项

1. 孕妇忌服。
2. 有出血倾向者不宜多用。

疗疾验方

治疗痛经

红蓝花酒：单味红花适量，加酒煎服。（《金匮要略》）

治疗鸡眼

金莲稳步膏：地骨皮、红花各等分，共研细末，香油调敷。若已割者敷之，次日即痂落。（《疡医大全》）

治疗产后腹痛，伴纳呆、便秘

单味红花 10 克，以米酒 1 碗煎减余半，分 2 次温服。（中医验方）

治疗扁平疣

单味红花 9 克，沸水冲泡。饮用红色汁水，汁水饮完后可再次冲服，至红色极淡为止，1 日内服完。次日重新冲泡，连续10 日为 1 疗程。（中医验方）

治疗一切肿块

红花 5 克，隔水蒸 10 分钟，捣汁服用，每日 1 次。（中医验方）

保健药膳

红花蒸羊肝

配方：红花10克，羊肝400克，料酒10克，盐5克，味精3克，酱油10克，五香粉5克，白糖15克，姜5克，葱10克，香菜30克。

制作：❶ 将红花洗净，去杂质；羊肝洗净，切 3 厘米长的薄片；香菜洗净，切 3 厘米的段；姜切片，葱切段。

❷ 将羊肝片放入碗内，加入盐、味精、酱油、白糖、五香粉、姜、葱，抓匀，腌渍 40 分钟。

❸ 将羊肝片捞起，放入蒸碗内，加入红花，置武火大气蒸笼内，蒸 35 分钟，停火，取出蒸碗，撒上香菜即成。

功效：活血祛瘀，通经活络，适用于经闭、痛经、恶露不行、腹部肿块、跌打损伤、更年期综合征等。

红花西芹炒鱿鱼

配方：红花6克，西芹50克，鲜鱿鱼300克，料酒6克，盐3克，味精2克，姜4克，葱6克，植物油35克。

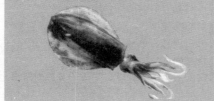

制作：❶ 将红花洗净，去杂质；西芹洗净，切成 3 厘米长的段；鱿鱼切成花片；姜切片，葱切段。

❷ 炒锅置武火上，加入植物油，烧至六成热时，下入姜、葱爆香，再加入鲜鱿鱼、料酒、西芹、红花、盐、味精，炒熟即成。

功效： 活血化瘀，适用于心肌梗死患者。

红花鱼头豆腐汤

配方： 红花6克，鱼头（肥大者）1个，豆腐200克，白菜200克，料酒10克，盐3克，姜5克，葱10克，鸡汤1000毫升。

制作：❶ 把鱼头洗净，去鳃；红花洗净；豆腐切成 4 厘米见方的块；白菜洗净，切成 4 厘米长的段；姜拍松，葱切段。

❷ 把鱼头放炖锅内，加入红花、豆腐、白菜、料酒、盐、葱、姜，加入鸡汤。

❸ 把炖锅置武火上烧沸，再用文火炖 50 分钟即成。

功效： 化瘀，通络，补气血，适用于瘀阻心络型冠心病患者。

红花里脊

配方： 红花6克，猪里脊肉300克，酱油15克，花椒水5克，料酒10克，盐0.5克，味精1克，姜1克，清汤50毫升，豆油50克。

制作：❶ 将猪里脊肉切成食指粗的长条，再切成三角块，放点酱油拌匀；姜切末。

❷ 将酱油、花椒油、料酒、清汤、盐、味精放碗内，兑成汁水。

❸ 放姜炝锅，放里脊片滑散后，放红花，接着把兑好的汁水也倒入锅内，翻炒均匀即成。

功效： 活血通经，消肿止痛，适用于经闭、痛经、产后瘀阻腹痛、痈肿、跌仆损伤、更年期综合征等。

红花瘦肉粥

配方： 红花10克，猪瘦肉50克，大米100克，料酒10克，盐3克，葱6克。

制作：❶ 红花洗净；猪瘦肉洗净，切 3 厘米见方的块；大米淘洗干净；姜切片，葱切段。

❷ 将大米、姜、葱、猪瘦肉、料酒、红花、盐同放锅内，加水1200毫升，置武火上烧沸，再用文火煮 35 分钟即成。

功效： 活血化瘀，通经止痛。

甘蔗梢红花汤

配方： 甘蔗梢1把，红花5克，料酒适量。

制作：❶ 将甘蔗梢洗净切碎，与红花一起放入锅内，加水以文火熬汤。

❷ 汤成后去药渣留汤，将料酒调入汤内即可。

功效： 滋阴凉血，调经祛瘀，防治贫血。

红花酒

配方： 红花100克，白酒500毫升，红糖适量。

制作：❶ 将红花和红糖装入纱布袋内，扎紧口，放入酒罐。

❷ 将白酒倒入酒罐，盖好盖，浸泡 7 日后即可饮用。

功效： 滋阴壮阳，养气补气，养血补血。

附 番红花

番红花

番红花为鸢尾科多年生草本植物番红花的花柱头，又称藏红花。味甘，性微寒，归心、肝经。功效同红花，且力量较强，又兼有凉血解毒之功，专治温热病热入血分之发斑，热郁血瘀，斑色不红活者。

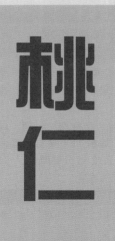

桃仁

桃仁为蔷薇科落叶小乔木桃或山桃的干燥成熟种子。又名大桃仁、桃核仁、山桃仁、毛桃仁、单桃仁。初夏果实成熟后收集果核，取出种子，去皮，晒干。生用或炒用。

活血调经药

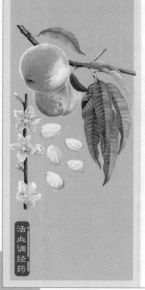

【产地溯源】

全国大部分地区均产，主产于四川、云南、山西、陕西、山东、河北、河南等地。

【性味归经】

味苦、甘，性平。有小毒，归心、肝、大肠经。

【本草语录】

止咳逆上气，消心下坚，除卒暴出血，破癥痕，通月水，止痛。——《名医别录》

治血结、血秘、血燥，通润大便，破蓄血。——《珍珠囊》

功效主治

本品活血祛瘀，润肠通便，主要适用于如下病证：

血瘀证

妇科病症属瘀血阻滞者，如经闭、痛经、产后瘀痛等，可与红花、当归等合用；跌打损伤，瘀滞肿痛，可与红花、穿山甲等合用；肠痈、肺痈而有瘀滞者，可与大黄、丹皮或苇茎、薏苡仁等合用。

肠燥便秘

可与火麻仁、郁李仁等合用。

选购要点

以颗粒饱满、完整、外皮红棕色、内仁白色者为佳。

贮藏方法

置于通风干燥处，防潮，防蛀。

用法用量

煎服，5～10克，宜捣碎入煎。

注意事项

1. 本品有小毒，所含苦杏仁苷在体内分解生成的氢氰酸可麻痹延髓呼吸中枢，大量服用易引起中毒，故临床应用不可过量。
2. 孕妇忌用。
3. 便溏者慎用。

 疗疾验方

治疗上气喘急

双仁丸：桃仁、杏仁（两药并去皮、尖，炒）各15克。

共研为细末，水调生面少许为丸，如梧桐子大。每服 10 丸，生姜汤送下。(《圣济总录》)

治疗风虫牙痛
将桃仁烧出烟，安放在痛齿上咬住，如此五六次即愈。(《本草纲目》)

治疗关节扭伤
桃仁 10 克，栀子 30 克。共研细末，以 70% 酒精调糊，外敷患处，包扎，每日换药 1 ~ 2 次。(中医验方)

治疗胃脘痛
生桃仁连皮细嚼，以生韭菜捣自然汁 1 盏送下。(《万病回春》)

治疗魇寐 (做噩梦)
治人多魇寐，用桃仁 21 个，去皮研如泥，以白汤调服。(《本草汇言》)

治疗半身不遂
桃仁 2700 枚，去皮尖，放好酒 2600 毫升中浸 21 日，取出晒干，捣细做成丸，如梧桐子大。每服 20 丸，以原酒送下。(《本草纲目》)

治疗肺结核
桃仁 50 枚，研成泥，加水煮取 800 毫升，服后取吐。(《本草纲目》)

治疗便秘，里急后重
桃仁 90 克 (去皮)，吴茱萸 60 克，盐 30 克。同炒熟，去吴茱萸、盐，单取桃仁几粒细嚼。(《本草纲目》)

 保健药膳

桃仁芝麻兔
配方：桃仁 10 克，黑芝麻 30 克，子兔 1 只，姜、葱各 10 克，花椒 5 克，香油 3 克，味精 3 克，盐、卤汁各适量。

制作：❶ 将桃仁、黑芝麻淘去泥沙，放锅内炒香。

❷ 子兔去皮、内脏及爪，洗净，放入沸水锅中氽去血水，撇去浮沫后，加入姜、葱、花椒、盐。将兔肉煮熟后捞出，再入卤汁锅中，文火卤 1 小时，捞出晾凉，切成 2 厘米见方的块。

❸ 将味精用香油调匀，淋在兔肉上，边淋边用手拌和，同时撒入黑芝麻和熟桃仁，装盘即成。

功效：活血祛瘀，补中益气。适用肝肾不足，消渴羸瘦、须发早白、便秘等症。

桃仁墨鱼煲
配方：桃仁 6 克，红花 6 克，墨鱼 500 克，鸡精 5 克，味精 5 克，料酒 5 克，盐 5 克，姜 5 克，葱 5 克，棒子骨汤 2500 毫升。

制作：❶ 将墨鱼洗净，切 4 厘米宽的块；桃仁用沸水浸泡去皮；红花洗净，同放入煲内，加入调料和棒子骨汤。

❷ 将煲置武火上烧沸，待墨鱼熟，调味，上桌，既可烫其他菜食用，又可直接佐餐。

功效：通经活血。

桃仁红枣粥
配方：桃仁 6 克，红枣 6 枚，粳米 100 克。

制作：❶ 桃仁去皮尖；红枣去核；粳米淘洗干净。

❷ 把粳米、红枣、桃仁同放锅内，加清水 1000 毫升，置武火上烧沸，再用文火煮 45 分钟即成。

功效：补气血，通瘀阻。

枸杞桃仁鸡丁
配方：枸杞子 30 克，桃仁 20 克，鸡肉 200 克，鸡蛋 2 个，盐 10 克，味精 2 克，白糖 10 克，胡椒粉 4 克，鸡汤 150 毫升，香油 20 克，淀粉 50 克，料酒 20 克，猪油 30 克，姜、葱、蒜各 10 克。

制作：❶ 将鸡肉切成 1 厘米见方的丁；枸杞子洗净；桃仁用温水泡后，去皮；姜、蒜切指甲片，葱切斜刀。

❷ 把鸡丁用盐、料酒、味精、胡椒粉、鸡蛋清、淀粉调匀；盐、味精、白糖、胡椒粉、鸡油、香油、水淀粉兑成汤汁。

❸ 将去皮的桃仁用温油炸透，倒入枸杞子即起锅沥油。

❹ 锅烧热注入猪油，烧至五成热时投入鸡丁，快速划散，沥去油，锅再置火上，放入热油，投入姜、葱、蒜、鸡丁，烹浓汁，随即投入桃仁、枸杞子，炒匀起锅即成。

功效：补肾强腰，明目益颜，活血祛瘀。

桃仁丹参煮鲫鱼

配方：桃仁6克，丹参6克，鲫鱼300克，料酒10克，盐3克，味精2克，姜4克，葱8克，胡椒粉3克，鸡油25克，醋3克，酱油5克。

制作：❶ 将桃仁去皮、尖，洗净；丹参润透，切成薄片；鲫鱼宰杀后，去鳃、鳞、肠杂，洗净；姜切片，葱切段。

❷ 将桃仁、丹参放入锅内，加清水300毫升，用中火煮25分钟，停火，去药渣，留药液。

❸ 将药液倒入锅内，加入鲫鱼、料酒、盐、味精、鸡油、醋、酱油、胡椒粉，煮熟即成。

功效：化瘀阻，补气血。

附 桃叶

桃叶

桃叶为蔷薇科落叶小乔木桃或山桃的叶，味苦，性平，入脾、肾二经。功效祛风湿，清热，杀虫。治头风、头痛、风痹、疟疾、湿疹、疮疡、癣疮等症。外用煎水洗或捣敷，内服煎汤。

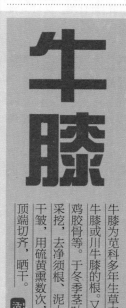

牛膝为苋科多年生草本植物怀牛膝或川牛膝的根。又名百倍、鸡胶骨等。于冬季茎叶枯萎时采挖，去净须根、泥土，晒至干瘪，用硫黄熏数次，然后将顶端切齐，晒干。

活血调经药

【产地溯源】

怀牛膝主产于河南焦作地区，川牛膝主产于四川及云南、贵州等地。

【性味归经】

味苦、酸，性平，归肝、肾经。

【本草语录】

主寒湿痿痹，四肢拘挛，膝痛不可屈伸，逐血气，伤热火烂，堕胎。——《神农本草经》

治久疟寒热，五淋尿血、茎中痛，下痢，喉痹，口疮，齿痛，痈肿恶疮，伤折。——《本草纲目》

牛膝性走而下行，血虚而热，则发白。虚羸劳顿，则伤绝。肝藏血，肾藏精，峻补肝肾，则血足而精满，诸症自瘳矣。——《本草经疏》

疗伤中气，男肾阴消……妇人月水不通，血结，益精，利阴气，止发白。——《名医别录》

补中续绝，益阴壮阳，填髓，除腰膝酸痛，滋须发乌黑。——《本草蒙荃》

功效主治

本品活血通经，补肝肾，强筋骨，利水通淋，主要适用于如下病证：

血瘀证

症见经闭、痛经、产后瘀滞腹痛、跌仆伤痛等，常与当归、桃仁、红花等同用。

肝肾不足

症见腰膝酸痛、软弱无力等，常与杜仲、桑寄生、续断等同用。

阴虚火旺之牙龈肿痛

常与生地、石膏等同用。

上部血热妄行

症见吐血、衄血等，常配伍侧柏叶、小蓟、旱莲草等。

现代研究

本品含蜕皮甾酮、牛膝甾酮、紫基牛膝甾酮、三萜皂苷、多糖、生物碱、香豆素类等成分，具有以下方面的生理作用：

❶ 扩张血管，降低血液黏稠度，改善血液循环。

❷ 抗炎，促进炎性肿胀消退。

❸ 兴奋子宫平滑肌，抗生育。

❹ 对心脏有抑制作用。

❺ 降压、利尿，促蛋白质合成等。

❻ 现代临床可用于扩张宫颈，治疗功能性子宫出血、偏头痛等。

选购要点

以根粗长、皮细坚实、色淡黄者为佳。

贮藏方法

置阴凉干燥处，防潮。

用法用量

煎服，4.5 ~ 9克。引血下行、利尿通淋多生用；酒炙后，增强活血祛瘀、通经止痛作用；盐炙后，增强补肝肾、强筋骨之效。

注意事项

1. 气虚下陷者忌用。
2. 月经过多者及孕妇忌用。

疗疾验方

治疗牙齿疼痛

牛膝研末含漱，也可将牛膝烧灰敷于患处。（《本草纲目》）

治疗偏正头风

川牛膝9克，白芷6克。共研为末，取黄牛脑子1个，和药在牛脑子内，加酒炖熟。趁热和酒食之，以微醉为度。（《汇编验方类要》）

治疗脱发

牛膝60克，木瓜20克，木香、巴戟天、小茴香（炒）各30克，肉桂15克。上药（除木瓜）共研为末，与木瓜共捣，制丸如梧桐子大。每次20丸，饭前空腹温酒吞服，每日3次。（中医验方）

治疗手术后肠粘连

牛膝、木瓜各50克。上药浸泡于500毫升白酒中，7日后饮用。每次量根据个人酒量而定，以能耐受为度。上述药量可连续浸泡3次，用药1 ~ 6个月。（中医验方）

治疗小儿幽门痉挛呕吐

牛膝、赭石各10克。上药研成极细末，等分成24包。每次1包，每日2 ~ 3次口服。一般情况下，呕吐停止2 ~ 3日即可停服。（中医验方）

治疗产后尿血

用川牛膝水煎常服。（《本草纲目》）

保健药膳

牛膝鳝鱼煲

配方：牛膝10克，鳝鱼500克，料酒5克，鸡精5克，味精5克，棒子骨汤2500毫升，姜5克，葱5克，盐5克。

制作：❶ 将牛膝洗净，切成3厘米长的节；鳝鱼剔去骨头，除去内脏、头及尾，洗净，切成4厘米长的节。

❷ 将鳝鱼、牛膝、调料同放煲内，加入棒子骨汤，置武火上烧沸，用文火煲熟，上桌，既可烫其他菜食用，又可直接佐餐。

功效：补虚，补血，消肿，强筋骨。适用于气血虚弱、腰膝疼痛、肠风下血、脾胃虚弱、更年期综合征等。

核桃牛膝炖驴筋

配方：核桃仁30克，牛膝20克，驴筋（油发）300克，莴苣200克，料酒10克，姜5克，葱10克，盐3克，鸡精2克，鸡油30克。

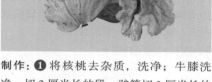

制作：❶ 将核桃去杂质，洗净；牛膝洗净，切3厘米长的段；驴筋切3厘米长的段；莴苣去皮，切3厘米见方的块；姜拍松，葱切段。

❷ 将核桃仁、牛膝、莴苣、驴筋、姜、葱、料酒同放炖锅内，加水2500毫升，置武火上烧沸，再用文火炖50分钟，加入盐、鸡精、鸡油，搅匀即成。

功效：壮筋骨，益智力，润肠通便，适用于筋骨疼痛、便秘、智力低下、反应迟钝等症。

牛膝炒蚕蛹

配方：牛膝20克，蚕蛹300克，料酒10克，姜5克，葱10克盐3克，鸡精2克，植物油35克。

制作：❶ 将牛膝洗净，润透，切3厘米长的段；蚕蛹洗净，去杂质；姜切片，葱切段。

❷ 将炒锅置武火上，加入植物油，烧至六成热时，下入姜、葱爆香，再下入蚕蛹、料酒，炒熟，加入盐、鸡精即成。

功效：补肝肾，补虚劳，降血压。适用于消渴、肝肾虚弱、高血压等症。

牛膝炒苦瓜

配方：牛膝20克，苦瓜300克，鸡蛋1个，料酒10克，姜5克，葱10克，盐2克，鸡精2克，植物油35克。

制作：❶ 将牛膝洗净，润透，切3厘米见方的段；苦瓜去瓤，洗净，切3厘米见方的薄片；鸡蛋打入碗中，划散；姜切片，葱切段。

❷ 将炒锅置武火上，加入植物油，烧至六成热时，下入姜、葱爆锅后不用，立即下入鸡蛋，炒成金黄色，下入苦瓜、牛膝，炒熟，加入盐、鸡精即成。

功效：补肝肾，降血压。

牛膝拌海蜇

配方：牛膝20克，海蜇300克，料酒10克，姜5克，葱10克，盐3克，白糖10克，鸡精3克，香油25克，醋10克。

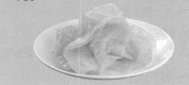

制作：❶ 将海蜇煮熟，切4厘米长的段；牛膝洗净，润透，切3厘米长的段；姜切丝，葱切丝。

❷ 将海蜇放入碗内，加入姜、葱、白糖、鸡精、醋、料酒、牛膝、盐，拌匀即成。

功效：补肝肾，降血压。

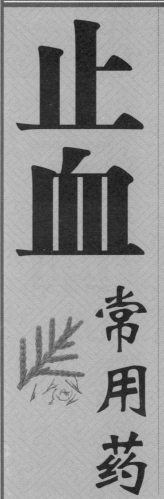

第十三章

止血常用药

含义

凡以制止体内外出血为主要作用的药物，称为『止血药』。

分类

凉血止血药：既能清热凉血，针对血热妄行的病因而间接止血，又能直接止血的药物。

化瘀止血药：既可止血，又能活血化瘀的药物。

收敛止血药：以止血为主要功效，兼能收涩的药物。

温经止血药：既可止血，又能温里散寒的药物。

功效

中医论点：止血药均有止血功效，主要适用于各种内外出血病证，如咯血、咳血、衄血、吐血、便血、尿血、崩漏以及外伤出血等。一般而言，咳血、咯血、鼻衄，多为肺络损伤，亦与肝火犯肺或虚火上炎有关。再结合其出血的色质辨证，可分别其脏腑和寒热虚实，进行合理治疗。

现代药理：止血药能促进凝血过程，缩短凝血时间，促进局部血管收缩及抑制纤维蛋白溶酶活性。

应用

1.临床应用止血药时，须根据出血的不同病因和具体证候选择相应的止血药，并选择适当的药物进行配伍。如血热妄行者，应用凉血止血药，并配以清热泻火，清热凉血之品；阴虚火旺者宜配滋阴降火药；若瘀血内阻，血不循常道而出血者，应选化瘀止血药，配以行气活血药；若出血过多，气随血脱者，须急投大补元气之药以益气固脱；便血、崩漏，应适当配以升举之品；吐血、衄血，则可配以降气之品。

2.止血药多炒炭用。一般而言，止血药炒炭后增加了苦涩之性，使止血作用加强。

禁忌

在使用止血药时，除大量出血需急救止血外，对实热方盛或瘀血内阻的出血证，不宜过早使用收敛止血药，以免留邪。

凉血止血药

凉血止血药，性味甘苦寒凉，多数专入血分，能清泻血分之热而有止血之功，适用于血热妄行所致的各种出血病症，症见血色鲜红，伴烦躁、口渴、面赤、舌红、脉滑或数等。

本类药物一般不宜用于虚寒性出血证。

大蓟

大蓟为菊科多年生草本植物蓟的地上部分或根，又名大蓟草、虎蓟、马蓟、刺蓟、山牛蒡、鸡项草、千针草、野红花等。夏、秋二季花开时割取地上部分，或秋末挖根，除去杂质，晒干，生用或炒炭用。

【产地溯源】
全国大部分地区均产。

【性味归经】
味苦、甘，性凉，归心、肝经。

【本草语录】
主女子赤白沃，安胎，止吐血，鼻衄。——《名医别录》

止崩中血下，生取根捣绞汁，服半升许，多立定。——《药性论》

大蓟根，最能凉血，血热解则诸证自愈也。——《本草经疏》

功效主治

本品凉血止血，散瘀解毒消痈，主要适用于如下病症：

血热所致的吐血、咯血、衄血、尿血、崩漏等
可单用或配伍小蓟、侧柏叶等同类止血药使用。

热毒疮痈
可单用捣敷或配伍其他清热解毒药内服，尤以鲜品为佳。

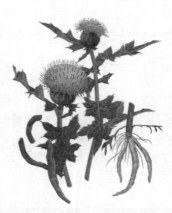

现代研究

本品含β-谷甾醇、乙酰蒲公英甾醇等三萜、甾醇类，并含有生物碱、黄酮及挥发油、多糖等成分，具有以下方面的生理作用：

❶ 缩短出血时间，有止血作用。炒炭后缩短出血时间的作用更明显。

❷ 对金黄色葡萄球菌、伤寒及副伤寒杆菌、大

肠杆菌、痢疾杆菌等均有抑制作用。

❸ 降血压、消炎、利尿等。

❹ 现代临床可用于肝炎、高血压、肺结核、乳腺炎、荨麻疹等。

 购要点

以根条细短粗壮、饱满、质坚、断面稍呈角质状者为佳。

藏方法

置于干燥处，防潮。

法用量

内服水煎，9～15克；外用适量，捣敷患处，本品炒炭后可增强收涩止血作用。

注意事项

脾胃虚寒而无瘀滞者忌用。

疗疾验方

治疗各种出血证

鲜大蓟 500 克。洗净捣烂，用纱布包好，榨取药汁（如无鲜品，可用干品 50 克，研成细末代），加白糖适量，冷开水送服，适用于咳血、吐血、衄血、尿血、便血等症。轻者 1 剂，重者数剂。孕妇忌用。（中医验方）

治疗疔疮恶肿

大蓟 120 克，乳香 30 克，明矾 15 克。共研为末，每服 6 克，酒送下，以出汗为见效。

（《本草纲目》）

治疗烧烫伤

新鲜大蓟 3 根，植物油适量。大蓟洗净切细，捣烂取汁与植物油按比例调成糊状，涂抹患处。（中医验方）

治疗肺结核

干大蓟根 100 克，猪肺 30 克。水煎，每日 1 剂，早晚服用，连服 3 个月为 1 疗程。有效而未愈者可继续服第 2 个疗程，2 个疗程未愈者停药，服药期间停用西药抗结核药。（中医验方）

治疗崩中下血

用大、小蓟根各 200 克，泡在 2000 毫升酒中，经过 5 日，取酒常饮，亦可用酒煎蓟根服或用生蓟捣汁温服。（《本草纲目》）

治疗小便热淋

用大蓟根捣汁饮服。（《本草纲目》）

保健药膳

大蓟粥

配方：大蓟15克（鲜品60克），大米100克，白糖20克。

制作：❶ 将大蓟洗净，置锅内加水适量煮25分钟，停火，滤去药渣。

❷ 大米淘洗干净，放入锅内，加入大蓟药汁和清水适量，置武火上烧沸，再用文火煮30分钟即成。

功效：凉血，止血，消肿，对大肠溃疡便血患者尤佳。

地榆

地榆为蔷薇科多年生草本植物地榆或长叶地榆的干燥根。又名白地榆、枣儿红、水槟榔等。春季发芽前或秋季苗枯后采挖，除去残茎及须根，洗净晒干。

凉血止血药

【产地溯源】

主产于江苏、安徽、福建、河北、浙江等地。

【性味归经】

味苦、酸、涩，性微寒。归肝、胃、大肠经。

【本草语录】

止吐血，鼻洪，月经不止，血崩，产前后诸血疾，赤白痢并水泻，浓煎止肠风。——《日华子本草》

调敷烫火伤，疮疡溃烂。——《药物图考》

止脓血，诸瘘，恶疮，热疮，产后内寒佐金疮膏。——《神农本草经》

功效主治

本品凉血止血，解毒敛疮，主要适用于如下病证：

血热所致各种出血证

尤以下部出血，如便血、痔疮出血等更为常用，常与茜草、槐花等同用。

烫火伤

单用或与生大黄等同用，研末，香油调敷。

疮痈溃破、流水

单用或与黄连、黄柏等同用，研末，掺于患处。

湿疹

以本品浓煎，纱布浸药汁外敷；亦可配煅石膏、枯矾研末外擦。

现代研究

本品主要含有三萜及地榆糖苷，并含没食子酸类鞣质及缩合鞣质、没食子酸、鞣花酸等，具有以下方面的生理作用：

❶ 缩短出血、凝血时间，并能收缩血管，故有止血作用。

❷ 广谱抗菌作用，但高压消毒处理后抗菌能力显著降低。

❸ 对浅度烧伤，特别对中小面积、污染轻的烧伤效果佳，可促进新皮生长。

❹ 抗炎、镇静、止呕等。

❺ 现代临床可用于胃及十二指肠出血、慢性胃炎、急性菌痢等。

选购要点

以条粗、质坚、断面粉红色者为佳。

贮藏方法

置通风干燥处，防潮，防蛀。

用法用量

煎服，9～15克；外用适量。生地榆凉血解毒止血力强，炒炭后，以收敛止血为主。

注意事项

1. 虚寒血证及兼有瘀血者忌用。
2. 烧伤不宜使用地榆制剂大面积外涂，否则可能引起药物性肝炎。

🍵 疗疾验方

治疗吐血

地榆90克，加米醋1升，煮沸十余次，去渣滗净，饭前热服100毫升。（《本草纲目》）

治疗湿疹

地榆30克，加水500毫升，煎成100毫升，过滤，用纱布蘸药液湿敷。（中医验方）

治疗浅度烧烫伤

地榆根炒炭并磨成粉，用香油调成50%软膏，涂于创面，每日数次。（中医验方）

治疗血痢不止

地榆晒干，研细。每服6克，搭在羊血上炙熟食下。或者单用地榆煎汤，每服300毫升。（《本草纲目》）

治疗大便下血长期不愈

地榆、鼠尾草各60克，加水2升，煮取1升，一次服完。（《本草纲目》）

治疗赤白下痢

地榆480克，加水600毫升，煮取300毫升，去渣，熬成膏。每服60毫升，空腹服，1日2次。（《本草纲目》）

治疗小儿疳痢

地榆煮汁，熬如饴糖，服之有效。（《本草纲目》）

治疗小儿湿疮

地榆煎成浓汁洗疮，1日2次。（《本草纲目》）

治疗小儿面疮，红肿热痛

地榆240克，加水2升，煎取1升，温洗患处。（《本草纲目》）

治疗痔疮出血

地榆30克，荸荠（洗净，打碎）500克，加红糖150克，水煎约1小时，每日分2次服。（《中医验方》）

保健药膳

地榆羊肚汤

配方：地榆15克，制半夏25克，羊肚1个，料酒6克，姜、葱各6克，盐4克，胡椒粉3克，味精3克。

制作：❶ 羊肚洗净；地榆、半夏放入羊肚内，扎紧口；姜切片，葱切段。

❷ 将羊肚放入炖锅内，加水适量，放入生姜、葱、料酒、胡椒粉。置武火上烧沸，再用文火炖50分钟，将羊肚捞起，除去药物，将羊肚切成4厘米长、2厘米宽的条状，再放入锅内烧沸，加入味精即成。

功效：补脾胃，止痛。对胃痛、呕吐、吐血、胃癌患者尤佳。

地榆三七花汤

配方：地榆200克，干三七花10克，清汤、盐、味精各适量。

制作：❶ 地榆洗净，沥干水；干三七花洗净。

❷ 干三七花入锅，加入清汤、盐烧沸2分钟后，放入地榆，烧沸至熟，起锅放味精即成。

功效：清热解毒，平肝降压，凉血止血。

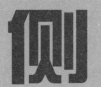

侧柏叶

侧柏叶为柏科常绿乔木侧柏的干燥或新鲜枝梢及叶。又名柏叶、扁柏叶、丛柏叶等。多在夏、秋二季采收，阴干，切段。生用或炒炭用。

凉血止血药

【产地溯源】

全国大部分地区有产。

【性味归经】

味苦、涩，性微寒，归肺、肝、大肠经。

【本草语录】

主吐血，衄血，痢血，崩中赤白……去湿痹，生肌。——《名医别录》

泄肺逆，泻心火，平肝热，清血分之热。——《医林纂要》

治冻疮，烧取汁，黑润鬓发。——《日华子本草》

功效主治

本品凉血止血，化痰止咳，主要适用于如下病证：

出血证

如吐血、咯血、便血、尿血、崩漏等，尤多用于血热妄行的出血证，可与生地、小蓟等配伍；若为虚寒出血，可与炮姜、艾叶等配伍。

咳嗽痰多

可配合黄芩、桔梗等治疗。

选购要点

以叶嫩、青绿色、无碎末者为佳。

贮藏方法

置干燥处，防潮。

用法用量

煎服，6～12克，生品清热凉血、止咳祛痰力胜，炒炭后寒凉之性趋于平和，专于收敛止血。

注意事项

不可久服、多服，否则易损伤脾胃。

疗疾验方

治疗流行性腮腺炎
鲜侧柏叶、鸡蛋清各适量。鲜侧柏叶洗净捣烂，加鸡

蛋清调成泥状外敷患处，每日换药 2 次。（中医验方）

防治流行性感冒

侧柏叶 15 克，花椒 50 粒，白酒 50 毫升。前 2 味捣碎，同白酒一起入瓶浸半月，在呼吸道及消化道传染病流行季节，每晨空腹温服 5 ~ 10 毫升。（中医验方）

治疗秃发

用鲜侧柏叶浸泡于 60% 乙醇中，7 日后过滤，取药液，涂擦毛发脱落部位。每日 3 次。（中医验方）

治疗牛皮癣

侧柏叶、椿桃叶各 250 克。上药加水 5000 毫升，煮沸 20 分钟，适温洗浴。每周 2 ~ 3 次。（中医验方）

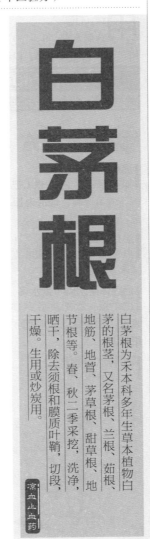

白茅根

白茅根为禾本科多年生草本植物白茅的根茎，又名茅根、兰根、茹根、地筋、地管、茅草根、甜草根、地节根等。春、秋二季采挖，洗净，晒干，除去须根和膜质叶鞘，切段，干燥。生用或炒炭用。

凉血止血药

【产地溯源】

全国大部分地区均产，习惯认为广东产者品质最优。

【性味归经】

味甘，性寒。归肝、肺、胃、膀胱经。

【本草语录】

主劳伤虚羸，补中益气，除瘀血，血痹寒热，利小便。——《神农本草经》

下五淋，除客热在肠胃，止渴，坚筋，妇人崩中。——《名医别录》

白茅根，寒凉而味甚甘，能清血分之热，而不伤于燥，又不黏腻，故凉血而不虑其积瘀，以主吐衄呕血。泄降火逆，其效甚捷。——《本草正义》

止吐衄诸血，伤寒哕逆，肺热喘急，水肿，黄疸，解酒毒……久服利人。——《本草纲目》

功效主治

本品凉血止血，清热利尿，主要适用于如下病证：

血热妄行的各种出血证

尤常应用于尿血，可加蒲黄、侧柏叶等药物；如治疗上部出血，常与仙鹤草、侧柏叶等配伍。

湿热证

如淋证、黄疸等，可配合车前子、金钱草等治疗。

现代研究

本品含有白茅素、芦竹素、羊齿醇等三萜烯类、有机酸、糖类化合物、钾、钙等，具有以下方面的生理作用：

❶ 止血，降低血管通透性，缩短出血、凝血时间。

❷ 利尿、消炎、抗菌、解热、镇痛、解酒毒等。

❸ 现代临床可用于急、慢性肾炎，肝炎，流行性出血热，鼻衄等。

选购要点

以条粗、节疏、色白、味甘者为佳。

贮藏方法

贮于有盖容器内，置于通风干燥处，防潮，防霉。

用法用量

内服水煎，9～30克。止血宜炒炭用，清热利尿宜生用，以鲜品为佳。

注意事项

脾胃虚寒、溲多不渴者忌服。

疗疾验方

治疗肺热气喘

如神汤：生白茅根1把，捣碎，以水2碗，煮取1碗，饭后温服。一般服3次即愈。（《本草纲目》）

治疗鼻血不止

白茅根研细，每服6克，淘米水送下。（《本草纲目》）

治疗体虚水肿（饮水多，而小便不利）

白茅根一大把，小豆150克，加水1升煮干。去茅食豆，水随小便排出。（《本草纲目》）

治疗急性肾炎

干白茅根250～500克，水煎服，早、

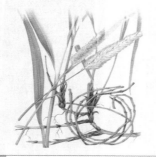

晚分2次服，连服1～2周。（中医验方）

治疗急性黄疸型肝炎

白茅根、山楂根各30克，六月雪根60克，鲜品加倍，小儿减量，水煎服。（中医验方）

 ## 保健药膳

茅根粥

配方：白茅根30克，大米150克，白糖20克。

制作：❶ 将白茅根洗净，放入瓦锅内，加水500毫升，用中火熬煮25分钟，去药渣，留汁液。

❷ 大米淘洗干净，去泥沙，放入锅内，加入白茅根药液，再加清水500毫升，置武火上烧沸，再用文火煮35分钟，加入白糖即成。

功效：泻火，凉血，止血，适用于热病烦躁口渴、吐血、衄血、尿血、血精等症。

白茅根炖鲜藕

配方：白茅根30克，鲜藕（带藕节）300克，白糖30克。

制作：❶ 将鲜藕、白茅根洗净，去泥沙，鲜藕去皮、留节，切0.2厘米厚的片，白茅根切4厘米长的段。

❷ 将鲜藕、白茅根同放炖锅内，加水800毫升，置武火上烧沸，再用文火炖35分钟，加入白糖即成。

功效：凉血止血，清热利尿，适用于热病烦渴、吐血、衄血、血精等症。

茅根茶

配方：鲜白茅根50克，荸荠100克，白糖30克。

制作：❶ 将白茅根、荸荠洗净，荸荠去皮，切片。二味放入锅内，加水2000毫升。

❷ 将锅置武火上烧沸，用文火煎煮25分钟后，滤去药渣，加入白糖拌匀即成。

功效：清热利尿，解暑止渴。

槐花

槐花为豆科落叶乔木槐的干燥花及花蕾，夏季花将开放或花蕾形成时采收，除去枝、梗及杂质，晒干。前者习称「槐花」，后者习称「槐米」。

生用或炒炭用。

凉血止血药

【产地溯源】

全国大部分地区有栽培，主产于河北、河南、山东、辽宁、江苏、广东、广西等地。

【性味归经】

味苦，性微寒，归肝、大肠经。

【本草语录】

治五痔，心痛，眼赤，杀腹脏虫及热，治皮肤风并肠风泻血、赤白痢。——《日华子本草》

入肝、大肠血分而凉血，治风热目赤、赤白泻痢、五痔肠风、吐崩诸血。——《本草备要》

凉大肠，杀疳虫。治痈疽疮毒，阴疮湿痒。——《景岳全书·本草正》

功效主治

本品凉血止血，清肝明目，主要适用于如下病证：

血热妄行的出血证

槐花尤善治疗便血、痔疮出血，常配侧柏叶、地榆等同用；若治吐血、衄血，则配白茅根同用。

肝火上炎的头痛、目赤

可配决明子、谷精草等同用。

现代研究

本品含芸香苷、槐花米甲素、槐花米乙素、槐花米丙素等黄酮类，甾类，萜类及鞣质，具有以下方面的生理作用：

❶ 减少毛细血管的通透性及脆性，缩短出血时间，止血。

❷ 降血压，降血脂，防治动脉硬化。

❸ 扩张冠状动脉，改善心肌供血。

❹ 消炎、抑菌、抗病毒等。

❺ 槐花现代还用于治疗高血压、急性乳腺炎、颈淋巴结核和银屑病等。

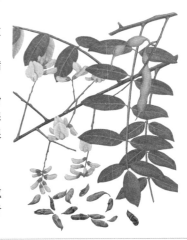

选购要点

以花色黄白或花蕾粗壮、无枝梗者为佳。

贮藏方法

贮于有盖容器内，置于通风干燥处，防蛀。

用法用量

煎服，5～9克。槐花生品长于清肝泻火，清热凉血；炒制品清热凉血作用减弱；槐花炭偏于收敛止血。

注意事项

脾胃虚寒者慎用。

疗疾验方

治疗便血

槐花30克，荆芥60克。同炒，研细。每服9克，茶送下。(《本草纲目》)

治疗暑天疖子、痱子

干槐花瓣30克，加水500毫升煎汁，用棉花蘸洗局部。药汁可反复加热，每日洗2～3次，同时将药渣捣烂如泥敷于患处。(中医验方)

治疗高血压

单味槐花适量，煎汤代茶饮，适用于高血压属肝火偏旺者。(中医验方)

治疗银屑病

槐花炒黄研成细粉，每次15克，饭后用温开水送服，每日2次。亦可将槐花制成蜜丸内服，每次15克，每日2次。(中医验方)

治疗皮肤瘙痒、毛囊炎等

槐花(微炒)20克，核桃仁60克，白酒30毫升。煎沸后热服，每次20毫升，每日3次。(中医验方)

治疗白带不止

槐花(炒)、牡蛎(煅)各等分，共研为末。每服9克，酒送下。(《本草纲目》)

鼻衄不止

槐花、乌贼骨各等分，半生半炒，共研

为末，吹入鼻内。(《本草纲目》)

保健药膳

菊槐饮

配方：槐花6克，菊花6克，绿茶6克。

制作：❶ 把菊花、槐花洗净。

❷ 将菊花、槐花、绿茶放入杯内，加沸水250毫升，盖严，焖5分钟即成。

功效：生津止渴，降低血压。

槐花包子

配方：鲜嫩槐花500克，面粉500克，猪肉250克，骨头汤400毫升，酱油100克，香油50克，葱花50克，发酵粉、食碱、糯米粉各适量。

制作：❶ 将鲜槐花和猪肉分别洗净，剁成碎末。

❷ 猪肉末放入盆内，分3次加入酱油，每次加入后要拌匀，再加上糯米粉，拌开后倒入骨头汤，放槐花碎末、葱花、香油，搅拌均匀成馅。

❸ 面发好后，兑碱揉匀；面团搓成约2厘米粗的条，揪成30克一个的面剂，擀成中间稍厚边缘稍薄的圆皮，包上25克重的馅心，捏成包子生坯，直接放入笼内，用武火蒸10分钟左右即成。

功效：滋阴益肝，补血止血，健胃益髓，清热解渴。

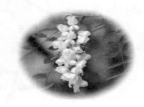

化瘀止血药

化瘀止血药，性味多苦、辛、甘、平，具有止血而不留瘀的特点，部分药物且有消肿定痛之效。其既能化瘀，又能止血，适用于出血而兼瘀血内阻致血不循经之证，症见反复出血不止，血色紫暗，或有瘀块，面色黧黑，伴局部疼痛，痛处不移等。

出血而无瘀者，忌用该类药物。

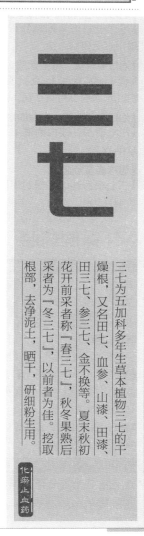

三七

三七为五加科多年生草本植物三七的干燥根，又名田七、血参、山漆、田漆、参三七、金不换等。夏末秋初花开前采者称「春三七」，秋冬果熟后采者为「冬三七」，以前者为佳。挖取根部，去净泥土，晒干，研细粉生用。

化瘀止血药

【产地溯源】

主产于云南、广西等地，四川、贵州、湖北、江西等地亦产。

【性味归经】

味甘、微苦，性温，归肝、胃经。

【本草语录】

止血、散血、定痛，金刀箭伤、跌仆杖疮血出……亦主吐血、衄血、下血、血痢、崩中、经水不止、产后恶血不下、血晕、血痛、赤目痈肿、虎咬蛇伤诸病。——《本草纲目》

主清血散瘀、瘟毒、鼠疫、血燥、产后热。——《药物图考》

止血而兼补。——《本草新编》

功效主治

本品化瘀止血，活血定痛，主要适用于如下病证：

出血证（尤以有瘀者为宜）

如咳血、吐血、便血、尿血、崩漏以及外伤出血等，单用本品内服或外用；或与血余炭、花蕊石同用。

跌打损伤，瘀滞疼痛

单味内服或外敷，或与活血行气药同用。

选购要点

以个大坚实、体重皮细、断面棕黑色、无裂痕者为佳。

贮藏方法

贮于有盖容器内，防潮，防蛀，三七粉末需密封保存。

用法用量

多研末服，每次 1.5 ~ 3 克；亦可入煎剂，3 ~ 12 克，外用适量。

注意事项

1. 孕妇忌用。
2. 出血见阴虚口干者，须配伍后使用。

 ## 疗疾验方

治疗吐血、衄血（鼻出血）不止
三七3克，口嚼以米汤送下。（《本草纲目》）

治疗无名痈肿，疼痛不止
用三七根磨米醋调涂即散；如痈已破，则用三七研细干涂。（《本草纲目》）

治疗寻常疣、瘢痕疙瘩
三七粉10～15克。每次1～1.5克，白开水送服，每日2次。（中医验方）

治疗大肠下血、妇女血崩
三七研细，淡白酒调1～6克服。（《本草纲目》）

治疗重度赤眼
三七根磨汁涂在眼睛周围，极效。（《本草纲目》）

 ## 保健药膳

三七蒸白鸭

配方： 三七15克，白鸭1只，料酒15克，姜5克，葱10克，胡椒粉3克，盐3克，鸡精3克，鸡油30克。

制作： ❶ 将三七润透，切片；白鸭宰杀后去毛桩、内脏及爪；姜切片，葱切段。

❷ 将三七、白鸭肉、料酒、姜、葱、胡椒粉同放蒸盘内，置武火大气蒸笼内蒸35分钟即成。

功效： 活血化瘀，止痛，适用于劳热骨蒸、咳嗽、水肿等症。

三七蛋羹

配方： 三七粉5克，鸡蛋1个，鲜藕1段，盐3克，猪油15克。

制作： ❶ 将藕洗净，切碎，用纱布绞汁1小杯，加水250毫升，煮沸。

❷ 将三七粉与鸡蛋液调匀，倒入藕汁锅中，加入食盐、猪油调匀即成。

功效： 益胃止血，对胃酸过多的胃出血患者尤佳。

山药三七粥

配方： 三七粉10克，山药粉100克，桂圆肉10克，炮姜炭6克，红糖适量。

制作： 桂圆、炮姜先煮30分钟，去姜渣，加入山药粉、三七粉，用文火共煮粥，调入红糖。每日1剂，分2～3次温服。

功效： 温中健脾，止血，适用于脾胃虚寒之大便下血、骨质疏松等症，便血因热或湿热者不宜。

鲜藕三七饮

配方： 三七粉6克，鲜藕汁100克，鸡蛋1个，白糖20克。

制作： ❶ 鸡蛋打入碗中，加入鲜藕汁、三七粉、水适量，搅匀，调成羹。

❷ 将锅置武火上烧沸，再用文火将鸡蛋蒸熟即成。

功效： 活血，养血，止血，对胃溃疡出血患者尤佳。

三七炖鸡

配方： 三七10克，鸡肉500克，料酒10克，胡椒粉2克，盐3克，姜6克。

制作： ❶ 将鸡肉切成2厘米见方的块状；生姜切片；三七打成细粉。

❷ 将鸡块、三七、料酒、生姜放入锅内，加水适量，置武火上烧沸，再用文火炖50分钟，加入胡椒粉、味精搅匀即成。

功效： 化瘀止血，活血止痛，对大肠溃疡患者有一定疗效。